Experimentelle

Untersuchungen zur Physiologie und Pathologie

der

Embolie, Transfusion und Blutmenge.

Von

Dr. P. L. Panum,
Prof. in Kiel.

Aus dem 27.–29. Bande von Virchow's Archiv für pathologische Anatomie u. s. w. besonders abgedruckt.

Berlin, 1864.
Druck und Verlag von Georg Reimer.

I.

Experimentelle Beiträge zur Lehre von der Embolie.

Die Experimente, welche Virchow über die Embolie der Lungenarterie und der Körperarterien anstellte, haben eine so grosse Bedeutung für die Einsicht in die pathologischen Vorgänge gehabt, wie nur wenige der Versuchsreihen, welche die Geschichte der Physiologie und der Medicin aufweisen kann. Dieser ausserordentliche Erfolg ist nun freilich wohl nicht allein den Versuchen selbst, an und für sich, zuzuschreiben, sondern ganz vorzüglich auch dem seltenen Talent, womit Virchow sie in ihren Consequenzen zu verfolgen und zu den beim Menschen vorkommenden Krankheitsformen, Krankheitserscheinungen und Sectionsbefunden in Beziehung zu bringen gewusst hat. Virchow's Versuche hatten mich um so mehr angeregt, als ich Gelegenheit hatte, bei ein Paar derselben 1847 in Berlin und 1851 in Würzburg gegenwärtig zu sein, und da mir die Experimente, besonders bezüglich des Einflusses der Grösse der Emboli, der Wirkung in verschiedenen Stromgebieten der Körperarterien und der Folgen der Embolie ganz frischer Blutgerinnsel doch noch einige Lücken darzubieten schienen, stellte ich in den Jahren 1854 und 1855 zahlreiche Versuche an, welche zunächst darauf ausgingen, diese Lücken auszufüllen. Indem ich hierbei auf Virchow's Versuchen fusste, konnte ich verschiedene Fragen, welche meinem Vorgänger ferner gelegen hatten, weiter verfolgen und durch neue Versuchsmethoden neue Erfahrungen sammeln, welche auf die aus den Experimenten abzuleitenden Resultate nicht ohne Einfluss bleiben konnten. Da erschienen Virchow's gesammelte Abhandlungen und in ihnen nicht nur eine Zusammenstellung seiner früheren Arbeiten, sondern auch neue wichtige Beiträge zur Lehre von der Embolie. Einem so massenhaften Material gegenüber scheute ich mich, mit meinen Versuchen hervorzutreten und legte dieselben deshalb bei Seite, indem ich nur einige derselben gelegentlich in einer Abhandlung über den Tod durch Embolie in Bibliothek for Läger, Januar 1856, S. 23 bis 54 mittheilte. Nachdem sie nunmehr 6 Jahre lang geruht hatten, nahm ich sie wieder hervor, indem sie für mich durch ihre Beziehung zur Transfusionsfrage, mit der ich mich beschäftigte, ein neues Interesse gewannen. Meine Arbeit, die ich nach Verlauf einer so langen Zeit viel objectiver beurtheilen konnte und deren experimentelle Grundlage, wenigstens mit Rücksicht auf die Zahl der angewandten Thiere, der Virchow'schen keineswegs nachstand, schien mir nun doch in manchen Punkten die Resultate, zu denen mein Freund und Lehrer Virchow gelangt war, in einer Weise zu erweitern und zu modificiren, dass ich bei Veröffentlichung meiner Untersuchungen über die Transfusion nicht würde umhin können, bei Gelegenheit der Besprechung der Gefahren, welche durch die Möglichkeit der Uebertragung von Gerinnseln bei Transfusion mit ungeschlagenem Blute bedingt werden, mich auf dieselben zu beziehen. Anfangs wollte ich nun diese Untersuchungen unter diejenigen aufnehmen, die ich über Transfusion angestellt habe; bei näherer Erwägung ist es mir aber in mehrfacher Beziehung zweckmässiger erschienen, dieselben davon zu trennen und in eine selbstständige Abhandlung zusammenzustellen, auf die ich mich denn in meiner nachfolgenden Arbeit über die Transfusion einfach werde beziehen können.

Wie diese Untersuchungen überhaupt von denen Virchow's ausgingen, so will ich mich auch in der Darlegung derselben an die von Virchow gewählten Gesichtspunkte anschliessen und dieselben demgemäss in 3 Abschnitte unterbringen. Der erste Abschnitt wird den plötzlichen Tod durch Embolie zum Gegenstande haben, wobei ich von der Embolie der Lungenarterie ausgehe, zugleich aber die Embolie der Coronararterien und der grossen Nervencentra berücksichtige. Die Embolie der Arterien der Gedärme und der Unterleibseingeweide dahingegen werden in diesem Abschnitte nicht besprochen werden, weil dabei der Tod erst nach einer Reihe von Stunden erfolgt und dann schon von wesentlichen

Gewebsveränderungen begleitet ist. Im zweiten Abschnitte sollen dann die Gewebsveränderungen des Lungengewebes bei Embolie der Lungenarterie, über welche mir die grösste Versuchsreihe vorliegt, zur Sprache kommen. Im dritten Abschnitte endlich werde ich die allerdings weniger vollständigen experimentellen Erfahrungen zusammenstellen, die ich über diejenigen Störungen und Gewebsveränderungen gemacht habe, welche in den verschiedenen Organen und Geweben durch Embolie der Arterien des grossen Kreislaufes hervorgebracht werden.

I. Untersuchungen über den plötzlichen Tod durch Embolie mittelst der durch dieselbe gesetzten Unterbrechung des Blutstromes.

Virchow's Versuche hatten schon gelehrt, dass umfangreiche Embolie der Lungenarterie plötzlichen Tod herbeiführen kann, während weniger umfangreiche Verstopfungen derselben zunächst entweder gar keine Allgemeinerscheinungen hervorbringen, oder doch nur vorübergehende schnelle Respirationsbewegungen mit Unruhe und Beklemmung bedingen. Die Frage über die nächste Todesursache bei Verstopfung der Lungenarterie durch sehr umfangreiche Embolie beantwortete Virchow (Gesammelte Abhandlungen, S. 297—322), besonders auf seine Versuche 21, 22 und 23 gestützt, auf folgende Weise: „Die nächste Folge der pulmonalen Ischämie ist die Unterbrechung der Zufuhr sauerstoffhaltigen Blutes zu den Kranzarterien des Herzens und zu den Körperarterien, sowie die Stauung des Venenblutes im rechten Herzen, den Kranzvenen und den Körpervenen. Daraus folgt der diastolische Stillstand des Herzens, die tetanische Streckung der willkürlichen Muskeln, die Retardation der Respiration, die Erweiterung der Pupille, die Vortreibung des Augapfels u. s. w., sehr bald der völlige Tod.“ Da Virchow bei dem ersten der angeführten Versuche als eine der ersten Folgen der Embolie Stillstand des Herzens beobachtet hatte, und da er bei der Section das Herz diastolisch erweitert und die linke Abtheilung des Herzens nicht blutleer gefunden hatte, sah er den Stillstand des Herzens als das Primäre an und suchte die Ursache dieses Aufhörens der Herzthätigkeit durch die beiden folgenden Versuche aufzuklären. Er kam dabei zu dem Resultate, dass dasselbe zunächst von dem Mangel arteriellen Blutes in den Kranzarterien abhinge. Auf dieses Resultat, dass der durch Embolie der Lungenarterie erfolgte Tod eine recht eigentliche Asphyxie sei, hat Virchow später bei verschiedenen Gelegenheiten ein besonderes Gewicht gelegt.

Virchow's auf diese Frage gerichteten Versuche waren indess lange nicht zahlreich und umfassend genug, um den Zusammenhang der Erscheinungen und die nächste Ursache des Todes in befriedigender Weise aufzuklären und ich hoffe, dass es mir durch eine viel grössere Versuchsreihe vollständiger gelungen ist, die zufälligen Erscheinungen von den wesentlichen zu sondern und den Causalnexus des Todesmechanismus unter verschiedenen Verhältnissen näher festzustellen.

Zunächst widerlegen meine Versuche die Meinung, dass das Herz wegen mangelnder Zufuhr sauerstoffhaltigen Blutes augenblicklich zum Stillstand gebracht werde und dass dieser Stillstand des Herzens die primäre Ursache der Anämie des Cerebrospinalsystems und somit die primäre Ursache der von demselben ausgehenden, mit dem Tode endigenden Erscheinungen sei.

Es haben nämlich erstens direkte Versuche mir gezeigt, dass der Mangel arteriellen Blutes in den Kranzarterien keineswegs augenblicklichen Stillstand des Herzens bedingt. Da die Folgen einer Embolie in die Kranzarterien bisher nicht beim Menschen oder bei Thieren constatirt waren, mögen folgende hierauf bezügliche Versuche, die ich bei einer anderen Gelegenheit *) mitgetheilt habe, welche aber nicht allgemeiner bekannt geworden zu sein scheinen, hier ihren Platz finden:

1) Einem Kaninchen, dessen Herzbewegungen in den Ventrikeln bereits vor ¼ Stunde aufgehört hatten und dessen rechtes Atrium allein noch pulsirte, injicirte ich eine warme, schwarze Masse, bestehend aus Talg, Wachs und Kienruss, in die Aorta, um die anatomischen Verhältnisse der Art. coronaria beim Kaninchen näher zu studiren. Die Injection gelang vollständig bis in die kleinsten Verzweigungen hinein. Das von Anfang an allein noch pulsirende rechte Atrium setzte seine

*) Undersögelser over nogle af de Momenter som have Indflydelse paa Hjertebevägelserne, paa deres Stilstand etc. Bibliothek for Läger. Januar 1857. p. 46—139.

spontanen rhythmischen Bewegungen noch $3\frac{1}{2}$ Stunden lang nach der Injection fort, nachdem das Herz mit den Lungen kurz nachher aus dem Cadaver herausgenommen war *).

2) Es wurden einem kleinen, jungen Hunde beide Nn. vagi durchschnitten um den störenden Einfluss zu vermeiden, den ihre Erregung bei den folgenden Eingriffen möglicher Weise auf die Herzbewegungen hätte ausüben können. Darauf öffnete ich den Thorax und das Pericardium und führte einen doppelten Ligaturfaden um den Truncus anonymus herum; nachdem der oberste Faden durch einen Knoten zugeschnürt war, während der untere stark angezogen wurde, öffnete ich die Arterie und führte eine silberne Canüle in dieselbe ein. Diese Canüle war durch ein Cautchoucrohr mit einer Glasröhre verbunden, an deren anderes Ende ebenfalls ein dickes Cautchoucrohr angebunden war. Dieser ganze Apparat (die silberne Canüle, das Glasrohr und die Cautchoucröhren) war mit Oel gefüllt, das durch einen Mohrschen Quetschhahn in demselben zurückgehalten wurde. Bevor ich zum Versuche schritt, hatte ich mir aus Talg, Wachs, Oel und Kienruss eine Injectionsmasse bereitet, deren Schmelzpunkt nur wenig über 40° C. lag und welche auf 45° C. erwärmt zur Injection bereit stand. Nachdem die Masse in die erwärmte Spritze gefüllt war, wurde die Aorta jenseits des Truncus anonymus comprimirt und durch eine Schieberpincette verschlossen, die Injectionsmasse aber nach Oeffnung des Mohrschen Quetschhahns in den Truncus anonymus hineingetrieben. Es musste nun das Oel und die nachfolgende schwarze Injectionsmasse die Aortenklappen schliessen und in die Coronararterien eindringen, welche auch auf das Schönste und Vollständigste injicirt wurden. Ich beobachtete nun genau die Herzbewegungen vor, während und nach der Injection. Vor der Injection waren dieselben ziemlich regelmässig, 80—90 in der Minute. Während der Injection wurden sie nur insofern verändert, als der Rhythmus (wegen der höheren Temperatur der Injectionsmasse) schneller wurde, und als die Contractionen an der linken, stark von Blut ausgespannten Herzhälfte an Umfang abnahmen. Diese letztere Erscheinung konnte mit Wahrscheinlichkeit dem Umstande zugeschrieben werden, dass das Blut, das fortwährend zum linken Herzen strömte, nirgends abfliessen konnte. Sämmtliche Herzabtheilungen setzten ihre rhythmischen Contractionen noch 5 Minuten nach der Injection fort. 6 Minuten nach derselben hatten die Bewegungen des linken Vorhofs aufgehört; die Bewegungen des linken Ventrikels waren schwach, aber doch noch deutlich. Der Rhythmus der Contractionen der Ventrikel wurde viel langsamer als derjenige des rechten Atriums und zugleich weniger regelmässig. Nach 25 Minuten pulsirte der rechte Vorhof 48, die Ventrikel 24mal in der Minute. 5 Minuten später erfolgten die Bewegungen des rechten Vorhofs und der Ventrikel gleich schnell, 40 Minuten nach der Injection pulsirten dahingegen die Ventrikel schneller als der rechte Vorhof, jene 24 dieser nur 8mal in der Minute. 50 Minuten nach der Injection machten die Ventrikel 23, das rechte Atrium nur 3 rhythmische Bewegungen per Minute. Nachdem 1 Stunde verstrichen war, waren die Herzbewegungen wieder ganz regelmässig geworden, indem

*) l. c. Versuch 20.

Vorhof und Ventrikel 13mal in der Minute pulsirten und zwar so, dass die Bewegung der Ventrikel unmittelbar der Contraction des Vorhofes folgte, worauf eine lange diastolische Pause eintrat. 75 Minuten nach der Injection stand der linke Ventrikel still, die rechte Herzhälfte pulsirte regelmässig 8mal in der Minute, aber es war die Pause zwischen der Contraction des Vorhofes und des Ventrikels länger als zwischen der Zusammenziehung des Ventrikels und des Vorhofes. 2 Minuten später machte der Ventrikel nur 2 Bewegungen, während der Vorhof sich 8mal zusammenzog. 90 Minuten nach der Injection stand auch der rechte Ventrikel still, der rechte Vorhof pulsirte noch bis 6 Stunden und 10 Minuten nach der Injection, machte da aber nur noch 1 Pulsation per Minute. Nachdem die Pulsationen eine Weile aufgehört hatten, fingen sie zu wiederholten Malen wieder an, wenn ich das Herz anhauchte. Dieses hörte erst 7½ Stunden nach der Injection auf. Auch danach erfolgte aber noch eine Zeitlang eine kräftige Contraction auf mechanische Reizung. — Während dieser Beobachtung befand sich das Herz unter einer Glasglocke, unter welcher die Luft mit Feuchtigkeit gesättigt war. Die Temperatur dieser Luft variirte nur zwischen 12,5 und 13° C.

Die Injection der Coronararterien mit der festen schwarzen Wachsmasse war nicht nur vollständig gelungen, sondern es waren auch die Capillaren und die Coronarvenen vollkommen mit Oel gefüllt, ja selbst der rechte Vorhof enthielt eine grosse Menge Oeltropfen, aber keine schwarze Injectionsmasse. Diese erfüllte natürlich auch das dem Herzen zugewandte Ende der Aorta, deren Klappen so schnell und vollständig sich geschlossen hatten, dass sie nicht in den linken Ventrikel hineingedrungen war.

Da ich bei Anstellung dieser Versuche eigentlich von einer anderen Frage ausgegangen war, nämlich über den Einfluss des Vagus auf die Herzbewegungen, so beabsichtigte ich das Experiment in der Weise zu modificiren, dass das Versuchsthier am Leben bliebe, während Reizversuche mit den Nn. vagis vorgenommen würden. In der That gelang es mir einmal, das Thier bei geöffnetem Thorax und nach Unterbindung sämmtlicher zum Hirn führenden Gefässe und der Aorta eine Zeit lang vollkommen am Leben zu erhalten, indem ich durch unmittelbare Transfusion aus der Carotis eines anderen Hundes in seine Carotis sein Hirn mit arteriellem Blut versorgte, während das Blut aus der Jugularvene frei in das untere Ende der Jugularvene des anderen Hundes abfliessen konnte. Der übrige Theil dieses Versuchs wurde jedoch durch die Ungeschicklichkeit eines Gehülfen vereitelt. Dahingegen gelang es mir aber doch bei 2 verschiedenen anderen Hunden, nach Injection der Coronararterie mit Fettmasse in der oben angegebenen Weise, die Pulsationen des Herzens durch elektrische Reizung der

Nn. vagi zum vorübergehenden Stillstand zu bringen. Dieses Resultat war ganz unzweifelhaft und es wurde bei beiden Thieren mehr als 20 mal wiederholt, bei dem einen bis über ½ Stunde nach der Injection. Der Stillstand war dabei von allen gewöhnlichen Umständen des Herzstillstandes durch Vagusreizung begleitet. Wenn nämlich die elektrische Reizung längere Zeit fortgesetzt wurde, so fingen die rhythmischen Contractionen wieder an, nur schienen sie dabei etwas später anzufangen als gewöhnlich, indem die Reizung reichlich eine Minute lang fortgesetzt werden musste, bevor sie wieder eintraten. Wenn ferner die Elektroden entfernt wurden, nachdem sie die rhythmischen Contractionen zum Stillstand gebracht hatten, so dauerte es etwa 20 Secunden, bevor dieselben wieder anfingen. Alsdann begannen die Contractionen wieder und sie wurden schneller, als sie es vor der Reizung gewesen waren. Wenn z. B. vor der Reizung 20 Pulsationen in der Minute gezählt waren, so stieg ihre Zahl nach Entfernung der Elektroden auf 36.

Ich habe diese Versuche hier etwas ausführlicher mitgetheilt, als es für die in Rede stehende Frage wohl eigentlich nöthig gewesen wäre, weil ich sie auch in manchen anderen Beziehungen für sehr wichtig halte, indem die von Brown-Sequard aufgestellte Theorie der Herzbewegungen, sowohl als seine Hypothese über die Vermittlung der Coronararterien bei der Wirkung des N. vagus auf die Herzbewegungen, durch dieselben ein für allemal abgethan ist*). Für die in Rede stehende Frage wird es aber

*) Golz meint freilich (Virchow's Archiv Bd. XXIII. Heft 5 u. 6. S. 487), dass das Herz in meinen Versuchen nur darum nicht still gestanden habe, weil das Blut der Coronararterien nicht vollständig durch das Oel verdrängt werden konnte. Es ist aber doch sehr schwer sich vorzustellen, wie die Spuren von Blut, welche den Gefässwandungen bei der übrigens so vollkommen gelungenen Injection noch adhärent geblieben sein mögen, einen Reiz abgegeben haben könnten, welcher im Stande gewesen wäre, die Herzbewegungen noch stundenlang rhythmisch auszulösen. Ueberdies hat aber Golz diesen seinen Einwurf, wie mir scheint, selbst experimentell wiederlegt, indem er fand, dass das Froschherz nach vorübergehendem Tetanus noch über 1 Stunde fortpulsirte, wenn er das Blut nicht nur aus den Coronararterien, sondern auch aus den Herzhöhlen mittelst einer sinnreichen Vorkehrung vollständig durch Froschserum, Kaninchenblutserum oder Schweineblutserum verdrängt hatte. Denn seine Hypothese, dass der im Serum enthaltene freie Sauerstoff den von ihm

durch dieselben klar, dass der Mangel arteriellen Blutes in den Coronararterien keineswegs, ebensowenig wie Embolie dieser Arterien augenblicklichen Stillstand des Herzens bedingt. Damit will ich jedoch die Möglichkeit eines recht plötzlichen Todes durch Embolie oder anderweitig entstandene plötzliche Obturation der Kranzarterien des Herzens durchaus nicht in Abrede stellen. Aus meinen Versuchen geht nur hervor, dass selbst ganz vollständige Verstopfung der Kranzarterien nicht momentan das Herz zum Stillstand bringt und nicht so plötzlichen Tod bedingen wird, wie man es vielleicht a priori, besonders nach Brown-Sequard's Theorie erwarten könnte. Virchow erwähnt, dass Erichsen nach Unterbindung der Kranzarterien eine sehr schnelle Abschwächung und ein sehr frühes Aufhören der Herzbewegungen hervorgebracht habe. Da ich aber diese Arbeit nicht kenne, kann ich weder beurtheilen, wie bald die Herzbewegungen aufhörten, noch ob nicht Nebenumstände die Folgen dieser bedenklichen Operation getrübt haben. Auch ich dachte zuerst daran, die Unterbindung zu versuchen, ich gestehe aber, dass es mir fast unmöglich schien, dieselbe am pulsirenden Herzen eines noch lebenden Thieres auszuführen. Bestimmte Beobachtungen über Embolie der Coronararterien führt Virchow nicht an, obgleich er (Gesammelte Abhandlungen, 711) Angina cordis s. pectoris unter den durch Embolie der Kranzarterien hervorgebrachten Störungen aufführt. Auch habe ich weder in den von Virchow citirten Angaben von Heberden, noch bei den von Friedreich, Stokes, Bamberger u. s. w. angeführten Fällen den sicheren Nachweis einer Embolie der Kranzarterien mit deren Folgen gefunden. Von ganz besonderem Interesse für diese Frage ist ein von Dahlerup und Fenger beobachteter Fall, welcher den berühmten Bildhauer Thorwaldsen betraf, der sehr unerwartet und plötzlich im Theater zu Copenhagen starb. Dahlerup und Fenger machten gemeinschaftlich die Section und fanden in den Arterien mehrere Atherome und Kalkplatten. Im vorderen Theile der Art. coronaria cordis war ein Atherom geborsten, hatte sich

gesuchten Reiz abgegeben hätte, steht im Widerspruch mit den Erfahrungen, denen zufolge die Blutkörperchen die wesentlichen Sauerstoffträger sind, während das Serum sich in dieser Beziehung kaum vor dem Wasser auszeichnet.

in das Lumen der Arterie hinein ergossen und dasselbe ganz mit seiner weichen Masse gefüllt und verstopft. Die übrigen Organe des Körpers zeigten nur wenig bedeutende Störungen; nur die Aortenklappen waren verdünnt und von ein Paar kleinen runden Löchern durchbohrt, die jedoch nicht anders beschaffen waren, als man sie so oft findet, ohne dass sie zu einem plötzlichen Tode Veranlassung gaben. Fenger, der mich auf diesen Fall in einer brieflichen Mittheilung aufmerksam machte, war der Meinung, dass die Unterbrechung der Blutzufuhr durch die Coronararterie den Herzmuskel gelähmt und dadurch den Tod herbeigeführt habe. Die Wahrscheinlichkeit dieser Erklärung ist wohl nicht zu leugnen; ganz beweisend ist der Fall aber doch nicht. Denn theils weiss man ja nicht, wann das Atherom der Coronararterie geborsten ist, ob unmittelbar vor dem Beginn des Todeskampfes oder einige Stunden vorher. Theils fehlt auch die Angabe über den histologischen Zustand der Fasern des Herzfleisches; falls diese fettig degenerirt waren, was gewiss nicht unwahrscheinlich ist, so könnte die Herzlähmung hier dieselbe, freilich unbekannte Ursache gehabt haben, die so oft plötzlichen Tod bei Verfettung des Herzens veranlasst, ohne dass die Coronararterien nothwendig dabei im Spiele gewesen sein müssten. Endlich weiss, bei der allgemeinen Bestürzung, die der Fall erregte, natürlich Niemand anzugeben, wie lange das Herz nach Beginn des Todeskampfes noch pulsirt hat, noch genau zu bestimmen, wie lange der Todeskampf Thorwaldsens dauerte; doch zählte derselbe jedenfalls nicht nach Secunden, sondern nach Minuten. Der vollständige Obduktionsbericht dieses interessanten Falles findet sich in Ugeskrift for Läger 1844, 1. Räkke, 10. Bd., S. 215.

Ich fand ferner zweitens die Blutmenge des linken Ventrikels immer sehr gering im Verhältniss zu dem Raume, den der Ventrikel darbot, und zwar war die Blutmenge um so geringer, je plötzlicher die vom Cerebrospinalsystem abhängigen Functionen aufhörten. Je später dieses erfolgte, desto mehr Blut enthielt das linke Herz und desto stärker war auch das rechte Herz von Blut angefüllt und ausgespannt. In einem Falle, wo nur eine Minute zwischen der Injection der Emboli und dem Aufhören sämmtlicher Bewegungen und jeglicher Empfindung vergangen war, enthielt das linke Herz kaum eine Spur von Blut und die Aorta war ebenso blutleer; die geringe Menge Blut, die hier zugegen war, war hellroth. Dieser Blutmangel war um so auffallender, da der linke Ventrikel keineswegs stark contrahirt war und bei diesem kleinen Hunde von der Teckelrace eine Höhle von der Grösse einer guten Wallnuss darbot. Die rechte Herzhälfte war mit sämmtlichen in dieselbe einmündenden Gefässen stark mit Blut gefüllt (49,55 Grm.), die Lungenarterie jedoch weniger als die beiden Abtheilungen der rechten Herzhälfte und die Hohlvenen. Als Emboli waren Wachskügelchen *) benutzt worden, deren Grösse zwischen 0,17 und 0,01 Mm. variirte, mit Conglomeraten untermischt, unter welchen die grössten 0,9 Mm. im Durchmesser gross waren. Bei dem soeben besprochenen, kleinen Teckelhunde betrug die Menge der Flüssigkeit, worin diese Wachskügelchen suspendirt waren, 16 Cubikcentimeter. — Es wurden einem mittelgrossen Pudelhunde darauf 8 Cubikcentimeter derselben Mischung injicirt, worin also nur etwa die Hälfte der Wachskügelchen vorhanden war. Hier hörten die Lebenszeichen, namentlich die Reflexbewegungen bei Berührung der Cornea und der Conjunctiva erst 3 Minuten nach der Injection auf. Nach dem Tode wurden die grossen Gefässe unterbunden, um die Blutmenge in der rechten und der linken Herzhälfte genauer zu bestimmen. Jene enthielt 112,85 Grm. dunkles Blut, die linke Herzhälfte nur 6,45 Grm. — Es waren die rechte Herzhälfte und die von demselben abgehenden Gefässe noch stärker von Blut ausgespannt als im vorhergehenden Falle. — Ein ganz ähnliches Verhältniss fand sich bei einem auf dieselbe Weise getödteten Kaninchen. — Einem dritten Hunde wurde eine Gummi-

*) Durch Filtriren gereinigtes weisses Wachs wurde in eine ebenfalls filtrirte Gummilösung gethan, damit bis zum Schmelzen erhitzt und dann geschüttelt bis die Mischung kalt geworden war. Durch ein passendes Verhältniss der Wachs- und Gummimenge und durch ein passendes Concentrationsverhältniss der Gummilösung gelingt es leicht, eine Emulsion ganz runder Wachskügelchen von verschiedener Grösse zu erlangen, die man einigermaassen durch feinlöcheriges Zeug bei niedriger Temperatur sortiren kann. Es ist natürlich leicht, durch Anwendung einer gefärbten Wachsmasse gefärbte Kügelchen zu erlangen und das Gummi nachher durch Auswaschen zu entfernen.

lösung injicirt, in der statt Wachskügelchen gröblich gepulverte Holzkohle suspendirt war. Der Todeskampf dauerte hier länger als in den vorhergehenden Fällen und dem entsprechend enthielt das linke Herz mehr Blut, obgleich immerhin noch sehr wenig im Vergleich mit dem sehr überfüllten rechten Herzen. — Die verschiedene Blutmenge des linken Herzens erklärt sich somit aus der verschiedenen Vollständigkeit der Verstopfung der Pulmonalgefässe. Ganz blutleer kann das linke Herz dabei wohl nicht werden, weil die heftigen Respirationsbewegungen das in der Lungenvene und ihren Verzweigungen befindliche Blut in die linke Herzhälfte hineintreiben müssen. Wenn statt der kleinen Emboli, die ich benutzt habe, grosse Pfröpfe gewählt werden, wie Virchow sie anwandte, so wird begreiflicher Weise das Blut der Lungenarterie jenseit des Pfropfes durch die Respirationsbewegungen, bei der Exspiration zum Theil noch durch die Lungencapillaren und Lungenvenen hindurch in die linke Herzhälfte hineingetrieben werden, und man wird alsdann mehr Blut in derselben finden müssen. Die Fortdauer der Herzthätigkeit wird dies nicht verhindern können, da dieselbe bei nicht ganz vollständiger Verstopfung der Lungenarterie noch immer ein kleines Blutquantum durch die Lunge hindurchtreiben müsste, und da andererseits selbst bei vollständiger Verstopfung der Lungenarterie und bei vollständiger Herzcontraction beim Aufhören des zum Verschluss der Aortenklappen nöthigen Blutdruckes ein Theil der geringen Blutmenge aus den Arterien bei der Diastole der linken Kammer in dieselbe zurückströmen muss.

Aus dem Angeführten geht hervor, dass die Prämisse, der zufolge das Herz durch Mangel arterieller Blutzufuhr augenblicklich und primär zum Stillstand gebracht werden müsse, falsch ist und dass die Gegenwart von Blut in der linken Herzabtheilung bei der Section nicht den primären Stillstand des Herzens beweist, dass vielmehr die Abhängigkeit dieser Blutmenge von dem Grade und der Art der Verstopfung der Lungenarterie darauf hinweist, dass das Fortbestehen oder Nichtfortbestehen der Herzbewegungen für die der Embolie folgende Anämie oder Ischämie des Hirns eigentlich ganz gleichgültig ist.

Meine Beobachtungen haben aber drittens gezeigt, dass der

Stillstand des Herzens keineswegs constant so früh erfolgt, dass er als primäre Todesursache in Betracht kommen könnte. Ich fand vielmehr in der Regel das Herz noch pulsirend, nachdem der vom Cerebrospinalsystem ausgehende Todeskampf begonnen hatte, ja bisweilen pulsirte das Herz noch, nachdem alle vom Hirn-Rückenmark ausgehenden Lebenszeichen vollständig erloschen waren. Kurz nach dem Aufhören der Respirationsbewegungen stand das Herz freilich immer still und zwar, wie Virchow es angiebt, in der Diastole. Die Frage über die Ursache des Stillstandes des Herzens bei der umfassenden Embolie der Art. pulmonalis hat ihr Hauptinteresse verloren, nachdem es sich herausgestellt hat, dass der Stillstand des Herzens nicht die primäre Todesursache ist und dass das Fortbestehen oder Aufhören der Herzthätigkeit ohne Einfluss auf die übrigen Erscheinungen ist. Es concurriren hier übrigens wahrscheinlich verschiedene Momente, durch welche das Herz bald früher, bald später zum Stillstand gebracht wird. Wenn der Stillstand, wie in Virchow's ersten Falle, als eine der ersten Erscheinungen nach erfolgter Embolie der Lungenarterie auftritt, so liegt es wohl am nächsten, denselben als ein Zeichen einer unter gewissen Umständen stärker als sonst hervortretenden Vagusreizung aufzufassen, um so mehr, als das Herz im genannten Falle nach Eröffnung des Thorax wieder zu pulsiren anfing. In der Regel wird, wie mir scheint, das Herz durch die Ueberfüllung der rechten Herzhälfte mit venösem Blute zum Stillstand gebracht. Anderweitigen Erfahrungen zufolge, glaube ich annehmen zu dürfen, dass die Ausspannung der rechten Herzhälfte hierbei die Hauptsache ist. Es wird aber auch der Kohlensäurereichthum des Blutes und der Sauerstoffmangel hierbei mit in Betracht kommen. Anderweitige Versuche haben mir nämlich gezeigt, dass Kohlensäure in concentrirterem Zustande das ausgeschnittene Herz sehr schnell zum diastolischen Stillstand bringt, dass aber dasselbe dann wieder zu pulsiren anfängt, wenn es an die Luft gebracht wird. Da das durch Kohlensäure zum Stillstand gebrachte Herz immer in der Diastole stillsteht, concurriren also zwei Momente, nämlich die mechanische Ausspannung und die Kohlensäure, um zu bewirken, dass der endliche Stillstand des Herzens in der Diastole erfolgt.

Bei der umfassenden Embolie der Lungenarterie, welche plötzlichen Tod zur Folge hat, ist meinen Beobachtungen zufolge das erste und ganz constante Phänomen die allerhöchste Blässe aller dem Auge zugänglichen Körpertheile. Dieselbe macht sich bei Thieren besonders an der Conjunctiva, dem Zahnfleisch, den Lippen, der Mundhöhle bemerkbar. Bei der Section findet man besonders die weisse Substanz des Hirns ganz blutleer; die Venen und venösen Sinus des Hirns sind dahingegen mit Blut gefüllt; die Lunge wird ziemlich blutleer gefunden, besonders bei Anwendung sehr vieler kleiner Emboli.

Dieser Blässe aller von den Arterien sonst mit Blut versorgten Theile folgen auf der Stelle und constant tetanische Streckung der Glieder, unwillkürliche Entleerung des Harns und der Excremente und sehr tiefe convulsivische Inspirationsbewegungen. Bei Anwendung einer sehr grossen Menge von Wachskügelchen, wodurch die Verstopfung der Lungengefässe möglichst vollständig und plötzlich geschah, beobachtete ich nur die angeführten Reizungsphänomene, welche in sehr kurzer Zeit, 1 bis höchstens 3 Minuten dem Aufhören aller Functionen Platz machten. Constant fand ich hierbei, dass die Cornea ihre Empfindung länger bewahrte als die Conjunctiva, indem Berührung jener noch etwa 1 Minute lang Reflexbewegungen der Augenlider auslöste, nachdem Reizung der letzteren ohne Wirkung blieb. Wenn die Masse der Emboli dahingegen etwas geringer, die Verstopfung der Pulmonalarterie somit weniger vollständig war, so dauerten die Reizungsphänomene länger und erreichten einen grösseren Umfang. Die peristaltischen Bewegungen der Därme waren alsdann ausserordentlich stark und wurden durch die Bauchdecken hindurch gesehen. Der Schwanz blieb noch nach Aufhören der Respirationsbewegungen in wedelnder Bewegung hin und her. Die Bulbi wurden in den Augenhöhlen hervorgedrängt, mit weiter Oeffnung der Augenlieder und Zurücktreten der Falte am inneren Augenlide, Dilatation der Pupille und Verzerrung des Gesichts, wobei besonders der Mundwinkel stark seitlich verzogen wurde. Auch diese umfassenderen Reizungsphänomene verschwanden indess bald, in wenig Minuten, und alle Functionen hörten auf. Es ist einigermaassen auffallend, dass alle diese unzweifelhaften Reizungsphänomene von dem Ausbleiben der arteriellen Blutzufuhr zum Hirn abhängen, da man sich doch vorzustellen pflegt, dass die arterielle Blutzufuhr gerade ein continuirlicher Reiz für das Organ ist. Um die Thatsache, dass die plötzliche Ischämie des Hirns in demselben die Reizungsphänomene hervorruft, welche so schnell in Tod übergehen, festzustellen, und gleichsam als Contraprobe für meine Erklärung des Todesmechanismus durch Embolie der Lungenarterie, habe ich folgende Versuche angestellt:

Die Unterbindung beider Carotiden ist bei Hunden durchaus nicht hinreichend, um einen solchen Grad von Ischämie des Hirns hervorzubringen, der geeignet wäre, die angeführten Symptome hervorzurufen. Eine unbedeutende Blässe der Mundschleimhaut, einige Mattigkeit und eine sehr auffallende Unempfindlichkeit der sonst so sensibeln Conjunctiva Scleroticae und der von derselben am inneren Augenwinkel gebildeten Falte waren die einzigen Zeichen, die nach dieser Operation beim Hunde auftraten. Auch die Unterbindung beider Carotiden und beider Vertebralarterien an der Stelle, wo letztere aus dem Canal des Epistropheus in den Canal des Atlas übertritt, veranlasste beim Zuschnüren der letzten Ligatur (um eine Art. vertebralis) Krämpfe und Ohnmacht, während die Schleimhaut des Mundes ziemlich blass wurde, doch in viel geringerem Grade als bei der tödtlichen Embolie der Lungenarterie. Das Thier erholte sich aber darauf; in den 4 darauf folgenden Stunden machte es sehr tiefe, aber regelmässige Respirationsbewegungen und obgleich es sehr matt war, konnte es, wenn man es aufrichtete, doch auf den Beinen stehen. Ein Einschnitt, welcher einige Minuten, nachdem die Ligaturen zugeschnürt waren, oberhalb der Ligatur in die Carotis gemacht wurde, veranlasste eine starke arterielle Blutung, die mich nöthigte, eine Ligatur höher oben anzubringen — zum Beweis, dass das Hirn noch reichlich mit Blut versorgt wurde. Die anatomische Untersuchung zeigte dann später, als die Arterien, nachdem das Thier getödtet war, injicirt worden waren, dass diese Blutzufuhr durch einen sehr starken Arterienast vermittelt war, der von der Art. vertebralis zwischen dem 2. und 3. Halswirbel abgeht und der mit demjenigen der anderen Seite vereinigt zum verlängerten Mark hinaufsteigt. Der hierdurch gebildete gemeinschaftliche Stamm theilt sich kurz vor der Stelle, wo die Fortsetzung der Art. vertebralis aus dem Canal des Atlas zur Medulla oblongata tritt, wiederum in 2 Aeste, so dass die Arteria basilaris des Hundes von 4 ungefähr gleich starken Aesten gebildet wird. Vor dem Pons communiciren 2 starke Aeste der Art. basilaris mit der verhältnissmässig kleinen Carotis interna jeder Seite.

Um die Blutzufuhr zum Hirn direkt vollständig zu unterbrechen, musste daher ein anderer Weg eingeschlagen werden, da die Unterbindung der Art. vertebralis tiefer unten bei ihrer versteckten Lage eine jedenfalls sehr schwierige, wenn nicht ganz unausführbare Operation sein würde. Ich schob nun einen elastischen Catheter durch die Art. cruralis eines kleinen Hundes gegen den Strom möglichst weit nach dem Herzen hinauf und injicirte darauf eine Emulsion mit schwarzen Wachskügelchen. Das Thier verlor bei dieser Operation nur ein Paar Tropfen Blut und es drang keine Luft mit hinein. Es erfolgten augenblicklich die oben beschriebenen tetanischen Krämpfe mit Entleerung von Harn und Excrementen, während die Mundschleimhaut, Zunge, Conjunctiva u. s. w. ganz blass wurden. Die Berührung der Cornea veranlasste noch 1—2 Minuten lang Reflexbewegungen der Augenlider, während diese Reaction fast unmittelbar nach der Injection bei Berührung der Conjunctiva Scleroticae und des inneren Augenwinkels ausblieb. Derselbe Versuch bei 2 anderen Hunden wiederholt, lieferte genau dasselbe Resultat. In allen 3 Fällen fanden sich die schwarzen Wachskügelchen in grosser Menge in den kleinen Arterien des Hirns, sowie in denen der anderen Körpertheile; abgesehen hiervon und von auffallendem Blutmangel der Hirnsubstanz fand sich nichts Abnormes, namentlich keine Spur von Blutextravasaten oder Congestion. Bei 4 anderen Hunden vermied ich die Embolie in die Hirnarterien, indem ich das Ende des Catheters nur bis zur Höhe des unteren Randes der Rippen hinaufführte und sehr langsam injicirte. Während der Injection erfolgte eine eigenthümliche zitternde Bewegung der Muskeln der hinteren Extremitäten, die jedoch bald aufhörte und einer vollständigen Lähmung der Empfindung und Bewegung, sowie einer vollständigen Aufhebung der Reflexbewegungen Platz machte. Das eine dieser Thiere überlebte die

Injection 22 Stunden, das zweite $9\frac{1}{2}$, das dritte 6 und das vierte 5 Stunden. Die kleinen arteriellen Gefässe des Rückenmarks waren mit schwarzen Wachskugeln gefüllt, zwischen den verstopften Stellen und dem Herzen waren die Gefässe sehr erweitert und zeigten viele kleine Blutextravasate. Es hatte sich dabei eine rothe Emollition des betroffenen Theils des Rückenmarks herausgebildet, welche natürlich um so entwickelter war, je länger die Thiere gelebt hatten. Die Cerebrospinalflüssigkeit war bei dem Thiere, das am längsten gelebt hatte, röthlich gefärbt. Von der Mitte der Pars thoracica des Rückenmarks nach vorn war dasselbe, ebenso wie das Gehirn, von normalem Aussehen, obgleich sich auch hier einzelne schwarze Wachskügelchen in den kleinen Arterien vorfanden. — Es waren bei diesen Versuchen die Emboli natürlich auch in die Darmgefässe u. s. w. hineingefahren und hatten hier sehr bemerkenswerthe Ernährungsstörungen, welche wahrscheinlich die nächste Ursache des darauf erfolgten Todes waren, hervorgebracht; diese Erscheinungen übergehe ich aber hier, da sie keine Beziehung zu der hier aufgeworfenen Frage haben. Mit Rücksicht auf diese zeigen diese Versuche, dass die Functionen des Rückenmarks von der ununterbrochenen Blutzufuhr ebenso abhängig sind, wie die des Hirns und dass sie bei Aufhebung derselben nach wenig Secunden aufhören. Das eigenthümliche Zittern der Muskeln der hinteren Gliedmassen, ist hierbei wahrscheinlich das letzte vom Rückenmark ausgehende Reizungsphänomen, ebenso wie die tetanische Streckung der Glieder der sehr bald nachfolgenden gänzlichen Aufhebung der Hirnfunctionen vorausgeht. Als ich bei anderen Hunden die Injection der Wachskügelchenemulsion durch die Art. cruralis in der Weise ausführte, dass sie nicht die zum Rückenmark führenden Aeste erreichten, sondern nur in die Arterien der hinteren Extremitäten hineingetrieben wurden, entstand weder jenes Zittern der Muskeln, noch die nachfolgende Paralyse. Dieses kann durch die netzförmige Verbreitung der Blutgefässe in den Muskeln erklärt werden, wodurch der Collateralkreislauf sehr erleichtert werden muss, während die dentritische Verzweigung derselben im Rückenmark dieselbe erschweren wird.

Fragt man sich nun, wodurch die oben besprochenen Reizungserscheinungen zu Stande kommen, so könnte man dieselben einerseits derjenigen Erregung vergleichen, durch welche der schlafende Müller beim Stillestehen der Mühle geweckt wird, oder derjenigen Reizung des Auges, welche man empfindet, wenn man plötzlich aus heller Beleuchtung in tiefe Finsterniss versetzt wird. Eine solche negative Reizung, durch das plötzliche Aufhören eines gewohnten Erregungszustandes, würde an sich nichts Auffallendes haben, da die Stärke einer Reizung überhaupt nicht sowohl von der Intensität des objectiven Reizes, als vielmehr von der Grösse der Schwankung oder dem Grade der Abänderung von einem Augenblicke zum anderen abzuhängen scheint. Andererseits könnte man aber auch auf ungezwungene Weise diese Reizung als eine positive auffassen, indem die durch das Aufhören der Blutzufuhr gesetzte Ernährungsstörung und die dadurch gesetzte Veränderung der Nervensubstanz die angeführten Reizungserscheinungen erklären würde. Die den Geburtshelfern wohlbekannten furchtbaren Kopfschmerzen bei hochgradiger Anämie nach starken Blutverlusten bei und nach der Geburt würden sich der letztgenannten Erklärungsweise anschliessen. — Die längere Dauer und weitere Ausbreitung der Reizungserscheinungen (welche dem gänzlichen Erlöschen der Functionen des Nervensystems vorausgehen) bei der weniger vollständigen als bei der vollständigen Verstopfung der Lungenarterie durch Embolie, hat ihr vollkommenes Analogon bei der Zerstörung der peripherischen Nerven, z. B. durch eine mehr oder weniger intensive Hitze, indem die Verbrennung durch weissglühendes Eisen bekanntlich viel weniger schmerzhaft ist als diejenige durch schwach rothglühendes Eisen. Auch bei der Embolie der Hirnarterien kommt eine solche längere Dauer und weitere Verbreitung der Reizungsphänomene zum Vorschein, wenn man durch Injection einer geringeren Zahl von Wachskügelchen eine weniger vollständige Verstopfung der Hirngefässe herbeiführt. Dieses zeigen folgende Beispiele:

Ich injicirte 2 verschiedenen Hunden auf die oben angegebene Weise ein geringeres Quantum der bei jenen angewandten Wachskügelchenemulsion in das linke Herz. Es erfolgten danach allgemeine Krämpfe mit unwillkürlicher Entleerung von Harn und Excrementen wie in den vorigen Fällen und es wurden die Respirationsbewegungen wie in diesen sehr langsam und tief, hörten aber nicht auf. Zugleich wurden aber die Augen weit geöffnet, traten in ihren Höhlen stark hervor und die Pupillen wurden sehr dilatirt. Ueberdies trat eine starke Salivation auf und die Thränen flossen aus den Augen. Der Puls war langsam und regelmässig geworden. Die Conjunctiva der Sclerotica und die Falte am inneren Augenlide waren fortwährend unempfindlich, während Berührung der Cornea augenblickliches Schliessen der Augenlider zur Folge hatte. In diesem Zustande lebten die beiden Hunde etwa 1 Stunde, indem sie mit ausgestreckten Extremitäten dalagen, während der Schwanz immer wedelnd hin und her bewegt wurde. Natürlich waren die Mundschleimhaut und die Conjunctiva fortwährend sehr blass. Bei der Section war das Hirn sehr blass, und von der bei der Embolie der Rückenmarksgefässe in den oben angeführten Versuchen constant beobachteten bis zur Extravasatbildung gesteigerten Hyperämie war Nichts wahrzunehmen; ebenso wenig hatte sich Emollition der Hirnsubstanz entwickelt.

Wir werden in dem späteren Abschnitte, welcher über die Embolie der Arterien des grossen Kreislaufs handelt, auf diese Verschiedenheit der durch die Embolie der Arterien des Hirns und des Rückenmarks gesetzten pathologisch-anatomischen Veränderungen zurückkommen und hier nur die functionellen Resultate berücksichtigen, soweit sie zu der hier in Rede stehenden Frage in Beziehung stehen. Mit Rücksicht auf diese haben obige Versuche aber einerseits gezeigt, dass eine vollständige Unterbrechung der Blutzufuhr zum Hirn, sei es direkt durch Verstopfung sämmtlicher Hirngefässe, oder sei es indirekt durch vollständige Verstopfung der Lungengefässe, nur einzelne, schnell schwindende Reizungsphänomene hervorbringt, welche bald vom Aufhören aller Lebenszeichen abgelöst werden, nämlich tetanische Streckung der Glieder, tiefe, krampfhafte Inspirationsbewegungen und Entleerung von Harn und Excrementen. Andererseits haben sie aber gelehrt, dass eine weniger vollständige Unterbrechung der Blutzufuhr zum Hirn, sei es direkt oder indirekt (von der Pulmonalarterie aus), ausser den genannten Reizungsphänomenen noch andere zum Vorschein kommen lässt, nämlich zunächst Hervordrängen der Bulbi in den Augenhöhlen, bei weit geöffneter Augenliedspalte, Zurücktreten der Falte am inneren Augenwinkel und Dilatation der Pupille — Erscheinungen, welche genau in derselben Weise bei Reizung des Halstheiles des N. sympathicus zur Beobachtung kommen. Diesen Erscheinungen reihen sich verstärkte und beschleunigte peristaltische Bewegungen der Gedärme und das Wedeln des Schwanzes an. Bei der längeren Dauer des Todeskampfes bei unvollständiger Embolie der Hirnarterien schliessen sich diesen Erscheinungen noch die überaus starke Salivation und der Thränenfluss an. Da nun Bernard's Versuche gezeigt haben, dass die Depression oder Vernichtung der Hirnthätigkeit, z. B. durch einen Schlag auf den Kopf oder bei Curarevergiftung, wenn der Athmungsprocess durch künstliche Respiration unterhalten wird, verstärkte und beschleunigte peristaltische Bewegungen der Gedärme, fortwährende Defäcation und vermehrte Secretion namentlich auch der Speichel- und Thränendrüsen hervorruft, und da diese Erscheinungen auf eine antagonistische Steigerung der Action des N. sympathicus bezogen worden sind, so liegt die Frage nahe, ob nicht die letztangeführten Reizungsphänomene eben durch die Vernichtung der Cerebralfunctionen antagonistisch hervorgerufen würden, etwa wie die verstärkte Herzaction nach Durchschneidung der N. vagi? Zu Gunsten dieser Erklärung könnte man noch anführen, dass die Cornea, deren Erregbarkeit so viel länger dauert als die der Sclerotica, nach Bernard ihre Nerven aus dem N. sympathicus beziehen soll. Aber abgesehen von der noch bezüglich des Begriffs des N. sympathicus herrschenden Begriffsverwirrung, welche eine Discussion der Frage, ob ein solcher Antagonismus zwischen dem sympathischen und dem cerebrospinalen Nervensystem überhaupt angenommen werden kann, sehr schwierig macht, wird eine solche Auffassung schon dadurch wiederlegt, dass die Reizungserscheinungen des Halstheiles des N. sympathicus sowohl als die ebenfalls auf diesen Nerven zu beziehenden verstärkten peristaltischen Bewegungen schon auftraten, während noch die tetanische Streckung der Glieder eine Reizung des cerebrospinalen Nervensystems beurkundete. Ferner erscheint es nicht mit derselben vereinbar, dass die in letztgenannter hypothetischer Weise auf den N. sympathicus bezogenen Reizungserscheinungen bei vollständiger und plötzlich erfolgter Verstopfung sowohl der Pulmonalarterie als der Hirngefässe ausbleiben und nur bei unvollständiger, durch eine geringere Zahl der Emboli gesetzter Unterbrechung der Blutzufuhr zum Hirn auftreten. Die Berücksichtigung der letztgenannten Umstände weist, wie mir scheint, vielmehr darauf hin, dass gewisse Nervencentra, namentlich auch diejenigen des Halstheiles des N. sympathicus, einer vollständigen Unterbrechung der Blutzufuhr allerdings ebenso schnell erliegen wie andere, namentlich wie die Centra für die willkürlichen Bewegungen, aber, zum Unterschiede von letzteren, ohne vorhergegangene Reizungsphänomene, dass erstere aber bei einer sehr geringen Blutzufuhr länger fortbestehen können als letztere und erst nach längere Zeit andauernden Reizungserscheinungen functionsunfähig werden. Es würde dieses sehr gut damit übereinstimmen, dass bekanntlich die Reizung des Halstheiles des N. sympathicus nicht wie Reizung der willkürlichen Bewegungsnerven augenblicklich Contraction veranlasst, die sogleich nach Aufhören der Reizung wieder schwindet, sondern erst nach Verlauf einiger Zeit die Bewegungen auslöst, die alsdann den Reiz eine geraume Weile überdauern.

Die Vergleichung der unmittelbar das Leben bedrohenden Erscheinungen, welche durch umfassende Embolie der Lungenarterie einerseits, und andererseits durch Embolie der Hirnarterien gesetzt werden, ergab uns eine so vollkommene Uebereinstimmung, dass wir nicht umhin können, den Todesmechanismus in beiden Fällen als wesentlich identisch aufzufassen; denn in beiden Fällen ist es die durch die Embolie bewirkte Unterbrechung der Blutzufuhr zum Gehirn, welche die Ischämie desselben bewirkt, und diese ruft zunächst die gleichen Reizungsphänomene hervor, welche demnächst unmittelbar von vollkommener Functionsunfähigkeit abgelöst werden, und in beiden Fällen ist ferner der Zuwachs der Erscheinungen bei unvollkommener Unterbrechung der Blutzufuhr derselbe. In beiden Fällen ist es klar, dass man es weder mit einer Erstickung noch mit einer Herzparalyse zu thun hat, obgleich auch bei diesen Todesarten der Mangel der Zufuhr arteriellen, hinreichend sauerstoffhaltigen Blutes zum Gehirn den Todeskampf und den Tod wesentlich bedingt.

Bei der unvollständigen Verstopfung der Lungenarterie und der Hirnarterien zeigte sich indess in unseren Versuchen bezüglich des weiteren Verlaufes ein sehr wesentlicher Unterschied, während die vollständige Verstopfung der Hirnarterien sich nur durch den noch ein wenig schnelleren tödtlichen Verlauf von der vollständigen Verstopfung der Lungenarterie unterschied. Wenn nämlich die unvollständige Verstopfung der Lungenarterie nicht binnen wenig Minuten tödtlich verlief, so hatte sie entweder gar keine unmittelbar Gefahr drohenden Erscheinungen zur Folge, oder doch nur vorübergehende Unruhe und Athemnoth, die sich durch schnelle, tiefe oder keuchende Respirationsbewegungen zu erkennen gab. Diese Erscheinungen waren dann aber ganz vorübergehend und danach waren die Hunde so munter wie früher. Der unvollständigen Embolie der Hirnarterien dahingegen folgte in dem oben angeführten Falle ein Todeskampf, der etwa eine Stunde dauerte. Dieser Unterschied erklärt sich leicht aus der Verschiedenheit der Gefässausbreitung in den Lungen und im Gehirn, denn während dort die Verästelung besonders auch durch die Zwischenkunft der Bronchialarterie der baldigen Herstellung eines genügenden Collateralkreislaufes sehr günstig ist, ist sie im Gehirn bei der verhältnissmässig sparsamen dentritischen Verästelung der Gefässe besonders dann, wenn die Emboli sowohl durch die Carotis als auch durch die Art. vertebralis vorgedrungen sind, der Bildung eines genügenden Collateralkreislaufes sehr ungünstig. Es ist indess schon a priori höchst wahrscheinlich, dass sowohl die in unseren Versuchen wahrgenommene Uebereinstimmung der wesentlichen Symptome, als auch die Verschiedenheit des Verlaufes der unvollständigen Verstopfung der Hirnarterien und der Lungenarterien wesentlich von der Kleinheit und der Menge der Emboli abhing, und dass sowohl die Symptome als der Verlauf sich zum Theil wesentlich anders gestalten würden, wenn die unvollständige Verstopfung durch einzelne grössere Pfröpfe zu Stande gekommen wäre. Die Verstopfung einer einzelnen oder einzelner grösserer Hirnarterien würde wahrscheinlich verschiedene Erscheinungen bedingen, je nachdem der Pfropf in diese oder jene Arterie hineingefahren wäre; für einige Arterien würde die Herstellung des collateralen Kreislaufes wahrscheinlich gar keine Schwierigkeit haben und es würden alsdann gar keine wesentlichen Erscheinungen auftreten, bei Verstopfung anderer Arterien würde aber die Blutzufuhr zu Hirnpartien verschiedener functioneller Bedeutung mehr oder weniger vollständig abgeschnitten werden, und es würden dadurch Ernährungsstörungen der entsprechenden Hirnpartien entwickelt, deren

Symptome je nach der verschiedenen functionellen Bedeutung derselben verschieden und deren Verlauf je nach der grösseren oder geringeren Vollständigkeit der Verstopfung schneller oder langsamer sein würde. — Diese Voraussetzungen finden ihre volle Bestätigung durch die klinischen Beobachtungen über die Folgen der Verstopfung der Hirnarterien von Rostan, Abercrombie und Carswell, Hasse, Günsburg, Virchow, Rühle, Kirkes und Traube, denen sich ein hier beobachteter, von H. Holm beschriebener interessanter Fall *) anreiht. Man kann sich in der That ebenso wenig darüber wundern, dass die Symptome, die durch Embolie einzelner grösserer Hirnarterien entstehen, zum Theil ganz andere Erscheinungen bedingen und einen ganz anderen Verlauf nehmen, als wenn die Blutzufuhr zum ganzen Hirn gleichmässig abgeschnitten wird (sei es durch viele Emboli in allen Hirnarterien, sei es durch plötzliche Verstopfung der Lungenarterie), als man es auffallend finden kann, dass die Erscheinungen und der Verlauf in den verschiedenen Fällen der Verstopfung einzelner Hirnarterien verschieden waren. — Die Erscheinungen und der Verlauf bei Verstopfung der Lungenarterie durch viele kleine oder einzelne grosse Pfröpfe werden nicht so grosse Verschiedenheiten darbieten, da in beiden Fällen die Blutzufuhr zum Gehirn wesentlich in gleicher Weise abgeschnitten wird. Hiermit stimmt auch sowohl der Ausfall der vorliegenden Experimente an Thieren, als auch die klinische Beobachtung der Embolie der Lungenarterie beim Menschen überein. Einzelne, ja selbst ziemlich viele grössere Pfröpfe, welche doch wesentlich kleiner sind als das Lumen der Lungenarterie selbst, bedingen ebenso wenig unmittelbare Todesgefahr, als eine für die totale Verstopfung aller kleinen Aeste unzureichende Masse kleiner Emboli; es erfolgen danach höchstens bald vorübergehende Unruhe und Athemnoth, meistens aber gar keine beunruhigenden Erscheinungen. Das lehren schon die Versuche Virchow's. Ich selbst habe Hunden ellenlange Blutgerinnsel von der Dicke einer Federspule durch die V. jugularis hineingebracht, ohne dass danach andere unmittelbare

*) Henricus Holm, Nonnulla de encephalomalacia arteriarum obstructione orta cujus morbi casus adjicitur. Diss. inaug. Kiliae, 1855. 4°.

Folgen beobachtet wurden, als höchstens vorübergehende Unruhe und tiefe, unregelmässige Athembewegungen. So grosse Pfröpfe, wie sie zur Verstopfung des Stammes der Lungenarterie erforderlich sind, werden nur in den grössten Venen gebildet werden können, bei der Transfusion von Blutgerinnseln bei Anwendung ungeschlagenen Blutes wird man nicht sowohl die Uebertragung solcher grossen Klumpen, als vielmehr die Masse kleiner Gerinnsel zu fürchten haben. In beiden Fällen ist aber die nächste und unmittelbarste Todesgefahr überstanden, wenn es sich herausstellt, dass der Blutstrom durch die Lungenarterie nicht so vollständig unterbrochen ist, dass der Tod durch Blutleere des Hirns so schnell erfolgt, dass ein hinreichender collateraler Kreislauf durch die noch offenen Aeste der Pulmonalarterie zeitig genug eintreten kann. Die Versorgung durch die Bronchialarterien kann hier natürlich nicht in Betracht kommen, da ja eben die Blutzufuhr zum linken Herzen durch die Lungencapillaren abgeschnitten ist.

Wenn so aber auch die nächste und unmittelbarste Todesgefahr durch sufficiente Embolie der Lungenarterie überstanden ist, so könnte doch noch der Tod secundär im Laufe der nächsten Tage und Wochen durch Unterbrechung des Blutstromes in zweifacher Weise erfolgen, nämlich erstens durch secundäre Anlagerung von Gerinnseln an den ursprünglichen Embolus oder an die ursprünglichen Emboli, wodurch die anfangs insufficiente Verstopfung der Lungenarterie sufficient würde, und zweitens durch secundäre Gerinnselbildung in den Lungenvenen, wo dann die secundär gebildeten Gerinnsel abreissen und, in das linke Herz gelangt, durch Embolie der Hirnarterien plötzlichen, oder durch Embolie in die Arterien der Unterleibseingeweide langsameren Tod bewirken könnten.

Die erstere Todesweise, durch secundäre Anlagerung von Gerinnseln an einen älteren embolischen Blutpfropf der Lungenarterie, wodurch der Blutstrom durch die Lunge allmälig unterbrochen würde, könnte wiederum entweder durch allmälige Verstopfung des Hauptstammes der Lungenarterie erfolgen oder dadurch, dass der Blutstrom von dem sich neu anlagernden Gerinnsel so viele Stücke abrisse, dass die totale Verstopfung durch viele kleine Emboli zu Stande käme. Im letzteren Falle, der gewiss am häufigsten zu erwarten ist, würde den Nachweis der Todesursache bei der Section sehr schwierig oder selbst unmöglich sein. Durch Experimente an Thieren ist es allerdings weder Virchow noch mir gelungen, diese Todesart zu constatiren. Dieselbe ist aber nicht nur a priori in hohem Grade wahrscheinlich, sondern auch durch klinische Beobachtungen mit zugehörigen Sectionen von Virchow (namentlich in dem in „Gesammelte Abhandlungen" S. 244 angeführten Fall 2) und von Klinger nach mehreren von Virchow secirten Fällen (Archiv für physiologische Heilkunde 1855. S. 362) ausser Zweifel gestellt worden.

Die zweite Todesweise durch secundäre Embolie von Gerinnseln, welche sich von der Verstopfung der Lungenarterie und von lobulären Prozessen der Lungen ausgehend in den Lungenvenen bilden und hier losgerissen werden in den grossen Kreislauf gelangen könnten, wird immer sehr schwer nachweisbar sein, besonders weil es sich dabei meist um kleine embolische Gerinnsel handeln wird, die durch Verstopfung der Arterien des Gehirns und des verlängerten Markes schnell tödten könnten, ohne irgend auffallende Veränderungen dieses Organs hervorzubringen. Daher scheint man bisher kaum an diesen Todesmechanismus bei Fällen plötzlichen Todes gedacht zu haben. Virchow führt freilich einige Beobachtungen für die Möglichkeit des Entstehens von Gerinnseln in den Lungenvenen an (Gesammelte Abhandlungen S. 258 u. flgd. und S. 726); dieselben scheinen sich jedoch nicht auf solche Gerinnsel zu beziehen, die sich, von Verstopfung der Lungenarterie und von lobulären Prozessen der Lungen ausgehend, in den Lungenvenen bilden. Auch ist einer Embolie in die Körperarterien, welche von kleinen in den Lungenvenen gebildeten Gerinnseln ausgingen, meines Wissens nicht gedacht worden. Wohl ist es bemerkenswerth, dass Dance*), wenn auch nicht Gerinnsel, so doch Eiter in den von lobulären Heerden ausgehenden Lungenvenen beobachtet zu haben scheint, indem er angiebt, dass er bisweilen (Fall 10 und 17) die Venen bis in oder an die Heerde

*) Archives générales de Médecine. Dec. 1828. Janvier et Fevrier 1829. Paris. Deutsch von Himly, Dance und Arnott über Venenentzündung. Jena, 1830.

verfolgte und indem er sich in einem Falle (Fall 20) durch genaues Präpariren überzeugte, dass Eiter in den aus den Heerden heraustretenden Venen enthalten war. Dance betrachtet aber die Erkrankung der Lungenvenen als die primäre Ursache der lobulären Prozesse, wovon natürlich jetzt nicht die Rede sein kann. In der bösartigen Lungenseuche sollen wirklich Gerinnsel in den Lungenvenen beobachtet sein, da mir aber die einschlagende Literatur über diesen Gegenstand hier nicht zugänglich ist, so fehlt es mir an näheren Anhaltspunkten über diesen Befund und über seine Bedeutung in dieser Krankheit. Aber trotz dieses Mangels positiver Beobachtungen, welcher davon abhängen dürfte, dass man bei den Sectionen die Untersuchung über diesen Punkt vernachlässigt zu haben scheint, ist die Wahrscheinlichkeit einer solchen, von den lobulären Prozessen ausgehenden Gerinnselbildung in den Lungenvenen a priori so gross, dass ihr Vorkommen nicht füglich bezweifelt werden kann. Denn das Blut der Lungenvenen ist ja nicht nur gerinnbar, sondern es gerinnt als arterielles Blut noch schneller als das Blut der Körpervenen. Eine Verlangsamung der Strömung, welche in den Körpervenen so oft eine Gerinnselbildung veranlasst, muss ebensowohl in einzelnen Lungenvenen vorkommen können und wird dann ohne Zweifel hier wie dort zur Bildung von Blutgerinnseln Veranlassung geben. Schon die einfache Embolie der Lungenarterienäste wird eine solche Verlangsamung der Strömung in den Lungenvenen bedingen müssen, obgleich in geringerem Grade als bei Embolie vieler Körperarterien, weil die Art. bronchialis den venösen Blutstrom noch einigermaassen im Gange hält. Wenn aber durch Parenchymerkrankung, z. B. bei Embolie der Lungenarterie, auch die capillare Blutströmung mehr oder weniger vollständig unterbrochen wird, wie das bei der Bildung lobulärer Prozesse doch wohl angenommen werden muss, so sind gewiss die Bedingungen für Gerinnselbildung in den Lungenvenen gegeben. Mehr oder weniger vollständige vorübergehende Compression einzelner Stämme der Lungenvenen durch Knoten im Lungengewebe würden ebenfalls diese Bedingung setzen. Es ist daher kaum denkbar, dass Gerinnselbildung, welche in den von entzündeten Gewebspartien ausgehenden Körpervenen so oft eintritt, nicht auch bisweilen in den von entzündeten Lungenpartien ausgehenden Lungenvenen eintreten sollte. In den Lungenvenen oder ihren Wurzeln gebildete Gerinnsel werden aber, das kann man mit Sicherheit a priori annehmen, eben durch die Athembewegungen, ganz besonders aber durch Husten und andere heftige und stossweise Athembewegungen dem Losreissen ganz vorzüglich ausgesetzt sein, wie denn ja auch die in den Körpervenen oder in Aneurysmen gebildeten Gerinnsel so oft in nachweisbarer Weise durch Körperbewegungen und Druck losgerissen werden und dadurch in den Kreislauf gelangen. Wenn es aber anzunehmen ist, dass die in den Aesten der Lungenvenen gebildeten Blutpfröpfe eben durch die besonderen Verhältnisse, denen sie durch die Function der Lungen ausgesetzt sind, in der Regel sehr bald nach ihrer Bildung von dem Orte ihrer Entstehung losgelöst werden, so ist es nicht zu verwundern, dass man bei der Section selten oder niemals erwarten kann, ältere autochthone Gerinnsel in den Lungenvenen zu finden, noch solche Veränderungen der Venenwandungen wahrzunehmen, welche secundär in einem Blutgefässe durch ein primär vorhandenes Gerinnsel hervorgerufen werden. Man wird daher für die Gerinnselbildung in den Lungenvenen in der Regel keine anderen Anhaltspunkte erwarten können, als die Erscheinungen der Embolie in den Gebieten des grossen Kreislaufs und dem Mangel einer anderen nachweisbaren Bildungsstätte der Pfröpfe, indem weder Endocarditis, noch Atherome der Herzklappen und Arterien, noch Aneurysmen oder Etwas dergleichen vorhanden ist. Die Erscheinungen, welche die Embolie der verschiedenen Abschnitte des grossen Kreislaufs hervorrufen können, sind aber bekanntlich höchst mannigfaltig. Virchow führt als functionelle Störungen, welche durch Embolie hervorgerufen werden können, auf: Plötzlichen Tod, Apoplexia ischaemica, acute Manie, Amaurose, Angina cordis s. pectoris, acute Paraplegie, Hyperästhesie und rheumatoide Affectionen der Extremitäten und als die anatomischen Störungen, die durch sie hervorgebracht werden können: Necrose, Erweichung, ausgedehntere Entzündung, hämorrhagische Heerde, brandige Heerde und Abscesse. Alle diese Störungen könnten also unter Umständen durch in den Lungenvenen secundär gebildete Blutgerinnsel hervorgerufen werden und man könnte an diesen Ursprung besonders dann zu denken veranlasst sein, wenn sich keine andere Pfropfbildungsstätte für die entsprechenden Gebiete des grossen Kreislaufs nachweisen lassen. Obgleich nun alle diese Möglichkeiten gewiss nicht abzuleugnen sind, so ist es doch gewiss, dass man die supponirten Pfröpfe der Lungenvenen sehr oft mit Unrecht in Verdacht haben würde, wenn man alle die angeführten Störungen selbst bei Mangel einer anderen nachweisbaren oder naheliegenden Ursache auf sie beziehen wollte. Es giebt aber unter den angeführten Störungen einige, die in einem mehr specifischen Verhältniss zur Embolie stehen als andere und hieher möchte ich rechnen die von Virchow aufgestellte Apoplexia ischaemica durch Embolie der Hirnarterien und die hämorrhagischen Heerde, die besonders so häufig in der Milz solcher Kranken vorkommen, welche in Folge der Embolie der Lungenarterie lobuläre Prozesse der Lunge davongetragen haben, oder welche an anderweitigen Erkrankungen des Lungenparenchyms, besonders Tuberkulose, leiden, ohne dass das Herz oder die Arterien solche Störungen darböten, von welchen eine Pfropfbildung abgeleitet werden könnte. Die hämorrhagischen Heerde der Milz haben durch ihre bestimmte, der Injection einzelner ihrer Arterienäste entsprechende Begrenzung, durch ihre Form und durch ihren weiteren Verlauf schon immer den Verdacht der embolischen Genese erweckt, es standen aber dieser Vermuthung immer zwei Bedenken hauptsächlich entgegen, nämlich erstens der Mangel eines Nachweises der Quelle der supponirten Emboli, indem Herz und Arterien meist gesund waren und zweitens das Bedenken, dass Pfröpfe im arteriellen Kreislauf auch wahrscheinlich andere Störungen hervorrufen würden. Bei der Annahme, dass die embolischen Blutgerinnsel von den Erkrankungen der Lungen ausgehend in den Lungenvenen gebildet wären, würde das erste Bedenken wegfallen. Das zweite Bedenken verliert aber sein Gewicht, wenn es sich einerseits im Folgenden herausstellt, dass auch die mit den Körperarterien fortgeführten Emboli ebensowenig immer und nothwendig solche Störungen hervorrufen, wie man sie, von einzelnen Verstopfungen ausgehend, zu erwarten a priori geneigt ist, und dass man andererseits in der That neben den Milzprozessen noch viele Störungen wahrzunehmen pflegt, die man, bei der grossen Mannigfaltigkeit der von arterieller Embolie abhängigen Erscheinungen, auf eine solche zurückführen könnte. — Das Verhältniss der Anastomosen kann es z. B. bedingen, dass kleine Pfröpfe Aeste einer Arterie ohne Schaden verstopfen können, während grössere Pfröpfe, indem sie den Hauptstamm verstopfen und den collateralen Kreislauf abschneiden, Gangrän und Necrose hervorrufen; andererseits können aber auch kleine Pfröpfe bei Verstopfung eines Gefässgebietes, in welchem die Arterien sich, wie in der Milz, plötzlich pinselförmig von der verstopften Stelle aus ausbreiten, auf unverhältnissmässig grosse Gewebsgebiete ihren Einfluss entfalten, während sie bei langsamerer dichotomischer Ausbreitung nur zu einem kleinen Gebiet in Beziehung stehen; die verschiedene Qualität der Pfröpfe kann ferner grosse Verschiedenheiten der Erfolge in qualitativ verschiedenen Geweben bedingen.

Die klinischen Beobachtungen liegen meinem jetzigen Wirkungskreise zu fern, als dass ich mich versucht fühlen sollte, diesen Gedankengang an Einzelfällen zu verfolgen und den Versuch zu machen, denselben durch Krankengeschichten mit zugehörigen Obductionsresultaten zu begründen. Ich erlaube mir hier in dieser Beziehung daher nur daran zu erinnern, wie häufig nicht nur die hämorrhagischen Infarkte der Milz bei solchen Kranken, die an lobulären Prozessen und an Tuberkeln der Lungen leiden, vorkommen, ohne dass Endocarditis, Klappen- oder Arterienkrankheiten die Entstehung der Emboli erklären könnte, sodann wie oft auch bei eben solchen Kranken plötzlicher Tod erfolgt, der weder durch die verhältnissmässig wenig umfassende Veränderung des Lungengewebes, noch durch die krankhafte Veränderung der Blutmischung mit einiger Wahrscheinlichkeit erklärt werden kann, der aber wohl auf eine, besonders durch kleine Emboli bewirkte Verstopfung der Hirnarterien bezogen werden könnte. — Bei meinen Versuchen an Thieren sind mir mehrere Fälle vorgekommen, die mich eben auf diesen Gedankengang gebracht haben, obgleich ich gern zugebe, dass sie keinen strengen Beweis für die secundäre Bildung solcher Gerinnsel in den Lungenvenen, welche dann als Emboli in den Arterien

Störungen hervorbringen, enthalten. — Ein Hund, dem nur die eine Carotis unterbunden wurde, nachdem aus derselben Blut behufs einer unmittelbaren Transfusion hergegeben war, starb mir ganz plötzlich ohne vorhergegangene Krankheitssymptome und die Section ergab, ausser einem begrenzten hämorrhagischen Heerd in der Milz, eine fast vollständige Blutleere des Gehirns und selbst seiner venösen Sinusse. Nur in den grossen und mittelgrossen Arterien, die dem Hirn Blut zuführten, war reichlich Blut vorhanden, dieser Inhalt hörte aber an bestimmten Stellen, den Theilungsstellen entsprechend, plötzlich auf. In diesem Falle war es also höchst wahrscheinlich, dass die in dem unteren Ende der Carotis gebildeten Gerinnsel, vom arteriellen Blutstrom mit fortgespült, den Milzprozess und den Tod durch Embolie in die Hirnarterien bewirkt hatten. — Ein zweiter Hund, dem ich frische Blutgerinnsel seines eigenen Blutes durch die Jugularvene eingespritzt hatte, hatte in Folge dieses Eingriffs lobuläre Prozesse in den Lungen davongetragen; diese veranlassten aber keine irgend erhebliche Störung des Allgemeinbefindens, sondern nur ein wenig Husten. Andere Complicationen waren durchaus nicht zugegen, namentlich war keine putride Infection vorhanden und seine Arterien waren unverletzt. Auch er starb ganz plötzlich und unerwartet unter tiefen krampfhaften Respirationsbewegungen mit tetanischer Streckung der Glieder. Ausser 8 erbsengrossen lobulären Knoten der Lunge und grosser Blutleere des Gehirns wurde bei der Section nichts Abnormes gefunden. Die Uebereinstimmung der Todeserscheinungen mit denjenigen der oben beschriebenen Embolie der Hirnarterien durch viele kleine Pfröpfe, die Abwesenheit aller anderen Momente, welche den plötzlichen Tod erklären könnten und die Abwesenheit anderer nachweisbarer Quellen für arterielle Emboli, indem Herz und Arterien ganz gesund waren, macht es mir wahrscheinlich, dass von den lobulären Prozessen der Lungen ausgegangene Gerinnsel der Lungenvenen, die plötzlich in grösserer Menge in den arteriellen Kreislauf gelangten, den Tod durch Embolie der Hirnarterien veranlassten. Ich muss hier freilich zugeben, dass der anatomische Nachweis der Pfröpfe in den Hirnarterien nicht geliefert wurde, indem eine darauf gerichtete Untersuchung leider vernachlässigt wurde, die Todesweise und die auffallende Blutleere des Hirns geben aber doch Anhaltspunkte ab, welche mit grosser Wahrscheinlichkeit für die Richtigkeit der Annahme einer arteriellen Hirnembolie sprechen. Man könnte bei dieser Annahme dann freilich noch einwerfen, dass auch noch die Möglichkeit einer freien Bildung der supponirten Blutgerinnsel im arteriellen Blute vorhanden sei; wenn man aber die Kürze der Zeit bedenkt, welche für den Transport des Blutes aus den Lungenvenen bis zu den kleinen Arterien des grossen Kreislaufs erforderlich ist, so wird es doch sehr unwahrscheinlich, dass die Gerinnsel unterwegs gebildet wären, wohingegen die lobulären Prozesse der Lunge als sehr wahrscheinliche Ausgangspunkte für die Bildung von Gerinnseln in den Lungenvenen erscheinen. — Bei einem dritten Hunde, dem ebenfalls in einer unterbundenen Vene gebildete Blutgerinnsel durch die Jugularvene eingeflösst waren und bei dem sich dann bei der Section ein kleiner lobulärer Prozess und viele tuberkelartige Knötchen der Lungen gebildet hatten, fand sich in der Milz ein linsengrosser, rother, prominenter Knoten und in der Darmschleimhaut fanden sich ausserdem viele kleinere Blutergüsse, denen ganz ähnlich, welche ich nach Embolie der Darmarterien entstehen sah. Dieser Fall war freilich durch die Complication mit einer putriden Intoxication, welche von der Beschaffenheit des Gerinnsels ausging, getrübt. — Bei einem vierten Hunde, dem am 22., 23. und 24. Februar lange Blutgerinnsel in die Jugularvene hineingebracht waren, hatte sich am 27sten Husten eingestellt, mit Abnahme des Gewichts und des Appetits. Es hatte sich zugleich ein ziemlich bedeutender, mit stinkendem Eiter gefüllter Abscess am Halse gebildet. Ohne dass sich andere Symptome eingestellt hätten, welche irgendwie auf putride Intoxication hingedeutet hätten, starb der Hund plötzlich und unerwartet in der Nacht zwischen dem 28. Februar und dem 1. März. Bei der Section fand man ausser mehreren ziemlich grossen lobulären Prozessen der Lungen in der Schleimhaut und Muskelhaut des Darms eine grosse Menge kleiner, von Hyperämie begleiteter Blutergüsse, ganz denen entsprechend, welche ich durch mässige Embolie der Darmarterien mit Wachskügelchen hervorgebracht hatte. Eine Partie solcher Blutergüsse lag um die

Ausmündungsstelle des Gallenganges in das Duodenum herum und hatte diese so comprimirt, dass der Ausfluss der Galle in den Darm verhindert worden war. Der Darminhalt war in Folge dessen ganz blass, die Gallenblase und die Gallengänge der Leber waren dahingegen durch eingedickte Galle sehr ausgedehnt. Es ist mir hier, bei Abwesenheit von Endocarditis und von Krankheiten der Herzklappen und Arterien, wahrscheinlich, dass kleine in den von den lobulären Prozessen der Lungen ausgehenden Lungenvenen gebildete Blutgerinnsel durch arterielle Embolie in die kleinen Darmarterien hineingelangten und hier die Blutergüsse in der Schleimhaut und Muskelhaut des Darms veranlasst haben, welche wiederum die Verstopfung des Gallenganges und dadurch die Retention der Galle bewirkte, die wahrscheinlich eine mitwirkende Ursache des Todes wurde.

Obgleich nun weder die angeführten Fälle noch die bisherigen klinischen Beobachtungen den strengen Beweis für den supponirten Causalnexus enthalten, so glaube ich doch, dass in denselben faktische Anhaltspunkte gegeben sind, durch welche Erscheinungen, die bisher unerklärt waren, verständlich werden. Die Hauptstütze der gegebenen Erklärung bleibt aber doch die innere Wahrscheinlichkeit derselben, welche so gross ist, dass es kaum denkbar ist, dass die entwickelte Möglichkeit sich nicht bisweilen zur Wirklichkeit gestalten sollte, und welche gewiss dringend dazu auffordert, in den Einzelfällen diesen Causalnexus vor Augen zu haben.

II. Untersuchungen über die durch Embolie der Lungenarterie hervorgebrachten anatomischen Veränderungen der Lungen.

Virchow ging bei seinen Untersuchungen über die durch Embolie der Lungenarterie veranlassten anatomischen Veränderungen des Lungengewebes von der sogenannten pyämischen Phlebitis und ihrer Beziehung zu den sogenannten lobulären Prozessen der Lungen aus. Durch seine Experimente widerlegte er die gangbaren Vorstellungen von der grossen Empfindlichkeit der inneren Herzoberfläche und von ihrer Beziehung zu den Schüttelfrösten u. s. w., sowie vorzüglich die irrigen Meinungen über die Folgen der Verstopfung der Aeste der Lungenarterie. Er zeigte, dass die Verstopfung eines Astes der Lungenarterie durch einen Cautchoucpfropf keineswegs Gangrän oder einen lobulären Prozess in dem von der Arterie versorgten Gewebsbezirke bedingt, sondern dass der fremde Körper einfach abgekapselt wird, während das von dem verstopften Gefässe früher versorgte Lungengewebe durch den collateralen Kreislauf, der besonders durch die Bronchialarterie vermittelt wird, nach wie vor wohl ernährt wird und gesund bleibt. Bezüglich der Genese der mit der sogenannten pyämischen Phlebitis offenbar in engstem Zusammenhange stehenden lobulären Prozesse der Lunge gelangte Virchow indess nicht zu einem recht befriedigenden Abschluss. Er erkannte nämlich einerseits, dass die mechanische und chemische Qualität der Pfröpfe von grossem und oft entscheidendem Einfluss auf die anatomischen Veränderungen des Lungengewebes sei, indem z. B. die mit rauher Oberfläche versehenen Hollundermarkpfröpfe ganz andere und viel grössere Veränderungen des Lungengewebes hervorriefen, als die mit glatter Oberfläche versehenen Cautchoucpfröpfe, und indem Stücke von speckhäutigen Gerinnseln aus der Leiche oder vom Aderlassblut, von Epithelialkrebs, durch Schlagen abgeschiedener Faserstoff u. dgl. bisweilen mehr umgrenzte, bisweilen aber sehr umfassende Entzündungen des Lungengewebes hervorriefen, die zu den geringfügigen durch die Cautchoucpfröpfe hervorgerufenen Veränderungen in keinem Verhältniss standen. Andererseits fand er aber auch, dass die Complication der Embolie mit putrider Infection grossen Einfluss auf die anatomischen Veränderungen des Lungengewebes ausübte. Da nun bei der sogenannten pyämischen Phlebitis, bei der oft lobuläre Lungenprozesse entstehen, die putride Infection gewiss eine Rolle mitspielt, und da diejenigen Pfröpfe, deren Einwirkung auf das Lungengewebe hier wesentlich in Betracht kam, gerade solche waren, welche putride Stoffe theils schon enthielten, theils durch ihre Zersetzung liefern konnten, so entstand die Frage, ob nicht die putride Infection ein wesentliches Moment für die Entstehung der lobulären Prozesse der Lunge abgäbe? Welchen Einfluss hat nun die Qualität der Pfröpfe und welchen hat die putride Infection für sich oder mit der einfachen Embolie oder Verstopfung der Lungenarterie complicirt auf die putride Infection? Diese Fragen finden durch Virchow's Untersuchungen keine bestimmte Entscheidung und Virchow erkennt dieses selbst an, indem er im Handbuch der speciellen Pathologie und Therapie I. Band S. 177 sagt: „Das Verhältniss der hämorrhagischen Entzündungen, der sogenannten hämorrhagischen Infarcte, z. B. der Lungen etc., zur Gefässverstopfung, ist noch immer nicht ganz klar. Häufig scheint die Verstopfung nur secundär zu sein, doch sprechen die Vielfachheit dieser Heerde, das Alter der verstopfenden Pfröpfe, das gleichzeitige Vorkommen neben anderen Arterienverstopfungen allerdings zu Gunsten ihrer Entstehung durch Embolie." In „Gesammelte Abhandlungen zur wissenschaftlichen Medicin" S. 333 sagt Virchow ferner: „Für die Betrachtung der Verhältnisse beim Menschen lassen unsere Experimente allerdings eine gewisse Lücke. Hier handelt es sich fast ausnahmslos *) um Verstopfungen durch losgerissene Thrombusstücke. Nur ein einziges Mal, bei einer Person, die zahlreiche Venensteine in den Plexus des kleinen Beckens hatte, fand ich auch in einem Aste der Lungenarterie einen Venenstein eingekeilt, der also wohl seinen Ort verändert haben mochte. Die eingekeilten Thromben machen aber hier gewöhnlich beim Menschen keine erheblichen localen Veränderungen, sondern gehen eine mit beträchtlicher Volumensreduktion verbundene Organisation, gewöhnlich mit reichlicher Pigmentbildung ein. Es wäre daher wünschenswerth gewesen, diese Verhältnisse auch beim Thiere zu reproduciren. Allein nur in dem Exp. II (?) erhielt ich ein entsprechendes Resultat. Dieser Mangel an Uebereinstimmung erklärt sich nun freilich leicht aus der Natur der eingebrachten Körper. Entweder musste ich Venenthromben aus menschlichen Leichen nehmen, die natürlich schon etwas verändert waren, oder Gerinnselstücke aus Aderlassblut, die mehr oder weniger lange dem Contact mit der Luft ausgesetzt gewesen waren. Dadurch wurde immer ein fremdartiges Element in die Versuche gebracht. Ich bemühte mich daher, bei den Thieren selbst Gerinnungen in den Venen zu erzeugen und diese von ihrem Orte zu entfernen, allein dies hatte so grosse Schwierigkeiten, dass ich keinen genügenden Erfolg erzielte. Indess ist dieser Mangel von keiner so grossen Bedeutung, da die pathologisch-anatomische Erfahrung beim Menschen häufig genug Ge-

*) Es steht freilich im Text „ausnahmsweise", das ist aber offenbar ein Druckfehler.

legenheit giebt, diese Verhältnisse zu eruiren und da andererseits die Cautchoucexperimente einen hinreichenden Ersatz gewähren. Man muss bei ihnen nur den etwas grösseren mechanischen Reiz abziehen, den die Kautschukstücke natürlich durch ihre Härte und vielleicht auch durch leichte chemische Einwirkung hervorbringen, und der sich in dem Auftreten leichterer Entzündung des Nachbargewebes äussert. Auch dieser Reiz fehlt bei den menschlichen Thromben meistentheils und daraus erklärt sich die grosse, selbst locale Unschädlichkeit der meisten Verstopfungen." Die hier angedeutete experimentelle Lücke scheint mir aber doch ziemlich wesentlich zu sein, indem es sich bei derselben eben um die Entscheidung der Abhängigkeit oder Nichtabhängigkeit der lobulären Lungenprocesse von frischen und unveränderten embolischen Blutpfröpfen handelt. Eine fernere Lücke in Virchow's Experimenten ist bezüglich des Einflusses der Grösse der Emboli vorhanden. Denn die Versuche XXXI und XXXII durch Stärkemehl und XXXIII und XXXIV durch Quecksilber sehr kleine Emboli in die Lungenarterie hineinzubringen, um die dadurch entstandenen pathologisch-anatomischen Veränderungen festzustellen, sind als misslungen zu betrachten, da das Stärkemehl in ersteren Versuchen bei der Section nicht in den Lungen aufgefunden werden konnte, und da bei den Quecksilberversuchen die Kaninchen schon in 24—48 Stunden zu Grunde gingen, wobei viel Quecksilber in Gerinnsel gebettet, auch im rechten Herzen gefunden wurde. Nach den älteren Versuchen von Gaspard und Cruveilhier wären ganz andere pathologisch-anatomische Befunde zu erwarten gewesen. Bezüglich des vergleichenden Einflusses sehr kleiner und grösserer Pfröpfe bleibt dann nur noch der Versuch XXIII übrig, bei welchem eine grössere Menge kleiner Fettstücke aus dem Panniculus adiposus einer kurze Zeit vorher getödteten Katze und darauf 13 kleine Kautschukstücke hineingebracht wurden. Aber auch die kleinen Fettstücke schienen nicht sehr geeignete Emboli kleinsten Calibers zu sein, da es bei der Section aussah, als befände sich das Fett im Beginne einer emulsiven Zertheilung; auch waren die Fettpfropfen zu grösseren weissen Massen zusammengeklebt, von einem gemeinschaftlichen Thrombus eingekapselt und von einer ziemlich dicken Schicht von verdichtetem, schwarzrothen hartem, jedoch nicht ganz luftleerem Parenchym umgeben. Es waren also die vielen kleinen Emboli eigentlich zu mehreren grösseren verschmolzen und die Beimischung von Bindegewebe aus dem Panniculus adiposus der Katze macht es zweifelhaft, ob diese kleinen Pfröpfe auch chemisch indifferent waren.

Indem ich diese vermeintlichen Lücken der Virchow'schen Versuchsreihen über Embolie der Lungenarterie auszufüllen bemüht war, zerfallen meine hieher gehörigen Experimente in folgende Abtheilungen: 1) Versuche über die anatomischen Veränderungen des Lungengewebes durch einfache Verstopfung der Lungenarterie mittels grösserer und sehr kleiner Wachskügelchen, die ich als möglichst wenig mechanischen und chemischen Reiz ausübende Emboli für diesen Zweck besonders geeignet fand. 2) Versuche über den Einfluss der putriden Infection mit oder ohne einfache Verstopfung der Lungenarterie durch grössere und kleinere Wachskügelchen, Krümeln getrockneten und grob gepulverten Faserstoffs und gepulverter Holzkohle auf die Veränderungen des Lungengewebes. 3) Versuche über die anatomischen Veränderungen des Lungengewebes durch Embolie von Quecksilberkügelchen in die Lungenarterie, verglichen mit den durch Wachskügelchen hervorgebrachten. 4) Versuche über die Veränderungen des Lungengewebes durch Emboli, welche in fauliger Zersetzung begriffen sind und durch solche, die mit faulen Flüssigkeiten u. dgl. getränkt sind. 5) Versuche über die Veränderungen des Lungengewebes durch ganz frische Blutgerinnsel und durch in den Venen desselben Thieres gebildete Thrombi, mit und ohne Complication mit putrider Infection.

1. Embolie grösserer und sehr kleiner Wachskügelchen in die Lungenarterie.

Ich bediente mich hierzu der oben S. 12 besprochenen Wachskügelchenemulsion und grösserer, durch Rollen zwischen den Fingern dargestellter Wachskugeln.

Einem Jagdhunde mittlerer Grösse wurden zuerst 4 Wachskugeln von der Grösse eines Hanfkornes durch die Jugularvene hineingebracht und durch eine Sonde in das Herz hinabgeführt. Darauf wurde demselben eine Emulsion von ungefärbten Wachskügelchen in Gummilösung in die Vena jugul. injicirt. Die

Emulsion war vorher durch Gaze filtrirt und enthielt keine Kügelchen von mehr als 0,17 Mm. im Durchmesser; die kleinsten Kügelchen maassen weniger als 0,01 Mm., die Mittelgrösse betrug circa 0,06 Mm. Fast alle Kügelchen waren schön rund und es fanden sich keine Conglomerate mehrerer Kügelchen. Der Hund ertrug die Operation sehr gut und schien während der folgenden 6 Tage vollkommen gesund zu sein. Er wurde nun getödtet und secirt. Die Lungen waren überall lufthaltig; nur die oberen Lappen der rechten Lunge waren etwas geröthet, sonst überall sehr blass. Das Gewebe war überall, besonders aber unter der Pleura, von sehr feinen, zum Theil nur durch das Mikroskop erkennbaren weisslichen Knötchen durchsetzt, von denen die grössten kaum die Grösse eines Stecknadelknopfes erreichten. Diese Knötchen, welche an den gerötheten Partien der Lunge viel deutlicher hervortraten als an den blassen, aber ebensowohl in diesen überall vorhanden waren, bestanden aus einem dichten Bindegewebe, welches wie eine verhältnissmässig dicke Kapsel die Wachskügelchen einschloss, welche bisweilen isolirt, besonders in Reihen geordnet waren. Es war nicht immer leicht, die Wachskügelchen durch die dicke Bindegewebskapsel hindurch zu erkennen. Nicht abgekapselte Wachskügelchen fanden sich nicht. Ausserdem enthielten die Knötchen meist Fetttröpfchen und Fettaggregatkugeln, welche besonders bewirkten, dass die Knötchen bei auffallendem Lichte weiss erschienen. Es bedurfte einiger Aufmerksamkeit, um im blassen Lungengewebe die besprochenen Knötchen von den emphysematös hervorragenden Lungenbläschen zu unterscheiden. Die 4 grösseren Wachskugeln waren alle in den obersten Lappen der rechten Lunge hineingefahren. 3 von ihnen sassen hintereinander in einem Aste ungefähr in der Mitte des Parenchyms so eingekeilt, dass die vordere Kugel vor einer Bifurcatur der Arterie stecken geblieben war. Die 2 kleineren dieser 3 Kugeln sassen der Peripherie am nächsten und waren durch einen kleinen festen Thrombus fest miteinander verbunden. Die grösste der 3 Kugeln sass dem Herzen zunächst, vorn und hinten von einer dünnen, aber festen Thrombusschicht umgeben. Die festen Thrombi, welche die Wachskugeln umgaben, adhärirten nur sehr locker den Wandungen der Arterie. Von der durch die Wachskugeln verstopften Theilungsstelle erstreckten sich c. $\frac{3}{4}$ Zoll lange rothe, lockere Gerinnsel in die zwei nach der Peripherie verlaufenden Aeste hinein. Die 4te Kugel fand sich, ebenfalls vor einer Theilungsstelle der Lungenarterie, höher oben im oberen Lappen; sie war ebenso vom Thrombus eingehüllt, der hier der Arterienwand etwas fester adhärirte und von dem sich ebenfalls $\frac{1}{2}$—$\frac{3}{4}$ Zoll lange Gerinnsel nach der Peripherie hin erstreckten. Die Wand der Arterie war an den Stellen, wo die Kugeln lagen, fast um das Doppelte verdickt, wie es schien durch neugebildetes Bindegewebe. Bei der mikroskopischen Untersuchung der Thrombi sah man in denselben sehr feine sternförmige Figuren, die man für beginnende Bindegewebsbildung halten könnte; dieselben verloren jedoch durch Druck auf das Deckgläschen und durch Essigsäure ihre scharfen Contouren und machten mir überhaupt den Eindruck von Faltungen. Solche Faltungen simulirten an manchen Stellen auch grössere Kanäle. In der ganzen Lunge fand sich ziemlich spärliches Pigment, das theils frei, theils in Zellen um Blutgefässe herum gelagert war, die ich für Venen halten muss, weil sich niemals Wachskügelchen in denselben fanden, ein Umstand, der für die oben begründete Gerinnselbildung in den Lungenvenen einigermaassen bedeutungsvoll erscheint. Die pigmentirten Gefässe umgaben oft ringförmig die weissen, wachskügelchenhaltigen Knötchen.

Es mag hier die ausführlichere Mittheilung dieses einen Falles genügen, da sich bei der oftmaligen Wiederholung des Experimentes wesentlich immer dasselbe Resultat ergab. Die kleinen Emboli bewirken ebensowenig wie die grossen Ernährungsstörungen des Gewebes in dem von dem verstopften Gefässe versorgten Bezirke. Kurze Zeit, nachdem die Embolie eingetreten ist, sieht man oft eine etwas stärkere Röthung derjenigen Partien, deren Gefässe, neben den verstopften Arterien liegend, offen geblieben waren (compensatorische Hyperämie Virchow's). Aber auch diese Röthung scheint nicht ganz constant zu sein und sie verliert sich jedenfalls bald, ohne wirkliche Veränderung der Gewebsernährung zu bedingen. Die Emboli selbst werden abgekapselt. Dieser Vorgang lässt sich an den grösseren Wachskugeln natürlich leichter und genauer verfolgen als an den kleinen. Vorn und hinten wird die Wachskugel von einem dünnen, aber festen, hellen Faserstoffgerinnsel kappenartig bedeckt. Ist die Kugel kleiner als das Gefässlumen, so wird sie ganz in dieses dünne Gerinnsel eingehüllt und das Gefässlumen ist nun an der verstopften Stelle vollständig geschlossen, indem der Raum, den die Kugel freilässt, vom Thrombus ausgefüllt wird. An der dem Herzen zugewandten Seite bildet sich ausser dem kappenförmigen Thrombus kein Gerinnsel; an der der Peripherie zugewandten Seite erstrecken sich aber regelmässig 2 Gerinnsel $\frac{1}{2}$ — 1 Zoll weit in die abgehenden Aeste hinein. Diese Gerinnsel sind weit röther und lockerer, als der die Kugel zunächst umgebende Thrombus. Dieser letztere wird nach einigen Tagen der anliegenden Gefässwandung adhärent und entwickelt sich nach und nach zu einer Bindegewebskapsel, welche mit den Gefässwandungen verwächst. Die Gefässwandungen selbst werden an der Stelle, wo der Thrombus sitzt, mehr oder weniger verdickt und auf der Schnittfläche etwas durchscheinend. Die Verdickung scheint nur von neugebildetem Bindegewebe und demselben vorausgehenden Blastem herzurühren. Bisweilen umschliesst die gebildete Bindegewebskapsel die Kugel unmittelbar, bisweilen aber findet man zwischen ihr und der Wachskugel eine Menge Fettmolecüle, Fettaggregatkugeln und Körnchenzellen, theils von runder, theils von cylindrischer Gestalt. Da man alle Uebergänge vom normalen Epithel zu den Fettaggregatkugeln findet, so ist es kaum zweifelhaft, dass diese Elemente durch die fettige Metamorphose des Epithels entstehen, und es scheint sich diese Schicht von Fettaggregatkugeln u. s. w. in den Fällen zu bilden, wo der verstopfende Körper das Gefässlumen so vollständig ausfüllte, dass kein seitlicher Thrombus sich bilden konnte, dahingegen zu fehlen, wo die Kugel auch seitlich vom Thrombus umgeben wurde. In der Nähe der kleinen verstopfenden Wachskügelchen ist es schwerer, sich direkt von den Vorgängen bei der Abkapselung zu überzeugen; so viel steht indess fest, dass die kleinen Kugeln ebenso wie die grossen in ihrer nächsten Umgebung eine mehr oder weniger reichliche Neubildung von Bindegewebe und Fettmolecülen, Fettaggregatkugeln und Körnchenzellen veranlassen, ohne dass sich Hyperämie oder Extravasat dabei bemerklich macht und ohne dass es zur Eiterbildung oder zur Gewebszerstörung durch Schmelzung kommt. Die Bindegewebsneubildung im Umfange der kleinen abgekapselten Kügelchen ist aber verhältnissmässig zur Grösse der Kugeln und Gefässe viel reichlicher, als in Gefässen grösseren Calibers um grössere Kugeln, und die Kapseln stellen daher mit ihrem Inhalte luftleere Knötchen dar, die lebhaft an miliäre Tuberkeln erinnern. In der dicken Bindegewebskapsel erkennt man unter dem Mikroskop, besonders nach Zusatz von Essigsäure, oft deutlich eine concentrische Schichtung. Die Fettmolecüle, Körnchenzellen u. s. w. stammen auch hier offenbar von fettig degenerirtem Epithel ab, indem man alle Uebergangsformen der ursprünglichen Zellen zu den hüllenlosen Fettaggregatkugeln auffinden kann. Die Masse der Fettmolecüle, Fettaggregatkugeln u. s. w., die man oft in jenen luftleeren Knötchen (ebenso wie bei der Abkapselung der grösseren Kugeln, zwischen ihnen und der Kapselwand) erkennt und wodurch sie oft ein weissgelbliches Aussehen erhalten, erlaubt den Schluss, dass auch diese fettige Degeneration eine Folge des durch die kleinen Emboli hervorgerufenen umschriebenen localen Processes ist.

2. Putride Infection mit und ohne einfache Verstopfung der Lungenarterie durch grössere und durch kleinere Wachskügelchen.

Ich habe in einer besonderen Arbeit *) meine Erfahrungen über die bei Versuchen an Thieren hervorgebrachte putride oder septische

*) Bidrag til Läreu om den saakaldte putride eller septiske Infection. Bibliothek for Läger. April 1856. S. 253—285.

Die ursprüngliche putride Flüssigkeit, die ich bei diesen Versuchen anwandte, rührte von faulem Hundefleisch und anhängendem Bindegewebe her, welches mit destillirtem Wasser kalt extrahirt und dann wiederholt filtrirt war. Bezüglich der Natur der putriden Stoffe lieferte meine Untersuchung folgende Resultate:

1) Das putride Gift ist nicht flüchtig, sondern fix; es geht nicht mit dem Destillat über, sondern bleibt in der Retorte zurück.

2) Das putride Gift wird nicht durch Kochen und Eindampfen decomponirt, selbst wenn das Kochen 11 Stunden lang fortgesetzt wird und wenn das Eindampfen bis zur vollkommenen Trockne im Wasserbade getrieben wird.

3) Das putride Gift ist in absolutem Alkohol unlöslich, es ist aber in Wasser löslich und ist im wässrigen Extract der eingetrockneten putriden Substanzen enthalten, selbst nach vorhergehender Behandlung mit Alkohol.

4) Die in putriden Flüssigkeiten oft enthaltenen eiweissartigen Substanzen sind nicht an und für sich giftig, sondern nur dadurch, dass sie das Gift an ihrer Oberfläche gleichsam condensiren; durch sorgfältiges Auswaschen kann es jedoch von ihnen entfernt werden.

5) Die Intensität des putriden Giftes kann nur mit Schlangengift, Curare und den pflanzlichen Alkaloïden verglichen werden, da 0,012 Gramm desselben nach dem Kochen, Eindampfen und der Behandlung mit absolutem Alkohol noch fast ausreicht, um einen kleinen Hund zu tödten.

Wie das putride Gift wirkt, durch directe Einwirkung auf das Nervensystem, oder indem es als Ferment Decompositionen im Blute hervorbringt, wodurch andere Stoffe gebildet werden, welche eigentlich die giftigen Wirkungen entfalten, darüber habe ich mich eines jeden Urtheils enthalten. Wenn das putride Gift wie ein Ferment wirken sollte, wie z. B. Frerichs es in der Urämie annahm, so würde es sich von den übrigen bisher bekannten und angenommenen Fermenten durch die bemerkenswerthe Eigenthümlichkeit unterscheiden, dass es weder durch Kochen noch durch Behandlung mit absolutem Alkohol seine Wirkung verliert. Noch weniger habe ich mir erlaubt die gewonnenen Resultate zu Schlüssen über die Identität des angewandten putriden Giftes mit der Krankheitsursache bei Typhus oder Cholera oder Pyämie oder Milzbrand oder bei der Intoxication mit Wurstgift u. s. w. zu verwerthen.

Intoxication mitgetheilt und darin, ebenso wie Stich und vor ihm Gaspard es gethan haben, hervorgehoben, dass keine entzündliche Affection der Lungen und namentlich keine sogenannten lobulären Prozesse dabei entstehen, wenn man die putriden Flüssigkeiten sorgfältig filtrirt hat, und dass ich bei Anwendung solcher gut filtrirten Flüssigkeiten die Lungen allerdings bisweilen durch ungleiche Blutvertheilung und durch Blutimbibition in das Gewebe ungleichmässig geröthet, gleichsam marmorirt fand, dass dabei aber niemals begrenzte oder diffuse, fest anzufühlende und luftleere Partien der Lungensubstanz nach der Injection solcher Flüssigkeiten gefunden wurden.

Ueber die combinirte Wirkung der putriden Intoxication und der einfachen mechanischen Verstopfung der Lungenarterie stellte ich folgende Versuche an:

1. Ich infundirte Hundefleisch, das einen Monat lang macerirt worden war, mit destillirtem Wasser, filtrirte mehrmals und erhielt dadurch eine klare, röthliche, übelriechende Flüssigkeit, von welcher 4,019 Gramm 0,011 Gramm festen Rückstandes hinterliessen. Von dieser Flüssigkeit injicirte ich 24 Cubikcentimeter (mit 0,071 Gramm festem Rückstand) in die Jugularvene eines kleinen jungen Hundes. Gleich darauf injicirte ich eine Emulsion von Wachskügelchen in dieselbe Vene. Es erfolgte gleich nachher Erbrechen und alle die Erscheinungen der putriden Intoxication, die ich in obiger Arbeit geschildert habe, entwickelten sich mit solcher Intensität, dass das Thier schon 6 Stunden später todt war. Bei der Section waren die Lungen mit sehr dunkelrothen Flecken ganz durchsetzt. Die Blutinfiltration in das Gewebe war besonders an den Rändern einiger Lappen sehr stark und abgeschnittene Partien solcher Stellen sanken im Wasser zu Boden. Die Lunge konnte indess noch aufgeblasen werden und hierbei verloren die weniger dunkelroth gefärbten Partien fast ganz ihr abnormes Aussehen. Nur die ganz dunklen, am stärksten infiltrirten Stellen liessen sich nicht vollständig aufblasen und hinterliessen dunkelgefärbte vertiefte Stellen an der Oberfläche der aufgeblasenen Lunge. Diese Stellen waren nicht scharf begrenzt, an der Oberfläche der Lunge waren sie flach, sie waren nicht hart und fest anzufühlen und die mikroskopische Untersuchung lehrte, dass keine Partie ganz luftleer war und dass die Infiltration nicht die kleinsten Bronchien und die Lungenzellen betroffen hatte, sondern nur das interstitielle Gewebe. Die massenhaft, meist in Reihen in der Lungenarterie vorhandenen Wachskügelchen fanden sich freilich besonders reichlich in den infiltrirten, aber auch in den blassen und unveränderten Partien der Lunge waren sie in grosser Menge zugegen. Die Bronchien enthielten ganz weissen Schaum in nicht grosser Menge. Der Darmtractus bot die gewöhnlichen Erscheinungen der putriden Intoxication dar, starke Injections- und Infiltrationsröthe der Schleimhaut

mit blutig gefärbtem schleimigen Darminhalt. Das Herzblut war sehr dunkel und unvollkommen geronnen. Die Fäulniss trat sehr früh ein.

2. Einem kleinen Hunde, der voller Ungeziefer war und dabei an schleimigem Ausfluss aus der Schnauze und den Augen litt, sehr abgemagert war, beim Gehen taumelte und sehr empfindlich war, wurden 3 ächt vergoldete, 2 versilberte und 2 gewöhnliche Wachskugeln, alle von der Grösse eines Hanfkorns durch die Jugularvene ins Herz hinabgestossen. Eine Stunde später wurde demselben durch die Cruralvene eine ziemlich grobe Wachskügelchenemulsion mit einer frisch filtrirten, höchst putriden Flüssigkeit injicirt. Letztere war dadurch zuwege gebracht, dass Dorschaugen, mit Wasser übergossen, mehrere Wochen lang an einem mässig warmen Orte gestanden hatten. Die Emboli brachten keine Symptome hervor, die putriden Stoffe erzeugten aber eine sehr heftige Intoxication mit den gewöhnlichen Erscheinungen, welche in 24 Stunden den Tod herbeiführten. Bei der gleich nachher vorgenommenen Section zeigten sich nirgends in den Lungen luftleere Partien. Die untersten Lungenlappen beiderseits waren jedoch etwas ödematös und am unteren Rande des unteren Lappens wurden 2 rothe ecchymotische Flecke von der Grösse eines Stecknadelknopfes gefunden, in welchen sehr viele Wachskügelchen steckten. Die Oberflächen der Lungen hatten ein marmorirtes scholliges Aussehen und die kleinen Wachskügelchen waren auch im lufthaltigen Lungenparenchym reichlich vorhanden. Von den grösseren Wachskugeln wurden nur 4 aufgefunden, 2 einfache, 1 versilberte und 1 vergoldete. Der Metallglanz dieser letzteren war unverändert. Alle sassen $\frac{3}{4}$ — 1 Zoll vom Lungenrande entfernt. 3 derselben lagen hinter einander vor einer Theilungsstelle der Lungenarterie, durch Blutgerinnsel mit einander verklebt und von denselben eingeschlossen. Das umgebende Lungengewebe war lufthaltig und unverändert. Eine einfache Wachskugel fand sich im unteren rechten Lappen, ebenfalls vor einer Theilungsstelle der Arterie und von gesundem Lungenparenchym umgeben. Der Darmkanal bot ausser den gewöhnlichen Erscheinungen der putriden Intoxication noch eine 8 Zoll lange Invagination des Dünndarms dar, welche etwa 12 Zoll oberhalb des Blinddarmes ihren Anfang nahm, und derselbe enthielt überdies viele Tänien.

3. Einem anderen, ebenfalls sehr abgemagerten kleinen Hunde, der auch an schleimigem Ausfluss aus der Schnauze und an Husten litt, dabei aber guten Appetit hatte, wurden mehrere, theils einfache, theils versilberte und vergoldete Wachskugeln durch die Jugularvene in das Herz hinuntergebracht. Darauf wurde reichlich 1 Unze eines sehr dicken, gelben Eiters, den ich vor 2 Tagen von der chirurgischen Klinik erhalten hatte, ebenfalls in die Jugularvene, aber durch das obere Ende derselben injicirt und darauf das Gefäss unterbunden. Letzteres geschah, um zu bewirken, dass ein Theil des Eiters im oberen Stück der Vene längere Zeit mit dem Blute in Berührung bliebe. Ich wünschte nämlich zugleich zu erfahren, ob die Berührung des Eiters mit dem Blute in den Venen eine Gerinnung desselben bewirkte. Es traten heftige Erscheinungen der putriden Intoxication auf, welche in etwa 12 Stunden tödtlich verliefen. Die Wachskugeln, welche sich, wie gewöhnlich, vor den Theilungsstellen der Lungenarterien vorfanden, waren überall von gesundem lufthaltigen Lungengewebe umgeben und von Thromben umlagert, die

sich, besonders nach der Peripherie hin, meist bis zur nächsten Theilungsstelle fortsetzten. Das Verhalten der versilberten und vergoldeten Kugeln war dem der einfachen Wachskugeln in jeder Beziehung gleich. Uebrigens war das Lungenparenchym durch viele petechienartige Flecke, meist von der Grösse eines Stecknadelknopfes (nur wenige erreichten die Grösse einer kleinen Erbse) geröthet; besonders waren solche Flecke zahlreich unter der Pleura. Auf Durchschnitten zeigte sich, dass die kleinen, dunkel gefärbten Partien nicht scharf begrenzt und bis auf das Centrum lufthaltig waren, und durch das Mikroskop erkannte man, dass der Blutfarbstoff nicht in die Lungenbläschen hineingedrungen, sondern nur in das Parenchym infiltrirt war. Die Bronchien waren nur sehr wenig geröthet und enthielten keinen Schaum. Bemerkenswerth war es, dass die Verbreitungsbezirke der von den Wachskugeln obturirten Arterien merklich blässer waren als die übrigen Theile der Lunge. Eiter konnte in den Lungen nicht aufgefunden werden. Pleura und Peritoneum waren gesund. Das Herzfleisch war mürbe; das Herz enthielt nur wenig Blut, worin nur Spuren von Gerinnseln. Das Blut bildete sehr schnell und leicht Blutkrystalle. Der Darmkanal zeigte die gewöhnlichen Erscheinungen der putriden Intoxication und enthielt sehr viele Tänien. Ich zählte 21 Köpfe. Die Jugularvene, durch welche der Eiter nach oben zu injicirt war, zeigte ganz weisse und glatte Wandungen und enthielt nur ein sehr kleines, hellrothes, festes Gerinnsel, welches den Wandungen nirgends adhärirte. Vom Eiter war keine Spur zu sehen.

In den beiden folgenden Versuchen war die Embolie bereits vor mehreren Tagen erfolgt, als die putride Infection hinzukam, und die Emboli bestanden im einen Falle aus Heringslinsen und putriden Eiweissklümpchen, im anderen aus grobgepulverter Kohle.

4. Am 30. März 1854 wurden 3 Heringslinsen mit der Kapsel, 3 ohne Kapsel durch die Jugularvene eines kleinen schwarzen Hundes ins Herz hinabgestossen. Es traten danach keinerlei Störungen auf. Am 12. April wurde eine durch Infusion faulen Hundefleisches bereitete filtrirte Flüssigkeit mehrere Stunden lang gekocht und die dadurch ausgeschiedenen Eiweissstoffe mit Wasser etwas ausgewaschen und zerrieben, dann mit Fliesspapier abgetrocknet und in destillirtem Wasser suspendirt. Diese Substanz wurde nun in die andere Jugularvene des Hundes injicirt; die Masse des eingebrachten feuchten Eiweisses entsprach an Umfang etwa einer Erbse. Es erfolgten sogleich die heftigsten Erscheinungen der putriden Intoxication, welche in 8 Stunden tödtlich verliefen. — Die 6 Heringslinsen fanden sich sämmtlich in den Lungen wieder, wo sie vor Theilungsstellen der Arterien von Bindegewebskapseln umgeben waren. Die Linsenfasern waren vollkommen durchsichtig und scharf contourirt und das Innere der Linsen war ganz durchsichtig geblieben. Die äusseren Schichten waren weisslich trübe. Diese Trübung rührte nur von einem Aufquellen der Fasern her, ebenso wie wenn man die Linsen in Wasser oder Blut liegen lässt. Die Kapseln, von denen die 3 Linsen umgeben gewesen waren, liessen sich nicht mit Sicherheit wiederfinden. Zwischen den neugebildeten Binde-

gewebskapseln und den Linsen fanden sich durchsichtige und klare Rudimente von Linsenfasern, nebst Körnchenzellen von der Grösse und dem Aussehen derjenigen, die bei obigen Versuchen an den grossen Wachskügelchen gefunden waren. Das die eingekapselten Linsen umgebende Lungengewebe war lufthaltig und gesund. Uebrigens zeigten die Lungen ein marmorirtes Aussehen und einzelne Stellen von der Grösse einer Erbse bis zu der einer Haselnuss waren dunkel gefärbt. Nirgends fand sich aber eine ganz luftleere Partie und die dunkelroth infiltrirten Stellen zeigten keine scharfe Begrenzung. Die Lungen konnten bis auf ein Paar besonders dunkle Stellen unter der Pleura vollkommen aufgeblasen werden. Diese dunklen Stellen blieben dabei dunkel und vertieft, hatten den Durchmesser einer Erbse bis zu der eines halben Zolles; auch sie waren aber nicht luftleer und lagen nur dicht unter der Pleura, ohne sich in die Tiefe des Lungengewebes hinein zu erstrecken. Auf mikroskopischen Durchschnitten sah man kleine helle, scharf umschriebene blutleere Partien, in denen eine krümlige Masse, wahrscheinlich das injicirte krümlige Eiweiss erkannt wurde. Die Lungenbläschen enthielten nirgends blutige Flüssigkeit, sondern es war nur das interstitielle Gewebe von der Infiltration betroffen. Beim Einschneiden der Lungen floss aber überall ein dünnflüssiges schaumiges Fluidum hervor, das aus den Bronchien stammte. Diese nämlich waren sowohl als die Trachea von weissem Schaum in dem Maasse erfüllt, wie ich es nie gesehen habe. Als die Lunge, mit der geöffneten Luftröhre nach oben gerichtet, hingelegt wurde, quoll der Schaum oben heraus wie aus einer Flasche mit Champagner oder stark mussirendem Bier. Der Darmkanal bot die gewöhnlichen Erscheinungen der putriden Infection dar.

5. Gröblich gepulverte Holzkohle wurde, in verdünnter Gummilösung suspendirt, einem kleinen gesunden, kurzhaarigen, gelben Hunde am 19. April in die Jugularvene injicirt. Ausser einigen tiefen Respirationsbewegungen traten danach keine Erscheinungen auf. Am 23. April wurde dieselbe Injection wiederholt. Am 24. April wurde ein filtrirtes Infus von faulem Hundefleisch zur Trockne eingedampft, mit absolutem Alkohol extrahirt, das Zurückgebliebene $\frac{1}{2}$ Stunde lang mit destillirtem Wasser digerirt und dann das Filtrat, frisch aufgekocht, sogleich nach dem Abkühlen in die Jugularvene injicirt *). Die putride Intoxication mit allen ihren Erscheinungen war sehr heftig und der Hund war dem Tode so nahe wie möglich. Als er sich jedoch nach 24 Stunden etwas zu erholen schien, wurde er durch den Nackenstich getödtet. Der Darmkanal bot die gewöhnlichen Erscheinungen der putriden Intoxication dar. Die Lunge war ziemlich blutreich, zeigte aber ausser den von der Einwirkung der Kohlenpartikel hervorgebrachten Veränderungen nichts Abnormes. Dicht unter der Pleura sah man aber kleine gelblichweisse Knötchen von der Grösse eines Stecknadelknopfes bis zu der eines Sandkornes. Diese Knötchen zeigten theils im Centrum, theils an der dem Lungenparenchym zugewandten (oder dem Herzen näheren) Seite schwarze Kohlenstückchen, die unter dem Mikroskop durch ihre Pflanzentextur, sowie durch ihren bei auffal-

*) 10,3395 Gramme der injicirten Flüssigkeit hinterliessen nur 0,004 Gramm. Die injicirten 32 Cubikcentimeter enthielten also nur 0,012 Gramm festen Rückstand.

lendem Lichte metallischen Glanz leicht zu erkennen waren. Die gelbweisse Farbe der Knötchen rührte (ebenso wie in den Versuchen mit den kleinen Wachskügelchen) von einer grossen Menge noch mit Kernen versehenen Körnchenzellen her. Auch im Inneren der Lunge fanden sich viele ähnliche, aber meist noch kleinere Knötchen, die auf feinen Schnitten sich wie helle blut- und luftleere Kreise im luft- und bluthaltigen Lungenparenchym unter dem Mikroskop präsentirten. In ihnen war keine mattweisse Färbung durch Körnchenzellen zu bemerken. Durch Essigsäure wurden netzförmige Bindegewebskörperchen (oder Lücken) in der hyalinen Substanz dieser Knötchen kenntlich. Theils in, theils an denselben sah man ausnahmslos Kohlenpartikelchen, so dass der ursächliche Zusammenhang unzweifelhaft war. Doch fanden sich auf den Durchschnitten freie, nicht abgekapselte Kohlenpartikel, die indess vielleicht durch den Schnitt aus ihrer Umkapselung entfernt waren.

In den folgenden Versuchen gelang es, die Thiere längere Zeit am Leben zu erhalten, obgleich sie die putride Intoxication zum Theil mehrmals durchmachten:

6. Einem kleinen Hunde wurden am 15. Januar 1854 etwa 4 Cubikcentimeter der gewöhnlichen Wachskügelchenemulsion mit 1 Unze eines frisch filtrirten wässerigen Infuses menschlicher Excremente in die Jugularvene injicirt. Der Hund wurde von heftigen Erscheinungen der septischen Intoxication befallen, die jedoch ohne Erbrechen und Diarrhoe verlief. Er überlebte dieselbe jedoch und fing am 3ten Tage wieder an etwas zu fressen. Am 22. Januar wurde 3 Wochen altes Rindsblut, mit einer gleichen Menge Wasser verdünnt und nach dem Filtriren durch dichtes Papier wurden 2 Drachmen dieser Flüssigkeit mit 10 Ccm. feiner Wachskügelchenemulsion vermischt durch die andere Jugularvene injicirt. Es traten danach sehr intensive und exquisite Erscheinungen der putriden Infection mit Erbrechen, Diarrhoe und Sehnenhüpfen ein, die jedoch nicht tödtlich verliefen. Noch am 23sten war das Thier sehr matt und appetitlos, den 24sten fing es wieder an zu fressen und den 24sten hatte es sich bis auf grosse Magerkeit und Mattigkeit ganz erholt. Es wurden nun zum 3ten Male 10 Ccm. Wachskügelchenemulsion mit filtrirter putrider Flüssigkeit, die von faulem Blut und fauler Hirnsubstanz, mit Wasser extrahirt, herrührte, durch die Cruralvene injicirt. Die Erscheinungen der putriden Infection waren diesmal noch heftiger als voriges Mal, Diarrhoe und Erbrechen war sehr heftig, der Puls unzählbar und die Mattigkeit so gross, dass der Hund sich kaum auf den Beinen halten konnte, wenn man ihn aufrichtete; die Haare längs des Rückgrats waren gesträubt, eine aufgehobene Hautfalte blieb stehen und die Haut bildete gleichsam einen viel zu weiten, faltigen, nach allen Seiten hin verschiebbaren Sack um das Thier. Als das Thier sich auch hiernach erholte, wurde es 24 Stunden später durch den Nackenstich getödtet und unmittelbar danach untersucht. — Dicht unter der Pleura der Lungen erkannte man 10—12 dunkelrothe, nicht ganz scharf begrenzte Flecke. Bei einigen derselben war es deutlich, dass sie aus stecknadelknopfgrossen Extravasaten gebildet waren, zwischen denen gesundes Lungenparenchym lag, andere bildeten eine continuirliche

rothe Schicht. Der der Pleura parallele Durchmesser der Flecke betrug 4—6 Linien; auf senkrechten Durchschnitten sah man, dass sie ganz flach waren, indem sie in der Mitte nur $\frac{1}{2}$—$1\frac{1}{2}$ Linien dick waren und gegen den Rand hin immer dünner wurden. Zunächst der Oberfläche war Blut extravasirt und das Gewebe luftleer, gegen das umgebende gesunde Lungenparenchym hin wurde dasselbe aber immer lufthaltiger. Ueberall, sowohl in diesen rothen Partien als anderswo, fanden sich viele, oft in Reihen geordnete Wachskügelchen. — Ausser diesen dunkelrothen Stellen fanden sich 6—8 verdichtete graubraune und entfärbte Stellen von ähnlichem Umfange, aber noch etwas flacher als die so eben beschriebenen, besonders im oberen Lappen der rechten Lunge. Auf feinen senkrechten Durchschnitten dieser flachen Verdichtungen sah man, zunächst unter der Pleura, parallel geschichtete, kleine, geschwänzte Zellen, darunter eine roth gesprenkelte Schicht, in der sich, ausser den genannten kleinen spindelförmigen, viele grössere Zellen befanden, die mit grossem Kern und mehreren Ausläufern versehen waren; unter dieser Schicht lag eine dritte, die sich durch ihren Reichthum an Fettmolecülen, Fettaggregatkugeln und Körnchenzellen nebst cystoïden Körperchen auszeichnete, und endlich folgte eine vierte, an rothen Blutgefässen und Luft reiche Schicht, welche den Uebergang zum gesunden Lungengewebe bildete. In den beiden mittleren Schichten war überdies viel Pigment vorhanden, das oft ganz deutlich den Gefässwandungen adhärirte. Die Wachskügelchen waren besonders in der nächstuntersten Schicht angehäuft und oft von Pigmentablagerungen begleitet, zum Theil reihenförmig geordnet. Das Pigment war in der Weise im Umfange der Wachskügelchen, oft deutlich in Gefässen eingeschlossen, angehäuft, dass die Ablagerung des Pigments offenbar von der Wachskügelchenembolie abhängig zu sein schien, obgleich an einigen Stellen auch Pigment ohne Wachskügelchen und Wachskügelchen ohne anliegendes Pigment gesehen wurden. Neben dem Pigment fanden sich ziemlich zahlreiche braune Körnchenzellen. Die Wachskügelchen waren oft von einer mattweissen, hellen, concentrischen Bindegewebsschicht wie von einem Hofe umgeben. — Endlich fanden sich ausser den zwei besprochenen Formen auch einige weisslich entfärbte, verdichtete, plattenförmige Stellen unter der Pleura, die nur etwas kleiner waren als die beschriebenen dunkelrothen und graubraunen Partien. Dieselben bestanden zunächst der Pleura aus einem verdichteten, luftleeren Bindegewebe; darunter lagen Massen von Wachskügelchen von concentrisch gelagertem Bindegewebe umgeben, und neben und an denselben viel Pigment, Fettmolecüle und Fettaggregatkugeln nebst lufthaltigem Lungengewebe. Im Inneren der Lungen fanden sich keine verdichteten Partien, wohl aber viele Wachskügelchen im lufthaltigen Lungengewebe, vielfach von concentrischen Bindegewebskapseln eingeschlossen, die zum Theil, besonders an den grossen Kügelchen, stark pigmentirt waren. — Mehrere Bronchialdrüsen waren sehr stark pigmentirt, die Schleimhaut des Darmes war etwas geröthet, das Herzblut hatte eine starke Crusta phlogistica abgesetzt und röthete sich an der Luft. — Die übrigen Organe zeigten nichts Abnormes.

Ausser diesen Versuchen wurden in mehreren anderen Fällen Wachskügelchen oder Krümel von getrocknetem Faserstoff und Käse durch die Jugularvene in die Lungenarterie hineingebracht, und später theils durch Injection von putriden Flüssigkeiten und buttersaurem Ammoniak, theils durch phlegmonöse Entzündung einer hinteren Extremität Veränderungen des Blutes hervorgebracht, ohne dass danach, wenn die Thiere 10 bis 28, ja 100 Tage später getödtet wurden, andere Veränderungen des Lungengewebes hervorgebracht worden wären, als diejenigen, welche von der einfachen Abkapselung der festen Körper früheren Versuchen zufolge beobachtet wurden.

Es scheint aus diesen Versuchen hervorzugehen, dass die putride Infection auch bei der Complication mit Embolie an der Entstehung der sogenannten lobulären Processe unschuldig ist. Der dissolute Zustand des Blutes, der sich durch die schnell eintretende Fäulniss und durch die Leichtigkeit, mit der sich Blutkrystalle bilden, zu erkennen giebt, disponirt freilich im Lungengewebe wie überall zu blutig gefärbten Infiltrationen, und die durch die Embolie bewirkte partielle Stauung und partielle Steigerung des Blutdrucks (compensatorische Hyperämie Virchow's) hatte offenbar obigen Versuchen zufolge Einfluss darauf, dass diese blutigen Infiltrationen der Lungen stellenweise intensiver wurden und sich zu Extravasaten steigern konnten, wie es im Darm auch ohne Zutreten der Embolie bei der putriden Infection regelmässig geschieht. Aber die Partien der Lungen, welche so infiltrirt und mit Blutextravasaten durchsetzt wurden, zeigten nicht die scharfe knotenartige Begrenzung, welche die lobulären Processe charakterisirt, sondern waren ganz diffus und das Lungenparenchym blieb, bis auf ganz kleine unregelmässige Stellen, mehr oder weniger lufthaltig. Die überwiegende Zahl der Pfröpfe hatte gar keine besondere Wirkung hervorgebracht und nur wo dieselben sich am stärksten angehäuft hatten, schienen sie stärkere Transsudation und partielle Extravasate bewirkt zu haben. Auch der weitere Verlauf der durch Combination putrider Infection mit einfacher Embolie durch chemisch indifferente Pfröpfe war wesentlich von demjenigen der lobulären Processe verschieden. Während diese sich ebensowohl im Inneren des Lungenparenchyms, als näher der Oberfläche entwickeln und Eiterbildung nebst Mürbigkeit des erkrankten Gewebes bedingen, sahen wir bei gleichzeitig mit der Embolie der eingeleiteten und lange unterhaltenen putriden Infection des Blutes nur an der Oberfläche der Lungen plattenförmige Verdichtungen des Gewebes, welche wesentlich aus neugebildetem Bindegewebe mit eingelagertem Pigment bestanden, sich allmälig entfärbten und narbenartig einschrumpften, ohne dass es zur Eiterbildung kam. Es waren gleichsam Aggregate jener kleinen Knötchen, die sich sonst isolirt durch Abkapselung der indifferenten Emboli bilden. Auch bei Anwendung grösserer Pfröpfe macht sich die Abkapselung bei gleichzeitiger und während längerer Zeit unterhaltener putrider Infection nicht anders als ohne diese Complication, und man wird niemals durch die Combination der putriden Infection mit einfacher Embolie, durch Pfröpfe, welche nicht durch ihre chemische Beschaffenheit reizend auf das umgebende Lungengewebe einwirken, lobuläre Processe hervorbringen können.

3. Vergleichung der durch Injection von Quecksilber und der durch Embolie von Wachskügelchen in die Lungenarterie hervorgerufenen anatomischen Veränderungen des Lungengewebes.

Gaspard*) und Crnveilhier hatten nach Injection von Quecksilber in die Venen grössere und kleinere Knoten in den Lungen entstehen sehen, welche theils den Tuberkeln so ähnlich waren, dass sie zum Theil geradezu als Tuberkel bezeichnet wurden **), theils aber grössere, entzündete, in Eiterung übergehende Knoten darstellten, welche im Centrum je ein Quecksilberkügelchen enthielten. Cruveilhier, der von der Voraussetzung ausging, dass die Quecksilberkügelchen weder mechanisch noch chemisch reizend auf das Lungengewebe einwirken könnten, schrieb diese umgrenzten Entzündungsheerde der Verstopfung der Lungenarterienästchen zu, und zog daraus den Schluss, dass die lobulären Processe ebenfalls auf Verstopfung der Lungenarterie zurückzuführen seien. Virchow hatte diese

*) Magendie, Journal de Physiol. — Dieffenbach, Die Transfusion des Blutes. 1828. S. 153 u. flgd.

**) Dance und Arnott, Ueber Venenentzündung und deren Folgen. Uebersetzt von Himly. Jena, 1830.

letztere Schlussfolgerung durch seine Versuche mit den Kautschukpfröpfen widerlegt, und bei Wiederholung der Versuche mit Quecksilberinjection wohl bedeutende blutige Infiltration des Lungengewebes, aber nicht die von Gaspard und Cruveilhier gesehenen Knötchen beobachtet. Da nun aber die von Virchow benutzten Thiere schon 24—48 Stunden nach der Injection starben, während die von den beiden anderen Experimentatoren benutzten Thiere zum Theil sehr viel länger am Leben geblieben waren, so lag die Vermuthung nahe, dass der verschiedene Sectionsbefund vielleicht nur auf die verschiedene Menge des eingebrachten Quecksilbers und auf die verschiedene Zeit, welche für den Ablauf der Processe gegeben war, zurückzuführen sei. Wenn aber Gaspard's und Cruveilhier's Beobachtungen richtig waren, woran man doch eigentlich kaum zweifeln konnte, so würde es nunmehr wahrscheinlich sein, dass das Quecksilber keineswegs ein so indifferenter Körper für das Lungengewebe sei, wie Cruveilhier gemeint hatte. Dieses würde erwiesen sein, wenn es sich herausstellen sollte, dass diejenigen Knötchen des Lungengewebes, welche durch Abkapselung kleiner Quecksilberkügelchen entstehen, wesentlich anders beschaffen sind als diejenigen, welche sich durch Abkapselung kleiner Wachskügelchen bilden.

Um nun zu erfahren, was Gaspard und Cruveilhier eigentlich gesehen hatten und um die durch Quecksilberkügelchen entstandenen Knötchen mit den durch Wachskügelchen gebildeten vergleichen zu können, wurden folgende Versuche angestellt:

1. und 2. Versuch. Ich injicirte einem Kaninchen $1\frac{1}{2}$ Gramm Quecksilber in die Jugularvene. Einem anderen gleich alten Kaninchen von derselben Mutter wurde in gleicher Weise eine Emulsion von Wachskügelchen mit arabischem Gummi eingespritzt. Es traten danach gar keine auffallenden Erscheinungen auf. 4 Tage später wurde die Quecksilberinjection an demselben noch immer gleich munteren Kaninchen Vormittags wiederholt, und gleich darauf wurde dem anderen Kaninchen eine neue Portion der Wachskügelchenemulsion eingeflösst. Diesmal wurden aber 4 Gramm Quecksilber eingebracht, und in Folge dieser grösseren Quantität traten die von Virchow beobachteten Erscheinungen auf. Das Thier wurde sogleich sehr matt, besonders in den Hinterbeinen, und obgleich es sich in den folgenden Stunden etwas zu erholen schien, starb es in der Nacht.

Das andere Kaninchen wurde nun durch den Nackenstich getödtet. Die Lungen des Kaninchens, dem Wachskügelchen injicirt waren, zeigten ein blasses, überall lufthaltiges Parenchym. Erst bei genauerer Untersuchung fand man die Wachskügelchen ebenso wie bei dem oben besprochenen Hunde abgekapselt. Die hierdurch gebildeten Knötchen waren nur noch kleiner als ich sie bei Hunden fand, indem die um die Wachskügelchen gebildeten Kapseln meist dünner waren. Ausserdem fanden sich freilich zwei stecknadelknopfgrosse Knötchen, die aber zu den Wachskügelchen in keiner Beziehung standen. Sie enthielten nämlich je ein in einer hyalinen Kapsel eingeschlossenes Entozoon, nämlich Linguatula ferox s. Pentastomum denticulatum *). Es liegt gerade bei dieser Versuchsreihe die Vermuthung sehr nahe, dass dieser Wurm in jugendlichem Zustande ebenfalls einmal als Embolus in die Lungenarterie hineingeführt und hier ebenso wie die Wachskügelchen abgekapselt worden ist.

Bei dem Kaninchen, dem Quecksilber injicirt worden war, fand sich der obere Lappen der rechten wie der linken Lunge ganz luftleer und dunkelkirschroth. An der Oberfläche und auf Durchschnitten zeigten sich weissgelbliche Stellen, meist von der Grösse eines Stecknadelknopfes, aber nicht immer rundlich, sondern oft auch länglich und zum Theil verästelt. Diese weissgelben Stellen enthielten im Centrum Quecksilber; um dieselben herum lag ein etwa 1 Linie breiter, dunkelrother Saum, der an das mehr hellrothe Lungengewebe angrenzte. Bei der mikroskopischen Untersuchung fanden sich in denselben nur einzelne cytoïde Körperchen, deren Kern durch Essigsäure gespalten wurde, ferner ovale Kerne, Blutkörperchen und sehr viele Fettmolecüle, Fettaggregatkugeln und Körnchenzellen. Auch ein grösserer Theil des mittleren Lappens der rechten Lunge war ganz luftleer, die übrige Lunge aber war von kleinen, runden, stecknadelknopf- bis erbsengrossen Knötchen durchsetzt. Diese waren von einem kleinen Saum hyperämischen Lungengewebes umgeben und die mikroskopische Untersuchung liess innerhalb dieser hyperämischen Schicht, welche doch kein Extravasat zu enthalten schien, eine durchscheinende Schicht erkennen, in welcher durch Essigsäure die sternförmigen Bindegewebskörperchen Virchow's zum Vorschein kamen. Dieser 2ten hyalinen Schicht folgte eine 3te mattweisse körnige Schicht, welche aus verschrumpften und fettig entarteten grösseren Zellen bestand, worin aber keine cytoïden Körperchen mit durch Essigsäure spaltbarem Kern aufgefunden werden konnten. Diese mattweisse Schicht schloss das Quecksilber, welches theils in Form einzelner Kugeln, theils als Reihen von Kugeln hier vorgefunden wurde, ein. Die mattweisse Schicht mit ihrem Quecksilberinhalte liess sich aus der hyalinen Schicht ausschälen, doch folgte dabei immer etwas von dieser letzteren mit. In einigen Aesten der Lungenarterie fand sich freies Quecksilber vor, das jedoch wahrscheinlich bei der Präparation in dieselben hineingepresst worden war. Beide Pleurahöhlen enthielten eine

*) Das Kaninchen hatte sich fortwährend in einem Zimmer befunden, worin auch Hunde eingesperrt waren, so dass es nicht unwahrscheinlich ist, dass diese Entozoën von dem in der Nasen- und Stirnhöhle der Hunde lebenden Pentastom. tenoïdes abstammten und mit dem Futter in das Kaninchen hineingelangten, der Beziehung gemäss, welche nach Leuckart's schönen Untersuchungen zwischen Pentastomum denticulatum und Pentastomum tenoïdes besteht.

geringe Menge einer klaren Flüssigkeit, welche an der Luft gerann. Das rechte Herz enthielt viel Quecksilber in faserstoffige, der Wandung fest adhärirende Gerinnsel eingebettet. Wenn man diese Gerinnsel etwas zerzupfte und dann mit einem Deckgläschen bedeckt bei 85facher Vergrösserung betrachtete, so zeigte das Quecksilber sich in sehr zierlichen Figuren geordnet, welche lebhaft an Virchow's Bindegewebskörperchen erinnerten, aber viel grösser waren. Es fanden sich auch Quecksilberkügelchen in geringerer Menge in der Vena portae, zum Beweis, dass das Quecksilber die Lungencapillaren passiren kann, obgleich dieses in der Regel nicht geschieht.

3. Einem ganz kleinen Hunde wurde am 11. October etwas Quecksilber in die Jugularvene injicirt, ohne dass danach irgend auffallende Symptome auftraten. Am 29. October wurde er durch den Nackenstich getödtet. Die Lungen waren mit Ausnahme des grossen oberen Lappens der linken Lunge, welcher gesund geblieben war, mit gelben Knötchen von der Grösse eines kleinen Stecknadelknopfes bis zu der einer kleinen Erbse durchsetzt. Diese Knötchen, welche im Aussehen gelben Tuberkeln glichen, waren an mehreren Stellen zusammengelagert und bildeten unregelmässig verästelte Conglomerate von Knötchen, wie bei der Tuberculose. Jedes Knötchen enthielt in der Mitte ein Quecksilberkügelchen. Bei der mikroskopischen Untersuchung der Knötchen fanden sich in denselben viele mit Eiterkörperchen übereinstimmende cytoïde Körperchen, sehr viele mit ovalem Kern versehene Zellen, etwa 3mal so gross als erstere, alle Uebergangsstufen dieser Zellen zu beiläufig gleich grossen Fettaggregatkügelchen (wobei die fettige Degeneration immer vom Zelleninhalt, nicht vom Kern ausgegangen war), eine sehr grosse Menge feiner Fettmolecüle und anderer so feiner Molecüle, dass sie auch bei den stärksten Vergrösserungen punktförmig erschienen; ferner ovale Kerne und endlich feste streifige Massen, deren Streifung durch Essigsäure deutlicher wurde. Die grösseren Zellen mit ihren Uebergängen zu Fettaggregatkugeln fanden sich auch im sonst gesunden Lungengewebe, das überall den Raum zwischen den gelben Knötchen ausfüllte.

4. Einem sehr grossen Hunde, dem am 19. April 7 Linsen aus den Augen vom Bütt (Pleuronectes) durch die Jugularvene ins Herz hinuntergestossen und dem nachher Speichelfisteln angelegt waren, wurde am 13. August 1 Cubikcentimeter Quecksilber gegen den Strom (nach oben zu) in die Arteria cruralis injicirt. Es wurde, um dies zu bewerkstelligen, eine Pipette mit gekrümmter Spitze unten mit Quecksilber und oben mit Wasser gefüllt durch einen Cautchoucschlauch mit einer mit Wasser gefüllten Spritze verbunden und, nachdem die Glasspitze in die Arterie eingeführt war, das Quecksilber rasch injicirt und 16 Cubikcentimeter Wasser nachgetrieben. Die ganze Operation wurde fast ohne Blutverlust vollzogen. Am 14. August war der früher sehr wilde und ungestüme Hund still und freundlich geworden, bellte und lärmte nicht mehr wie sonst und hatte seinen früher enormen Appetit fast ganz verloren. Er wimmerte ab und zu, als ob er Schmerzen empfände und konnte nur mit Mühe auf den Hinterbeinen auftreten. Puls und Respiration waren normal. Das Bein, dessen Art. cruralis unterbunden worden war, war ziemlich warm. Am 15. August hatte der Hund sich ziemlich erholt.

Es wurde durch die andere Cruralarterie in gleicher Weise die doppelte Quantität Quecksilber injicirt. Zwei Stunden nachher war das Thier sehr unruhig und ängstlich, winselte oft spontan vor Schmerz und respirirte bei ausgestreckter Zunge so schnell, dass die Athemzüge nicht gezählt werden konnten. Der Appetit war ganz verloren. Den 16. August. Es waren seitdem folgende Symptome zugegen gewesen: grosser Durst, Mangel an Appetit, heisse Schnauze, schnelle Respiration, beschleunigter Puls, Mattigkeit, Traurigkeit und trübes Aussehen der Augen. Um 12 Uhr Mittags wurde das Thier durch den Nackenstich getödtet und gleich darauf untersucht. Ein Theil des in die Art. cruralis injicirten Quecksilbers war bis in die Lungen vorgedrungen. Da das Quecksilber aber bei der Injection nicht bis zur Abgangsstelle der Art. bronchialis vorgedrungen zu sein schien, indem sonst auch andere hoch oben aus der Aorta abgehende Aeste dasselbe müssten aufgenommen haben, so ist es wahrscheinlich, dass es den grossen Kreislauf zuerst passirt und dann mit dem venösen Blutstrom durch das Herz in die Lungenarterie hineingedrungen war. Die in den Gebieten des grossen Kreislaufs hervorgebrachten Störungen wollen wir hier übergehen, da sie im folgenden Abschnitte zusammengestellt werden sollen. Das Herz enthielt kein Quecksilber und war gesund. Die Lungen waren von einer unzähligen Menge stecknadelknopfgrosser Knötchen durchsetzt, deren jedes ein Quecksilberkügelchen einschloss. Nur wenige dieser Knötchen waren zu confluirten Aggregaten vereinigt und nur an ein Paar Stellen, in der Nähe des Randes der Lunge, hatten dieselben einen grösseren Umfang, etwa dem einer grossen Erbse entsprechend. Auf Durchschnitten der Knoten und Knötchen sah man die Quecksilberkügelchen von einem, denselben zunächst braunrothen, weiter nach aussen kirschrothen, luftleeren Gewebe umgeben. — Die Fischlinsen wurden in dünnen organisirten Bindegewebskapseln in übrigens gesundem Lungengewebe vorgefunden. Die Kapseln enthielten zunächst der Wandung eine sehr geringe Menge einer rahmähnlichen Flüssigkeit, welche Fettaggregatkugeln und Fettmolecüle und Körnchenzellen enthielt. Die Fischlinsen hatten nach 10 monatlichem Weilen in der Hundelunge ihre Durchsichtigkeit und ihre eigenthümlichen Fasern mit schönen scharfcontourirten Rändern vollkommen bewahrt und hatten an Gewicht und Umfang wenigstens nicht sehr merklich verloren.

5. Einem grossen rothbraunen Hunde wurde am 15. October zuerst Quecksilber in die Jugularvene, demnächst, wie im vorigen Versuche, Quecksilber in die rechte Cruralarterie nach oben (gegen den Strom) injicirt und endlich wurde eine Wachskügelchenemulsion, ebenfalls nach oben (gegen den Strom) in die linke Cruralarterie injicirt. Eine Stunde nachher fing das Thier an kläglich zu heulen, die Respiration wurde ächzend, der Puls schnell, die hinteren Extremitäten erschienen gelähmt. Das arme Thier verbrachte die Nacht unter heftigen Schmerzen und fortwährendem Winseln und starb 22 Stunden nach der Injection. — Bei der Section fand sich, wenn auch nur spurweise, Quecksilber sowohl in der linken, als auch in der rechten Herzhälfte. Der Befund in den Lungen, welche in der Pulmonalarterie Quecksilber enthielten, war von dem des vorigen Falles wesentlich verschieden. Die Lungen hatten nämlich durch stellenweise Blutüberfüllung und diffuse Blutinfiltration in das Gewebe ein marmorirtes Ansehen, es war aber das

Parenchym überall lufthaltig und distincte, begrenzte Knoten waren nirgends vorhanden. Das Quecksilber fand sich in grösster Menge in den am meisten gerötheten Partien, die sich besonders im unteren Lappen fanden. Selbst aber die auf Durchschnitten kirschroth und milzartig aussehenden Partien, welche sich durch ihren Quecksilberreichthum auszeichneten, waren doch überall lufthaltig. — Die hier gefundenen Verschiedenheiten beruhten offenbar darauf, dass das Quecksilber nur 22 Stunden lang in den Aestchen der Lungenarterie geweilt hatte. — Die kleineren Bronchien enthielten manche stecknadelknopfgrosse Kalkconcremente. Die grösseren Bronchien und ihre Schleimhaut boten nichts Abnormes dar. — Die Veränderungen, die in den Gebieten des grossen Kreislaufs gefunden wurden, sollen im folgenden Abschnitte näher beschrieben und besprochen werden.

6. Einem kleinen nur $\frac{1}{2}$ Jahr alten Hunde wurden durch die Jugularvene am 22. Februar 2 Gramm Quecksilber injicirt. In der Absicht, die durch das Quecksilber hervorgerufenen anatomischen Veränderungen des Lungengewebes mit denjenigen zu vergleichen, die durch putride Emboli hervorgebracht würden, nahm ich stinkenden, chocoladefarbigen Eiter aus der Schenkelwunde eines Hundes, nachdem derselbe 3 Tage lang an der Luft etwas eingedickt war, vertheilte ihn in Wasser zu Klümpchen, sammelte diese auf ein Filter, wusch eine Zeitlang aus, presste sie dann durch ein Drahtsieb und suspendirte die kleinen nun vorhandenen Eiterpfröpfe in Gummilösung. Diese Mischung wurde nun gleich darauf ebenfalls durch die Jugularvene ins Herz hineingespritzt. Um nun noch zu prüfen, ob es wahr sei, dass schlechter Eiter das Blut coagulire, wurde oberhalb der Venenwunde eine doppelte Ligatur angelegt und das zwischen beiden liegende Stück der Vene mittelst einer Pipette mit faulem Eiter gefüllt. Dann wurde die untere Ligatur fest zugebunden, die obere aber geöffnet, so dass das vom Kopfe zurückkehrende Blut mit dem faulen Eiter in Berührung kommen musste ohne dass es denselben fortspülen konnte. Die rechte Jugularvene wurde an den entsprechenden Stellen mit doppelter Ligatur so versehen, dass sie gefüllt blieb und die Ligaturen wurden fest zugebunden. Am folgenden Tage hatte der Hund seinen Appetit und seine frühere Munterkeit ganz verloren. Er war sehr traurig, erhob sich kaum beim Zurufen und stiess stöhnende und klagende Töne aus. Die Respiration war sehr schnell, kurz und erfolgte stossweise. Auch der Puls war sehr schnell. Die Auscultation ergab einige Resonanz und etwas verlängerte und verstärkte Exspiration. Durch die Percussion wurde keine Veränderung wahrgenommen. Die linke hintere Extremität erschien gelähmt, ohne beim Druck schmerzhaft zu sein. Abends 8 Uhr machte der Puls 192 Schläge in der Minute und es erfolgten in der gleichen Zeit 80 Athemzüge; die Mattigkeit und Niedergeschlagenheit war gross; es wurde beim Auscultiren sibilirendes Rasseln gehört; die Respirationsbewegungen waren tief, stöhnend und stossweise. Das Strecken des Oberschenkels der linken Extremität war schmerzhaft. Am 24. Februar war der Zustand ziemlich unverändert. Das Thier wurde nun durch den Nackenstich getödtet und gleich darauf untersucht. Die Lungen waren von luftleeren, festen, scharf begrenzten Knoten so durchsetzt, dass einige Lappen fast ganz, andere zum Theil von ihnen eingenommen waren. Der kleine nächstunterste Lappen der rechten Lunge war verhältnissmässig am wenig-

sten afficirt. An der Grenze der gesunden und der ganz verdichteten Partien fühlte man harte, theils isolirte, theils confluirende Knoten von der Grösse einer Erbse. Der Durchschnitt der hepatisirten Stellen zeigte ganz constant in der Mitte ein oder mehrere Quecksilberkügelchen, zunächst um diesen einen ziemlich breiten hellen Saum, der von der verdickten Gefässwand herzurühren schien, um diesen herum war das Gewebe mit sammt den Lungenbläschen von einer dunkelvioletten Masse erfüllt. In den gesunden Partien der Lungen war keine Spur von Quecksilber aufzufinden; in den kranken Partien aber stand der Umfang der Erkrankung in geradem Verhältniss zu der in denselben vorhandenen Quecksilbermenge. Die Bronchien waren mit blutig tingirtem Schleim erfüllt. Die Pleurasäcke zeigten umfangreiche Adhäsionen zwischen der Pleura costalis und der Pleura pulmonalis und es fand sich in denselben ungefähr $\frac{1}{2}$ Unze eines chocoladefarbigen Eiters mit grossen frischen, nicht fettig degenerirten Eiterkörperchen mit 2—4 Kernen. — Das Herz enthielt kein Quecksilber. Das rechte Herz enthielt jedoch sehr feste, den Wandungen fest adhärirende Gerinnsel, besonders um die Papillen herum. Das Endocardium war übrigens überall glatt.

Aus den vorstehenden Versuchen geht hervor, dass die Quecksilberkügelchen nicht wie die Wachskügelchen einfach abgekapselt werden, sondern einen erheblichen Reiz auf das umliegende Lungenparenchym ausüben und Entzündung desselben hervorrufen. In Folge der entzündlichen Reizung entsteht zunächst blutige Infiltration des das Quecksilberkügelchen umgebenden Gewebes, demnächst entzündliche Schwellung der Gewebe, namentlich der Gefässhäute, denen das Kügelchen zunächst anliegt, reichliche Neubildung von Zellen (Eiterkörperchen) und fettige Degeneration und Zerfall der alten und der neugebildeten Zellen. Bei längerem Bestande scheint sich die blutige Infiltration zu verlieren und Schrumpfung (Tuberculisation) der zelligen Gewebselemente der erkrankten Partie einzustellen. Worauf diese von der mechanischen Verstopfung unabhängige Reizung, welche die Quecksilberkügelchen zum Unterschiede von den Wachskügelchen hervorrufen, beruht, mag einstweilen dahingestellt bleiben. Man könnte sich entweder vorstellen, dass die metallische Oberfläche des Quecksilbers Sauerstoff in grösserer Menge bände, etwa wie feinvertheiltes Platin Sauerstoff an seiner Oberfläche condensirt, und dass somit das Quecksilber nicht als solches, sondern gleichsam durch Contact, durch Vermittelung des an seiner Oberfläche gebundenen Sauerstoffs auf das Lungengewebe einwirkte. Oder man könnte daran denken, ob sich nicht durch

Einwirkung des Lungengewebes auf das Quecksilber ein Quecksilbersalz bilden könnte, das die reizende Wirkung vermittelte? Die von Bernard nachgewiesene Bildung von Blausäure beim Durchgang des Cyankaliums durch die Lunge schien auf die Wirkung einer Säure im Lungenparenchym hinzuweisen, und Verdeil behauptete nicht nur die saure Reaction des Lungenparenchyms nachgewiesen, sondern glaubte auch bekanntlich in demselben eine besondere Säure, die „Lungensäure" aufgefunden zu haben, welche seiner Meinung nach den wesentlichsten Antheil an der Ausscheidung der Kohlensäure in den Lungen haben sollte. Die Verdeil'sche Lungensäure scheint ja nun freilich durch Cloëtta beseitigt zu sein, und zur Erklärung der Ausscheidung der Kohlensäure bedarf man ihrer gewiss nicht, dennoch aber scheint es mir wohl denkbar zu sein, dass ein in der Lungenarterie stockendes Quecksilberkügelchen theilweise oxydirt und in ein das anliegende Lungengewebe reizendes Quecksilbersalz verwandelt werden könnte. Die ausnehmend heftige Wirkung des in die Muskelsubstanz eingedrungenen metallischen Quecksilbers, die wir später näher zu besprechen haben, ist neben der Wirkung desselben auf das Lungengewebe jedenfalls höchst auffallend, und es liegt bezüglich der Muskeln die Vermuthung doch sehr nahe, dass die bei der Action der Muskeln entwickelte Milchsäure die Ursache gewesen ist, dass gerade in diesem Gewebe die Wirkung so ausnehmend gross war. Dass es nach der Injection von metallischem Quecksilber in die Arterien mir einmal gelang, im Harn Quecksilber nachzuweisen, beweist, dass in der That die Bildung löslicher Quecksilberverbindungen im lebenden Organismus unter den gegebenen Verhältnissen möglich ist. Andererseits beweist der Umstand, dass vergoldete und versilberte Wachskugeln nicht die Wirkung haben wie das Quecksilber, sondern einfach abgekapselt werden, wie gewöhnliche Wachskugeln, dass es nicht etwa die metallische Oberfläche, sondern eine specifische Wirkung des Quecksilbers ist, welche hierbei in Betracht kommt.

Wie dem nun auch sei, so ist es durch obige Versuche ausser Zweifel gestellt worden, dass Verstopfung der Aestchen der Lungenarterie durch Quecksilberkügelchen allerdings, wie Cruveilhier es angab, begrenzte Entzündungsheerde des Lungengewebes hervorbringt, die im Centrum Quecksilberkügelchen als Zeugniss ihres Ursprunges führen, und dass der Umfang dieser Entzündungsheerde demjenigen der Quecksilberkügelchen ziemlich genau proportional ist, daher dieselben meist viel kleiner ausfallen, wenn das Quecksilber durch die Körperarterien injicirt wird. Andererseits ist es aber auch durch dieselben mit voller Sicherheit nachgewiesen, dass diese Entzündungsheerde nicht, wie Cruveilhier meinte, von einfacher mechanischer Verstopfung der Gefässe herrühren, sondern von einer specifischen Wirkung des verstopfenden Quecksilbers auf das um- und anliegende Lungengewebe.

4. Versuche über die Veränderungen des Lungengewebes durch Emboli, welche in fauliger Zersetzung begriffen sind und durch solche, die mit faulen Flüssigkeiten und dergleichen durchtränkt sind.

Die vorhergehenden Versuche haben gezeigt, dass weder die einfache Verstopfung der Lungenarterienäste, noch die Blutveränderung durch die putride Infection, noch die Combination der einfachen Verstopfung der Lungenarterienäste mit putrider Infection irgend umfänglichere und dabei begrenzte Entzündungsheerde des Lungengewebes hervorrufen, dass aber Quecksilberkügelchen eine ohne allen Vergleich intensivere und extensivere locale Wirkung auf das umgebende Lungenparenchym ausüben als Wachskügelchen. Wenn nun die früheren Versuche Virchow's und Anderer dargethan haben, dass Faserstoffgerinnsel aus Leichenblut, Muskelstücke und dergleichen fäulnissfähige, stickstoffhaltige Substanzen umfangreiche Entzündungen des Lungengewebes hervorbringen, wenn sie in die Lungenarterie hineingebracht werden, so ist es mit Rücksicht auf die vorstehenden Erfahrungen mehr als wahrscheinlich, dass ihre Wirkung sowohl von der Verstopfung der Arterie, als auch von der oft zugleich auftretenden putriden Infection unabhängig ist, und dass dieselbe als eine rein locale aufzufassen ist, indem die Zersetzungsprodukte, deren Träger ein solcher Embolus ist, als heftiger Entzündungsreiz auf das demselben zunächst anliegende Lungengewebe einwirken. Dasselbe würde denn von den bei der Pyämie in die Lungenarterie embolisch eingedrungenen Venenpfröpfen gelten; nicht die Verstopfung und nicht die Blutintoxication, sondern die, wenn man sich so ausdrücken will, locale Intoxication des dem zersetzungsfähigen Pfropfe anliegenden Lungengewebes würde demnach als Ursache der Bildung der lobulären Processe zu betrachten sein. Bei dieser Auffassung wäre aber wie bei der Wirkung der embolischen Quecksilberkügelchen eine doppelte Vorstellung möglich. Entweder könnte man sich denken, dass diejenigen Zersetzungsprodukte, welche die Reizung des umliegenden Lungengewebes bewirken, physikalisch der Oberfläche des stickstoffhaltigen Embolus anhaften, analog der Verdichtung des Sauerstoffs am Platinschwamm, oder dass die reizenden Produkte sich durch die Zersetzung des Pfropfes selbst entwickeln. Die erstere Vorstellung erscheint keineswegs undenkbar, wenn man die oben angeführten Erfahrungen berücksichtigt, denen zufolge diejenigen Stoffe, welche die putride Infection bewirken, durch sehr fleissiges Auswaschen der aus faulen Flüssigkeiten durch Kochen abgeschiedenen Eiweissstoffe allerdings entfernt werden können, denselben aber in solcher Menge anhaften, dass ein erbsengrosses Klümpchen dieser Eiweissstoffe vor dem Auswaschen eine ebenso heftige Intoxication bewirkte, wie 10 Cubikcentimeter der Flüssigkeit, mit welcher das Eiweissklümpchen getränkt war. Wäre diese Vorstellung richtig, so wäre es auch recht wohl denkbar, dass solche eiweissartige Emboli aus einem durch putride oder pyämische Infection alterirten Blute solche Substanzen an ihrer Oberfläche condensiren und dadurch eine locale Wirkung auf das anliegende Lungengewebe ausüben könnten, welche nicht durch die mit einfacher Verstopfung mittelst eines anderen Körpers combinirte Blutintoxication hervorgebracht werden würde. Folgende Versuche waren bestimmt, um über diese beiden Möglichkeiten wo möglich zu einer Entscheidung zu führen:

1. Einem kleinen Hunde von der langhaarigen englischen Raçe wurde eine kleine Menge fauler Hirnsubstanz, welche vom 24. December bis zum 3. Februar aufbewahrt worden war, durch die Jugularvene injicirt, nachdem die Masse vorher mit Wasser so ausgewaschen war, dass sie fast keinen Geruch hatte und nachdem sie darauf, durch ein Drahtsieb gepresst und mit Gummilösung gemischt, in die Form stecknadelknopfgrosser Klümpchen gebracht worden war. Der Hund wurde schon während der

Operation sehr unruhig und 1 Stunde nachher hatte er sich wiederholt erbrochen und häufige flüssige Kothentleerungen gehabt. 4 Stunden nach der Operation war er ganz collabirt, konnte nicht auf den Beinen stehen und war ganz apathisch und appetitlos. Der Puls war unzählbar, die Respiration tief und beschwerlich, die Pupillen dilatirt. Nachdem 7 Stunden verstrichen waren, war der Zustand noch fast unverändert. 11 Stunden nach der Injection waren Puls und Respiration sehr langsam geworden, der Puls 28, die Respiration 6 in der Minute. Dabei war der Puls sehr klein und schwach, die Respiration tief und stöhnend. Die Pupillen waren fortwährend dilatirt, vollständiges Coma, die Haut überall kalt und die Glieder steif wie bei der Todtenstarre. 8 Stunden später wurde er Morgens todt gefunden. Bei der Section fanden sich in den Lungen etwa 20 erbsengrosse und mehrere stecknadelknopfgrosse schwarzrothe, über die Oberfläche der Pleura prominirende Stellen. In der Mitte ragten sie am meisten hervor und auf senkrechten sowohl, als auf queren Durchschnitten erschienen sie kreisrund. Mittelst des Mikroskops gelang es, in einigen dieser grösseren Knötchen eine in den Blutgefässen eingeschlossene mattweisse, krümlige Masse zu erkennen, offenbar die eingebrachte Hirnsubstanz. Auf feinen Durchschnitten sah man, dass die Lungenbläschen von der blutigen Masse erfüllt und luftleer waren. Cytoïde Körperchen, deren Kern bei Behandlung mit Essigsäure bald ein, bald mehrere Kernkörperchen zeigte, sehr viele Körnchenzellen, welche dieselben nur wenig an Grösse übertrafen und eine ganz ausserordentlich grosse Menge rother Krystalle von verschiedener Grösse fanden sich in diesen rothen luftleeren Knoten. Diese Krystalle, welche je nach ihrer Grösse carmoisinroth bis farblos erschienen, entsprachen ihrer Form nach den Blutkrystallen des Hundeblutes, es war aber auffallend, dass sie in Wasser sowohl, als in Alkohol und Aether unlöslich waren, während sie sich sehr leicht in Essigsäure sowohl, als in Ammoniak und Natronlauge lösten. In den gesunden Partien der Lungen waren diese Krystalle ebensowenig vorhanden als in dem übrigens sehr unvollkommen geronnenen und violet gefärbten Herzblute. — Der Darmkanal zeigte die gewöhnlichen Erscheinungen der putriden Infection in hohem Grade; der Magen und Dünndarm war mit einer höchst stinkenden blutigen Flüssigkeit gefüllt und die Schleimhäute des ganzen Darmtractus zeigten sehr starke Injections- und Imbibitionsröthe. Die übrigen Organe zeigten nichts Abnormes.

2. Einem schwarzen Teckelhunde wurden am 25. Februar 5—6 Pfröpfe aus dem weissen, festen Gewebe einer Epithelialkrebsgeschwulst der Unterlippe, welche am Tage vorher in der chirurgischen Klinik exstirpirt worden war, durch die Jugularvene ins Herz hinuntergebracht. Darauf wurde noch eine Flüssigkeit injicirt, welche erhalten war, indem die Masse jener Epithelialkrebsgeschwulst möglichst mit der Scheere zerkleinert, mit Wasser in einer Reibschale ausgepresst und dann durch feines Zeug filtrirt war. — Nach diesem Eingriff war der Hund anfangs sehr matt und niedergeschlagen und die Conjunctiva beider Augen war stark geröthet. Am folgenden Tage befand er sich viel besser und frass mit Appetit, blieb jedoch träge, scheu und ängstlich. Am nächstfolgenden Tage befand er sich aber offenbar unwohl, hatte den Appetit verloren und zeigte einen beschleunigten Puls. Dies Uebelbefinden hatte am 28sten so zugenommen, dass er kaum auf den Beinen

stehen konnte. Die Augen waren geröthet und füllten sich mit Schleim. Die Haare längs dem Rücken standen zu Berge, fortwährende Schüttelfröste und grosser Collapsus waren zugegen. Die Appetitlosigkeit nahm an den folgenden Tagen zu und es trat Husten auf. Derselbe nahm mehr und mehr zu, während zugleich Dyspnoe, tiefe und keuchende Respiration auftrat. Erst am 7. März fing der Zustand an sich zu bessern, der Husten nahm ab und der Appetit wurde besser. Das Thier war sehr mager geworden. Am 15. März hatte er sich bis auf einige Magerkeit ganz erholt. Am 12., 14. und 23. April wurde er zu Versuchen über die putriden Stoffe benutzt, er erholte sich aber allemal nach denselben und wurde am 31. Mai getödtet. Die Lungen waren beiderseits durch fest organisirte Bindegewebsstränge mit dem Diaphragma verwachsen. Im Umfange dieser Verwachsungen war die Oberfläche durch Pigment dunkel gefleckt, das Gewebe aber nirgends verdichtet. In jedem der unteren Lappen fand sich ferner eine cavernöse Höhle in der Lungensubstanz, rechterseits von der Grösse einer Lambertschen Nuss, linkerseits von der Grösse eines Pflaumenkerns. Diese Höhlen waren von durchaus unregelmässiger Begrenzung, doch rundlich, nach oben spitz zulaufend. Dieselben waren inwendig mit einer glatten und blassen Oberfläche versehen, die aber sehr viele hervorragende Balken und Leisten zeigte und von sehr vielen kleinen Oeffnungen siebartig durchbohrt war. Die mikroskopische Untersuchung zeigte, dass die Oberfläche dieser Höhlen mit Flimmerepithel ausgekleidet war, unter welchem sich breitere, theils rundliche, theils spindelförmige Zellen befanden. In einer der Höhlen fanden sich kleine krystallinische Concremente, welche Kalk enthielten und sich ohne Aufbrausen in Essigsäure auflösten. Die eingebrachten, aus Epithelialkrebsgewebe bestehenden Pfröpfe, waren vollständig verschwunden. Die übrigen Organe zeigten nichts Abnormes.

Der Befund im ersten Falle findet seine Erklärung durch die intensive locale Wirkung der Klümpchen fauler Hirnsubstanz auf das umliegende Lungengewebe. Im zweiten Falle entstand ohne Zweifel eine heftige Entzündung, namentlich der unteren Lungenlappen, in welche die Krebspfröpfe vermuthlich hineingedrungen waren. Die Verwachsungen mit dem Diaphragma weisen darauf hin, dass die Pneumonie den ganzen Lappen einnahm und mit Pleuritis verbunden war. Im nächsten Umfange des sich zersetzenden Pfropfes wird dann höchst wahrscheinlich das Gewebe gangränescirt und durch die Bronchien ausgestossen sein, worauf sich die vorgefundenen Cavernen organisirten.

3. Klümpchen getrockneten, grob pulverisirten und in Wasser aufgeweichten Faserstoffes wurden 18 Stunden lang in einer sehr faulen Flüssigkeit, die durch Infusion fauler Eingeweide erhalten war, aufgeweicht. Darauf wurden dieselben, auf einem Filter gesammelt und in Gummilösung suspendirt, am 15. Februar einem schwarzen Hunde von der Pinscherraçe durch die Jugularvene injicirt. Einige Stun-

den nach dieser Operation war der sonst ungemein muntere Hund sehr niedergeschlagen, matt und appetitlos, er erholte sich aber sehr bald gänzlich. Drei Tage später, am 18. Februar, wurde gereinigter, zuerst getrockneter und grob gepulverter, dann in Wasser aufgeweichter Faserstoff mit buttersaurem Ammoniak getränkt, durch die andere Jugularvene in gleicher Weise eingebracht. Es traten danach keine krankhaften Erscheinungen auf. Darauf wurde am 22. Februar ebenso gereinigter, getrockneter und grob gepulverter Faserstoff, nachdem er 8 Tage lang in Wasser aufgeweicht worden war, wodurch er durchaus keinen faulen Geruch annahm, mit Schwefelammonium getränkt, auf dem Filter abgedrückt und in Wasser suspendirt in die Cruralvene injicirt. Der Hund leckte sich danach sehr oft ums Maul, frass aber kurz nachher und zeigte gar keine Störung seines Wohlbefindens. Am folgenden Tage war das Fussgelenk derjenigen hinteren Extremität, deren Cruralvene unterbunden war, stark geschwollen und sehr schmerzhaft. An den folgenden Tagen verbreitete die Geschwulst sich über die ganze Extremität und entwickelte sich zu einer heftigen Phlegmone, wobei der Appetit sich ganz verlor, der Puls aber beschleunigt wurde. Am 27sten in der Nacht hatte die Geschwulst und Schmerzhaftigkeit der Extremität sehr abgenommen und der Appetit hatte sich wieder eingestellt. Das Thier wurde nun durch den Nackenstich getödtet. — Das Lungengewebe war überall von normaler Farbe. Es fanden sich, besonders unter der Pleura, in grösster Anzahl im oberen Lappen der linken Lunge ganz kleine, mattweisse, sehr feste und harte Knötchen von der Grösse eines Sandkorns bis zu der eines Stecknadelknopfs. Diese Knötchen waren überall von normalem lufthaltigen Gewebe eingeschlossen; sie waren selbst luftleer und liessen netzförmiges Bindegewebe mit Virchow'schen Bindegewebskörperchen, nebst sehr zahlreichen dazwischen gelagerten Körnchenzellen erkennen. Bei einigen dieser tuberkelartigen Knötchen, welche oft in Reihen nahe unter der Pleura gelagert waren, gelang es nachzuweisen, dass ihre Lage der dichotomischen Theilungsstelle eines Gefässes (der Lungenarterie) entsprach und es kann unseren früheren Erfahrungen gemäss nicht bezweifelt werden, dass sie durch Abkapselung der Fibrinstückchen entstanden waren. Ausser diesen Knötchen zeigten die Lungen nichts Abnormes. In der kranken unteren Extremität zeigte sich überall eine sehr starke blutige Infiltration des Unterhautzellgewebes und des die Muskeln umgebenden Bindegewebes. Die Muskeln waren sehr geschwollen und hart, mit Ausnahme der tiefen Muskeln des Unterschenkels. Zwischen den Muskelbündeln fanden sich diffuse kleine Blutextravasate und die Primitivfasern hatten vielfach ihre Querstreifen verloren und viele derselben waren in cylindrische Stücke zerfallen. Eiter fand sich nirgends. Die Arterien waren gesund. Die Cruralvene war nur an der unterbundenen Stelle verschlossen, nach oben zu mit einem stecknadelknopfgrossen, der Wandung adhärenten rothen festen Gerinnsel versehen, nach unten zu mit einem $\frac{1}{4}$ Zoll langen, in der Nähe der Ligatur adhärenten festen rothen Thrombus. Die Stelle oberhalb der Ligatur, wo die tiefen Venen abgehen, war stark erweitert. Die Wandungen der Fortsetzung der Cruralvenen nach dem Fusse zu waren im oberen Theile verdickt, aber das Lumen war offen, glatt und ohne Gerinnsel, und ein Gleiches war überall der Fall, so weit die Venen nach unten bis in den Fuss und nach oben bis in die Vena cava verfolgt werden konnten.

Während also Klümpchen fauler Hirnsubstanz und Stückchen einer Epithelialkrebsgeschwulst noch weit intensivere Entzündungsheerde des umliegenden Lungengewebes an den Stellen hervorriefen, wo sie stecken blieben, als die Quecksilberkügelchen, wurden die einfach mit fauler Flüssigkeit, buttersaurem Ammoniak oder Schwefelammonium getränkten, aufgeweichten, aber durch das vorhergegangene Trocknen und Extrahiren mit Alkohol und Aether weit weniger zersetzbar gewordenen Faserstoffstückchen einfach abgekapselt, wie Wachskügelchen oder Cautchoucpfröpfe. Es sind also, das lässt sich schon aus diesen Versuchen mit grosser Wahrscheinlichkeit schliessen, nicht die den Eiweissstoffen auf mehr mechanische oder physikalische Weise anhaftenden Stoffe, sondern die aus der Zersetzung des Pfropfes selbst hervorgehenden Zersetzungsprodukte, welche die reizende Wirkung auf das Lungengewebe an den Stellen, wo die Emboli stecken bleiben, hervorrufen. Dieser Schluss wird aber noch mehr gesichert durch die folgenden Versuche, bei welchen ganz frische Blutgerinnsel als Emboli benutzt wurden, und bei welchen die Complication mit putrider Infection keinen grösseren Einfluss auf die Entstehung der in Rede stehenden Processe des Lungengewebes äusserte, als bei der Complication der Embolie einfacher Wachskugeln mit putrider Intoxication des Blutes.

5. Versuche über die durch Embolie frischer Blutgerinnsel hervorgebrachten localen Veränderungen des Lungengewebes.

Die Frage, ob ganz frische Blutgerinnsel bei Embolie in die Lungenarterie im Stande wären, locale Entzündungsheerde des umliegenden Lungengewebes hervorzurufen, oder ob sie nur einfach verstopfend wirkten, analog den Wachskügelchen und den Kautschukpfröpfen, war bisher nicht durch direkte Versuche entschieden. Virchow hatte sich freilich durch pathologisch-anatomische Untersuchungen beim Menschen von der grossen, selbst localen Unschädlichkeit der meisten Verstopfungen überzeugt und geäussert, dass die Kautschukexperimente für dieselben einen hinreichenden Ersatz gewährten, indem man bei ihnen nur den etwas grösseren mechanischen Reiz abziehen müsse, den die Kautschukstücke natürlich durch ihre Härte und vielleicht auch durch leichte chemische Einwirkung hervorbringen, und der sich in dem Auftreten leichter Entzündung des Nachbargewebes äussere. Da nun bei den pathologisch-anatomischen Untersuchungen, welche Virchow im Auge hatte, meist die Complication mit pyämischer Blutintoxication vorhanden war, lag allerdings der Gedanke nahe, dass diese einen sehr wesentlichen Antheil an der zeitweiligen Entstehung der lobulären Processe der Lunge hätte. Andererseits blieb es aber doch eine offene Frage, ob nicht ganz frische Blutgerinnsel, ohne alle Complication mit putrider oder pyämischer Blutveränderung, unter Umständen sich am Ort ihrer Einkeilung in einer solchen Weise zersetzen könnten, dass die Zersetzungsprodukte einen localen Reiz auf das umliegende Lungengewebe hervorbringen könnten, durch welchen viel umfassendere Entzündungsheerde gesetzt würden, als durch die einfach mechanisch wirkenden Kautschukpfröpfe. Diese Frage konnte natürlich nicht anders erledigt werden, als durch das Experiment und diese experimentelle Untersuchung schien einerseits direkte Erledigung der schwebenden Fragen zu versprechen, andererseits aber auch noch in einer anderen Beziehung eine nicht geringe praktische Bedeutung zu haben. Die Transfusion ist nämlich eine Operation, welche vielleicht eine grössere Zukunft hat, und es ist für ihre Ausführung eine sehr wichtige Frage, ob man bei derselben gequirltes oder ungequirltes Blut anzuwenden habe? Für die Erledigung dieser Frage ist es nöthig, die Gefahren kennen zu lernen, welche die Gegenwart oder Abwesenheit des gerinnbaren Faserstoffs mit sich führt, und es fragt sich, ob die Gefahr bei Uebertragung von Gerinnseln bei der Transfusion sich nur auf die Unterbrechung des Gesammtkreislaufs bezieht, oder ob auch die durch die Embolie frischer Gerinnsel in die Lungenarterie etwa hervorgebrachten localen Veränderungen des Lungengewebes zu fürchten seien?

Zur Erledigung dieser Fragen habe ich eine Reihe von Versuchen angestellt, die ich zunächst einfach referiren will.

1. Einem jungen Hunde von mittlerer Grösse, der zur Erledigung von Fragen, welche dieser Untersuchungsreihe fremd sind, 7 Tage lang der Inanition unterworfen war, wurde am 19. November 1854, da er 4100 Gramm wog, ebenfalls mit

Bezug auf eine der gegenwärtigen fremde Untersuchung, Blut eines gesunden Hundes durch unmittelbare Transfusion in die Jugularvene eingeflösst. Es wurde dieses durch ein mit zwei Glasspitzen versehenes Cautchoucrohr bewerkstelligt, das mit Wasser gefüllt und mit einem Quetschhahn in der Mitte verschlossen, die Verbindung zwischen den Blutgefässen beider Thiere vermitteln sollte. Ich verband zuerst das obere Ende der Jugularvene des gesunden Hundes mit dem unteren Ende derselben Vene des hungernden Thieres und öffnete den Quetschhahn, nachdem beide Glasspitzen in den Adern beider Hunde wohl befestigt waren. Es wurde indess die Absicht auf diese Weise nicht erreicht, weil das Blut im Cautchoucrohr coagulirte. Der Umstand, dass das Befinden der Hunde sich gar nicht veränderte, liess schon vermuthen, dass kein Blut überfliesse. Als darauf das Cautchoucrohr mit zwei Fingern an dem in der Vene des gesunden Hundes befindlichen Ende gefasst wurde, während der Inhalt des Schlauches mit zwei Fingern der anderen Hand gegen das untere Ende der Jugularvene des hungernden Hundes hin gestrichen wurde, fühlte ich bei der Entleerung des hart anzufühlenden Rohres einen plötzlich weichenden Widerstand, wobei das Cautchoucrohr ganz platt wurde und sich nur allmälig wieder füllte und abrundete. Es wurden hierbei ohne allen Zweifel Blutgerinnsel in die Jugularvene des hungernden Hundes hineingepresst. Dieses Manöver wurde mehrmals wiederholt. Als indess beide Hunde keine Veränderung des Pulses und des Allgemeinbefindens zeigten, wurde die Operation unterbrochen, nachdem sie fast eine halbe Stunde lang auf die angegebene Weise mit einander in Verbindung gewesen waren. Beide Thiere, welche unmittelbar vor dem Versuche gewogen worden waren, hatten bis auf ein Paar Gramme ihr Gewicht behauptet, es war also ausser den hinübergepressten Gerinnseln kein oder fast kein Blut übergegangen. Es wurde darauf das untere Ende der Jugularvene des hungernden Hundes mit dem unteren Ende der Carotis des gesunden Hundes verbunden. Das Pulsiren und Weichbleiben des Cautchoucrohrs zeigte, dass dieses Verfahren der Absicht besser entsprach, und schon nach wenigen Minuten stellten sich die Erscheinungen der Anämie und eine drohende Ohnmacht bei dem gesunden Hunde ein, während der hungernde Hund, der bisher sehr unruhig gewesen war, ruhig wurde und einen eigenthümlichen schnarchenden Ton hören liess, wie feiste Mopse, die am sogenannten Asthma leiden, ihn oft hören lassen, wobei zugleich die Augen mehr vorspringend wurden. Der Versuch wurde nun durch Anlegung des Quetschhahns unterbrochen und die Wägung beider Hunde ergab für den hungernden eine Gewichtszunahme um 160 Gramme. Der gesunde Hund hatte 200 Gramme verloren; er hatte aber sehr stark salivirt und einige Gramme Blut verloren, die jenem nicht zu Gute gekommen waren. Die Transfusion schien dem hungernden Hunde anfangs ziemlich gut zu bekommen; er lärmte freilich nicht mehr, wie früher, bewegte sich etwas träge und liess ab und zu jenen schnarchenden Ton hören, schien sich aber dabei ganz behaglich zu fühlen. Am Tage nachher war er ganz munter und verlangte begierig das Futter, das ihm jedoch verweigert wurde. Indess waren Puls und Respiration so unregelmässig, dass sie nicht gezählt werden konnten. Am zweiten Tage, den 21. November, schien das Thier etwas niedergeschlagen zu sein und die Respiration war stöhnend. Es wurde nun die Transfusion wiederholt und es wurden 260 Gramme Blut aus der Carotis eines zweiten gesunden Hundes ohne Unterbrechung in die Jugularvene transfundirt. Er wurde danach mürrisch und stöhnte sehr. Der Puls war anfangs voller geworden, wurde aber im Laufe der beiden folgenden Tage immer schwächer und langsamer. Der Hund lag ruhig und erhob sich kaum beim Zurufen. Am zweiten Tage nach der zweiten Transfusion war der erste Herzton von einem blasenden Geräusche begleitet und die Mattigkeit so gross, dass das Thier nicht mehr stehen konnte. Die Respiration war tief, langsam, stöhnend. Periodisch traten Paroxysmen von grosser Unruhe auf, mit Schaum vor dem Maule und krampfhaften Bewegungen. Das Thier wurde nun durch Hämorrhagie getödtet. Bei der Section fand man in den Lungen, besonders an den Rändern der Lappen, mehrere erbsengrosse, scharf begrenzte, braunrothe, feste, luftleere prominente Knoten und einen grösseren Knoten von gleicher Beschaffenheit, aber von der Grösse eines Sperlingeies. Der Durchschnitt dieser ganz luftleeren Knoten zeigte eine rothbraune, der Lebersubstanz ähnliche Schnittfläche, und wie dieses war das Gewebe an diesen Stellen mürbe. Es gelang nicht, die Lungenarterie in die kleineren Knoten hinein zu verfolgen. In den grössten der Knoten führte aber ein Ast der Lungenarterie, der sich gerade am Eintritt in denselben in zwei Aeste theilte. Auf der hierdurch gebildeten Bifurcatur ritt ein altes, festes, entfärbtes, geschrumpftes und gewundenes, unregelmässig geformtes Blutgerinnsel, das der Arterienwandung an mehreren Stellen fest adhärirte. Wenn man die Schnittfläche der pneumonischen Knoten mit dem Messer strich, so setzte sich eine Flüssigkeit, die einen Stich ins Weissliche hatte, auf das Messer ab und das Mikroskop wies in derselben eine sehr grosse Menge cytoïder Körperchen nach.

Der Magen war mit einer schwärzlichen, theils schleimigen, theils klumpigen, hier und dort die dunkelsten Blutfarbennuancen darbietenden Flüssigkeit ziemlich gefüllt. Die Schleimhaut zeigte in der Gegend des Pylorus eine Menge schwarzer, durch Bluterguss in das submucöse Gewebe entstandener Flecke von der Grösse einer Erbse und meist von runder Form. Ueber mehreren dieser Stellen war die Schleimhaut oberflächlich erodirt und der Anfang eines Ulcus ventriculi gesetzt. Der Dünndarm war in seinem oberen Theile ebenfalls mit schwarzem und schwarzrothem Schleim gefüllt, enthielt aber dabei viele Eingeweidewürmer, Tänien sowohl als Ascaris. Der mittlere Theil des Dünndarms enthielt gelblich gefärbten Schleim, der untere Theil desselben, sowie auch der Dickdarm, war von einer pechschwarzen Flüssigkeit angefüllt. Die Darmhäute waren, sowohl auf der Schleimhaut- als auch auf der Peritonealfläche lebhaft geröthet. Die schöne Injection, welche die Gefässchen, selbst die Capillaren, unter dem Mikroskope zeigten, bewiesen, dass diese Röthung wesentlich eine Injectionsröthe war. In den übrigen Organen fand sich nichts Bemerkenswerthes.

2. Einem 11800 Gramme schweren Hunde waren am 7. December 270—280 Gramme Blut entzogen worden; er hatte sich nach der dadurch entstandenen Blutarmuth wieder erholt und die Wunde am Halse war völlig verheilt. Es wurde demselben darauf am 26. December 1851 etwa ½ Unze Blut entzogen und, nachdem es geronnen war, in eine wohl gereinigte Argentanspritze gefüllt, durch die

Cruralvene injicirt. Ausser einiger Niedergeschlagenheit zeigte der Hund in den nächsten Tagen nichts Abnormes. Namentlich frass er mit Appetit und die Wunden am Halse und Schenkel hatten ein gutes Aussehen. Nach ein Paar Tagen fing der Hund aber an zu husten und 7 Tage nach der Injection starb er am 2. Januar 1855 unter ziemlich plötzlich aufgetretener Dyspnoe, ohne dass irgend ein Symptom auf eine krankhafte Blutmischung hingedeutet hätte. Bei der Section wurden 8 erbsengrosse, braunrothe Knoten in den Lungen gefunden. Dieselben waren etwas flach, indem ihr Flächendurchmesser ihren senkrechten Durchmesser übertraf. Das Gewebe dieser braunrothen Knoten war luftleer und mürbe, die Schnittfläche granulirt, hatte einen Stich ins Graue und lieferte, mit dem Messer gestrichen, eine Flüssigkeit, welche viele cytoïde Körperchen enthielt. Der Zusammenhang dieser Knoten mit der Lungenarterie konnte nicht nachgewiesen werden. Ausser diesen grösseren, dunkelgefärbten, luftleeren Knoten war das Lungengewebe von einer grossen Menge kleinerer, entfärbter, luftleerer Knötchen, von der Grösse eines Sandkorns bis zu der eines Hanfkorns durchsetzt. Besonders waren sie unter der Pleura pulmonalis angehäuft und hoben diese etwas empor, so dass ihre Oberfläche höckerig erschien. Unter dem Mikroskope zeigten diese Knötchen sich luftleer, mit Virchow'schen Bindegewebskörperchen durchsetzt; überdies enthielten sie zahlreiche grosse, rund-ovale Zellen von 0,01—0,013 Linien im Durchmesser, ohne deutlichen Kern, aber mehr oder weniger mit Fettmolecülen gefüllt. Ferner fanden sich viele sehr blasse, ovale, zum Theil etwas geschrumpfte Kerne. In der Lungenarterie fanden sich mehrere Gerinnsel, deren Genese vor oder nach dem Tode mir zweifelhaft schien. Die übrigen Organe schienen unverändert zu sein und namentlich waren Darmkanal und Herz gesund.

Bei Versuchen, auf welche Zufälligkeiten leicht einen bedeutenden Einfluss haben und zu Täuschungen Veranlassung geben können, ist grosse Vorsicht nöthig. Vor allen Dingen muss man sicher sein, dass die zu den Versuchen verwandten Thiere vor dem Versuche vollkommen gesund sind. Es wurde mir dieses durch den Tod eines Hundes eingeschärft, der ohne dass irgend ein experimenteller Eingriff gemacht worden war, und der sich vorher ganz wohl zu befinden schien, sehr schnell an einer Pleuropneumonie zu Grunde ging. Ein solcher Zufall hätte gerade bei dieser Versuchsreihe zu Fehlschlüssen führen können. Um mich gegen solche Zufälligkeiten möglichst sicher zu stellen, habe ich seit der Zeit alle Hunde, die ich zu diesen Versuchen gebrauchen wollte, täglich gewogen und sie nur dann zu den Experimenten verwandt, wenn sie nicht nur ihr gesundes Aussehen bewahrt, sondern auch ihr Gewicht mehrere Tage lang bis auf geringe tägliche Schwankungen behauptet hatten. Fast alle Krankheiten, die hier in Betracht kommen und zu Täuschungen Veranlassung geben könnten, geben sich nämlich bei den Hunden zuerst durch Appetitlosigkeit und durch eine bedeutende Gewichtsabnahme zu erkennen, die bei mittelgrossen Hunden von 6—7000 Gramme leicht 500 bis 1000 Gramme in 24 Stunden ausmacht.

3. Ein kurzhaariger, schwarz und braun gefleckter Hund wog am 5. Februar 7190 Gramme, am 8ten 7380 Gramme, am 10ten 7410 Gramme, am 11ten 7400 Gramme und war während dieser ganzen Zeit ungemein munter und kräftig. Am 10. Februar wurde ihm aus der Jugularvene etwas Blut entzogen, das unmittelbar in ein 57 Centimeter langes und etwa 4 Millimeter weites Glasrohr floss, das unten durch einen kleinen Korkstöpsel verschlossen war. Nachdem es ohne Einschluss von Luftblasen gefüllt war, wurde es am anderen Ende ebenfalls mit Ausschluss der Luft durch den Stöpsel hermetisch verschlossen und 24 Stunden lang an einem Orte, dessen Temperatur wenig über 0° betrug, hingestellt. Es hatte sich nun Serum ausgeschieden und ein ziemlich fester Blutkuchen gebildet. Es wurde darauf der Inhalt des Glasrohres bis zur Temperatur des Körpers erwärmt und auf folgende Weise in den kleinen Kreislauf gebracht. Das Glasrohr wurde am einen Ende mit einem Cautchoucrohr verbunden, woran ein kleineres Glasrohr befestigt war, das nach Austreibung der Luft in das untere Ende der Jugularvene des Hundes hineingebracht und festgebunden wurde. Das andere Ende des Glasrohres wurde mittelst eines Cautchoucrohres mit einer mit Wasser gefüllten Spritze verbunden und durch Hinabdrücken des Stempels wurde das Blutgerinnsel durch den Druck des Wassers in die Jugularvene hineingetrieben und durch den nachfolgenden Wasserstrom in das rechte Herz hinuntergespült. Da dieses ziemlich schnell geschah, wurde dadurch eine ziemlich heftige, aber bald vorübergehende Dyspnoe erregt. Unmittelbar nachher und am folgenden Tage befand der Hund sich darauf ganz wohl. Am 13. Februar, 2 Tage nach der Operation, wog er 7410 Gramme, hatte also an Gewicht nicht abgenommen. Am 14. Februar, da sein Gewicht auf 7150 Gramme gesunken war, wurde ihm wieder ein Glasrohr voll Blut, diesmal aus der rechten Cruralarterie entzogen und nachdem dieses auf dieselbe Weise 24 Stunden lang aufbewahrt war, wurde das Gerinnsel am 15. Februar, da der Hund 7160 Gramme wog, mittelst desselben Apparats in die linke Cruralvene hineingetrieben. Es traten diesmal gar keine Symptome nach der Injection auf und das Thier bewahrte in den folgenden Tagen seine Munterkeit und recht guten Appetit. Am 17. Februar wog er danach aber nur 6560 Gramme und am 18ten, da er 6690 Gramme wog, wurde er durch Oeffnen der Carotiden getödtet. Noch bevor das Blut aufgehört hatte zu fliessen, wurde der Thorax geöffnet und die Lungen mit dem Herzen wurden ausgeschnitten und untersucht. Zunächst wurde die Lungenarterie geöffnet, um noch bevor die Gerinnung des Blutes eintreten konnte, die Gegenwart der injicirten respective 7 und 3 Tage alten Blutgerinnsel zu constatiren. Es gelang dies vollkommen. Sie waren meist dunkel, fast schwarzroth, mit unebener, gleichsam zusammengeknitterter Oberfläche, andere aber waren entfärbt, ebenfalls mit unebener Oberfläche. Eines dieser letzteren

war umgebogen und ritt so auf einer Bifurcatur, dass jedes der Enden in einen der abgehenden Aeste hineinragte. An vielen dieser ursprünglichen Gerinnsel waren jüngere, hellrothe, mit glatter Oberfläche versehene Gerinnsel angelöthet, welche besonders in die peripherisch abgehenden Aeste hineinragten. Dass indess auch diese glatten und hellrothen Gerinnsel während des Lebens gebildet waren, ging daraus hervor, dass das Blut sonst überall, wo die Arterien aufgeschnitten wurden, noch flüssig war. An einigen Stellen waren die alten runzligen Gerinnsel mit der Arterienwand verklebt, die meisten derselben aber lagen ganz frei in den Arterien, deren Wandungen nichts Krankhaftes zeigten; sie waren aber durchgehends vor den Theilungsstellen angehäuft. In den Lungen fanden sich 5 feste, luftleere, dunkle, scharfbegrenzte Knoten, von der Grösse einer Haselnuss. Einer derselben war graubraun gefärbt, die 4 anderen waren dunkelbraunroth. Die erste Injection scheint mithin nur einen, die zweite 4 lobuläre Entzündungsheerde in der Lunge gesetzt zu haben. Die 4 Knoten jüngeren Ursprungs sassen mehr peripherisch, meist in der Gegend des Lungenrandes. Ihrer peripherischen Lage halber gelang es indess nicht die Arterien ganz bis zu den Knoten hin zu verfolgen und es konnte deshalb ihre genetische Beziehung zu den Gerinnseln nicht evident gemacht werden. Der graubraune Knoten lag aber mehr in der Mitte der Lunge, doch die Oberfläche berührend, und es gelang vollkommen die Arterien in die Knoten hinein zu verfolgen. Bis zum Knoten hin fand sich kein Gerinnsel in der Arterie; aber gleich nach dem Eintritt in den Knoten theilte sich das Gefäss in 2 Aeste, von denen der eine in die Mitte des Knotens eindringende offen war, wogegen der zweite, zu einer gesunden Lungenpartie führende Ast, gerade an seiner Abgangsstelle von einem alten, runzligen, entfärbten, der Wandung fest adhärirenden Pfropfe vollständig verschlossen war. Die Arterie konnte weit in den Knoten hinein verfolgt werden, enthielt aber auch hier kein Gerinnsel mehr. Ausser diesen grossen Knoten, welche, wie gesagt, an gesundes Lungenparenchym angrenzten, fand sich eine ziemlich grosse Menge ganz kleiner Knötchen in der Lunge. Diese waren meist hyalin, nur wenige waren gelblichweiss. Die isolirten Knötchen hatten die die Grösse eines Sandkorns bis zu der eines Stecknadelknopfs, bildeten aber meist confluirende Massen von ganz unregelmässiger Form. Mikroskopisch mit schwachen Vergrösserung untersucht, bestanden sie aus kleinen, compacten Massen einer homogenen Substanz, in die bisweilen central Pigment abgelagert war. Es waren nur wenig Fettaggregatkugeln in denselben aufzufinden. Auf senkrechten Schnitten durch diese Knötchen sah man vor oder unter denselben, d. h. auf der der Lungenwurzel zugewandten Seite, in den zuführenden Blutgefässen einen dunkelrothen Pfropf. Diese Beobachtung wurde an senkrechten Schnitten durch viele der kleinen Knötchen mit demselben Erfolge gemacht. Der Darmkanal war gesund und die Wunden am Halse waren fast verheilt.

4. Ein alter, aber sonst, wie es schien, gesunder Jagdhund wog am 5. Februar 14730 Gramme, am 6ten 14020 Grm., am 8ten 15090 Grm., am 13ten 14760 Grm., am 14ten 14520 Grm., am 17ten 14590 Grm. und am 21sten 15750 Grm. Er hatte also nicht nur sein Gewicht behauptet, sondern war auch durch eine sehr starke Mahlzeit gestärkt, als ihm am letztgenannten Tage aus der

Jugularvene Blut entzogen wurde, das in demselben wohl gereinigten Glasrohre, welches in den vorigen Versuchen benutzt worden war, aufgefangen ward. 24 Stunden später, am 22. Februar, war sein Gewicht wieder auf 15400 Gramme gesunken. Es wurde das in der Röhre geronnene Blut unter obigen Vorsichtsmaassregeln und in derselben Weise in dieselbe Jugularvene, welche dem Sternum näher aufgesucht und offen gefunden wurde, hineingetrieben. Unmittelbar danach wurde das vorher gereinigte Glasrohr von Neuem aus dem oberen Ende derselben Vene mit Blut gefüllt. 24 Stunden später wog der Hund nur 14210 Gramme. Es wurde nun das neue Gerinnsel in die andere Jugularvene, welche nahe am Unterkieferwinkel aufgesucht wurde, am 23. Februar hineingetrieben und das Rohr wurde darauf, nachdem es wieder sorgfältig gereinigt war, aus dem oberen Ende der Vene nochmals mit Blut gefüllt. Am folgenden Tage wurde dem Hunde, der nur 13690 Gramme wog, das nunmehr gebildete Gerinnsel durch die näher am Sternum aufgesuchte und gesund befundene Jugularvene in den Kreislauf hineingetrieben. Schon bei der zweiten Injection war bemerkt worden, dass die untere Wunde am Halse stark eiterte; bei der dritten Injection hatte sich oberhalb der Ligaturstellen eine starke, teigig anzufühlende Geschwulst entwickelt, aus der sich in den folgenden Tagen ein bedeutender Abscess herausbildete, der stinkenden, blutig gefärbten Eiter absonderte. Hierbei sank der Appetit des Thieres immer mehr und das Gewicht desselben nahm ab. Am 25sten wog es 13250 Gramme, am 27sten 12650 Gramme. Der Puls war beschleunigt, die Respiration seit dem 26sten beschwerlich und es hatte sich Husten eingestellt. Am 28sten wog der Hund nur 11740 Gramme und am 1. März Morgens wurde er todt gefunden. Das Gewicht des Cadavers betrug 11620 Gramme. Bei der Section zeigte das Unterhautzellgewebe eine icterische Färbung. Der Oesophagus war blass, gallig gefärbt, mit sehr feinen und zahlreichen, reihenförmig geordneten Ecchymosen bedeckt. Die Magenschleimhaut war stark geröthet und der Magen enthielt eine trübe, dem Reiswasser ähnliche Flüssigkeit. Am Pylorus und im Duodenum waren zahlreiche Aggregate kleiner Ecchymosen im submucösen Bindegewebe. Ein solcher Kreis von Ecchymosen umgab die Ausmündungsstelle des Gallenganges in das Duodenum. Der Gallengang, die Gallenblase und die Lebergänge strotzten von Galle. Diese war syrupsdick, färbte sehr stark und enthielt unter dem Mikroskop eine sehr grosse Menge Bilifulvinkrystalle. Die Leber war sehr voluminös; die Zeichnungen der Oberfläche, sowie der Durchschnitte derselben zeigten, dass die Pfortader stark gefüllt, die Lebervenen aber blutleer waren. Der Darmkanal enthielt einen eiterähnlichen Schleim, der durchaus nicht durch Gallenfarbstoff gefärbt war. Die Schleimhaut zeigte zahlreiche, sehr feine Ecchymosen und stark injicirte Partien, namentlich in der Gegend der Peyerschen Drüsen. Diese Ecchymosen schimmerten durch das Peritoneum hindurch. Gegen den Dickdarm hin nahm die Röthung immer mehr zu und im Dickdarm war besonders die Kante der Schleimhautfalten stark gefärbt, wodurch seine Schleimhaut ein rothgestreiftes Aussehen bekam. Faserstoffige Exsudate waren nicht vorhanden. Die Nieren zeigten auf Durchschnitten rothpunktirte gelbe Streifen der Corticalsubstanz. Auch die Medullarsubstanz war gelb gestreift. Das Mikroskop zeigte viele Harnkanälchen fast ganz mit Fettmolecülen gefüllt; andere waren mit Blut gefüllt, wieder andere zeigten das normale blasse Aussehen. Auch um einige Malpighische Körperchen herum wurden Körnchenzellen gesehen. Der Harn war trübe. Das Mikroskop zeigte darin viele Spermatozoïden und einige Blutkörperchen nebst Blutgerinnseln, welche Abgüsse der Harnkanälchen darstellten. Der Harn wurde durch Kochen stark getrübt und nach der Fällung der in demselben enthaltenen Eiweissstoffe wurde er sehr hell. Die Milz war sehr dunkel, etwas marmorirt, aber ohne Foci; sie röthete sich an der Luft. Das Pankreas hatte ein normales Aussehen. Das Herzfleisch beider Ventrikel war mürbe. Unter dem Pericardium des Herzens fanden sich petechienartige Flecke. Das Blut war noch grossentheils flüssig, als das Herz Abends um 7 Uhr, also wenigstens 10—12 Stunden nach dem Tode geöffnet wurde, gerann aber an der Luft. Das linke Herz enthielt speckige Gerinnsel. Die Blutgerinnsel der rechten wie der linken Kammer hingen durch breite Coagulummassen sowohl mit den in der Vorkammer, als mit den in der Aorta einerseits und in der Pulmonalarterie andererseits vorhandenen Blutgerinnseln zusammen; es war die Gerinnung also bei offenen Herzklappen vor sich gegangen. Am Halse befand sich um und besonders über den Ligaturstellen ein grosser confluirender Eiterheerd mit brandiger Begrenzung. In der oberen Hohlvene und in dem unterhalb der unteren Ligaturstelle gelegenen Theile der Jugularvene fand sich indess kein Gerinnsel und die Gefässwandungen hatten ein normales Aussehen. Die Lungen enthielten mehrere grössere, scharf begrenzte, dunkle Knoten (lobuläre Prozesse) und eine grosse Menge isolirter, farbloser (tuberkelartiger) Knötchen. Indem die Lungenarterie verfolgt wurde, ergab sich Folgendes: Der Anfang derselben war von einem weichen, dunkelrothen Gerinnsel ausgefüllt, das dem im rechten Herzen befindlichen völlig glich. In der linken Lunge war das Gerinnsel im Hauptstamm der Arterie, bis zur ersten Theilungsstelle hin, derb, entfärbt und den Wandungen etwas adhärent. Dieses Gerinnsel theilte sich in zwei Aeste für den unteren Lappen und einen kleineren für die untere Abtheilung des oberen Lappens, während der Ast, der die obere Abtheilung des oberen Lappens versorgte, keine Gerinnsel enthielt. Das Zweiggerinnsel, das sich in die untere Abtheilung des oberen Lappens der linken Lunge hinein erstreckte, war sehr uneben, knotig und faltig; es war auch stärker entfärbt, als das vor der ersten Haupttheilung der Art. pulmon. sin. befindliche Gerinnsel und offenbar älteren Ursprungs. Es hörte ganz scharf auf bei der nächsten dichotomischen Theilung der Arterie und es war hierbei auffallend, dass das unmittelbar vor dieser Theilung liegende Ende dieses Gerinnsels etwa doppelt so dick war als das andere Ende und den Wandungen viel fester adhärirte. Um diese Stelle herum war die Arterienwand sehr verdickt und das umliegende Lungengewebe in bedeutendem Umfange verdichtet, ganz luftleer, von rothbrauner Farbe. Das an diesen etwa haselnussgrossen Knoten, der sich bis an die Oberfläche der Lunge erstreckte, angrenzende Lungenparenchym war ebenfalls stark rothbraun, aber lufthaltig. Die von dieser Theilungsstelle abgehenden zwei Aeste enthielten zwei ganz frische und lockere Gerinnsel, welche an das alte angelöthet waren. Der Theil des Lungengewebes, zu welchem diese Aeste führten, war gesund, ebenso wie der obere Theil des oberen Lappens der linken Lunge, der vom Hauptstamm her und in seinem ganzen Verlaufe von Gerinnseln freigewesen war. Im unteren Lappen der linken Lunge war das im Hauptstamme des Lappens befindliche Gerinnsel dunkelroth, nur an einer Seite etwas entfärbt, der Wandung der Arterie nicht adhärent. Unmittelbar vor der ersten Theilung des Hauptstammes in 3 Aeste lag aber ein ganz entfärbtes Gerinnsel, an welches das Gerinnsel des Hauptstammes seitlich angelöthet war. Dieses auf der Theilungsstelle reitende, den Wandungen durchaus nicht adhärente Gerinnsel ragte nur etwa 1 Linie weit in den einen der Aeste hinein, der übrigens durch ein ganz lockeres, schwarzes (frisches) angelöthetes Gerinnsel erfüllt war. Die von diesem Aste versorgte Lungenpartie enthielt keinen grösseren Knoten. — In den zweiten (mittleren) Ast ragte das auf der ersten Theilungsstelle reitende Gerinnsel etwa ein Paar Linien weit hinein, um sich hier gleichfalls mit einem runden, schwarzen, ziemlich festen Gerinnsel zu verbinden. Indem dieses angelöthete Gerinnsel gegen die Peripherie hin weiter verfolgt wurde, gelangte man an der nächsten Theilungsstelle wieder zu einem stark entfärbten, runzligen, der Wandung etwas adhärenten Gerinnsel, das sich, abgeplattet und stark entfärbt, durch einen der vor dieser zweiten Theilungsstelle abgehenden Aeste bis zur nächsten Theilungsstelle (dritter Ordnung) dieses Astes hin erstreckte, hier aber plötzlich fast dreimal so dick wurde als bisher und eine viel stärkere graue Entfärbung zeigte, sehr höckerig war und der Wandung so fest adhärirte, wie keines der anderen Gerinnsel. Um dieses Gerinnsel herum war das Lungengewebe bis an die Oberfläche zu einem festen Knoten von der Grösse einer Haselnuss verdichtet. Der Durchschnitt dieses Knotens hatte in der unmittelbaren Nähe des Gefässes eine gelbe Farbe von infiltrirtem Eiter, weiter nach aussen war das Gewebe, woraus der Knoten bestand, rothbraun, mit einem Stich ins Graue und wie in der gelben Partie vollkommen luftleer. Das umliegende Gewebe war trotz der scharf markirten Grenze des Knotens stark hyperämisch, violetroth, aber lufthaltig. Es war hier der Ausgangspunkt des Prozesses von dem vor der Theilungsstelle der Arterie liegenden Gerinnsel also ganz besonders deutlich. Die von der diesem lobulären Prozesse entsprechenden Theilungsstelle abgehenden Aeste enthielten wiederum vor der nächsten (4ten) Bifurcation dunkle, aber mit hellen Flecken versehene Gerinnselklumpen, welche mit dem nächstvorhergehenden alten Gerinnsel durch frische, lockere, schwarze Gerinnsel verbunden waren, und welche ebenfalls in dem, ihnen zunächst, den Theilungsstellen angrenzenden Lungengewebe die Bildung fester, luftleerer, runder aber kleinerer Knoten oder lobulärer Prozesse veranlasst hatten. Auch auf den Durchschnitten dieser mehr peripherisch gelegenen Knoten zeigte die gelbe Färbung zunächst dem Gefäss und das braungraue Colorit der übrigen luftleeren Partie der Knoten den Ausgang des Prozesses vom Inneren des Gefässes an. Verfolgte man die Arterie auch durch diese kleineren Knoten hindurch, so stiess man jenseit der Bifurcatur auf frische, dunkelrothe, lockere Gerinnsel, welche sich in gesunden Arterienästchen gesunden Lungenparenchyms verbreiteten. — Der 3te Hauptast, der aus der Theilung des für den unteren linken Lungenlappen bestimmten Stammes hervorging, enthielt ein sehr dickes und stark entfärbtes Gerinnsel, das sich bis an die nächste Theilungsstelle hin erstreckte und in die beiden von dieser ausgehenden Aeste hineinragte. Dieses in solcher Weise verzweigte Gerinnsel zeigte doch an verschiedenen Stellen ein verschiedenes Aussehen; namentlich war seine dem Herzen näher gelegene Hälfte viel unebener, stärker entfärbt und den Wandungen stärker adhärent, als die mehr peripherisch gelegene Hälfte und dieser Uebergang war ganz plötzlich, so dass vermuthlich der dem Herzen nähere Theil des Gerinnsels embolischen, der des mehr peripherisch gelegenen autochthonen Ursprungs war. Die von dem grossen Aste, worin diese Gerinnsel lagen, seitlich abgehenden zahlreichen Aeste enthielten ganz lockere, schwarzrothe, den Wandungen nicht adhärente Coagula, die an das alte Gerinnsel seitlich angelöthet waren und durch ein bandförmiges, aber nicht spiralig verlaufendes, frisches, dunkles und lockeres Gerinnsel mit dem Hauptstamme communicirten. Die Arterienwand war da, wo das so eben besprochene alte und starke Gerinnsel lag, verdickt, aber nur an einer erbsengrossen Stelle erstreckte sich die Veränderung des Gewebes in das Lungenparenchym hinein, das hier zu einem kleinen, luftleeren, rothbraunen Knoten verdichtet war. In der rechten Lunge fand sich nur an der Spitze des subcordialen Lappens ein kleiner, etwa erbsengrosser, braunrother Knoten luftleeren Lungengewebes. Etwa 1 Zoll weit von dieser kranken Stelle entfernt fand sich allerdings ein kleines altes Gerinnsel; die Beziehung desselben zur Gerinnselembolie konnte aber nicht nachgewiesen werden, weil es nicht gelang, die Arterie bis in den Knoten hinein zu verfolgen. Uebrigens enthielt die rechte Lunge, ausser den besprochenen, keine anderen grösseren Knoten, obwohl dieselbe eine grosse Menge alter Blutpfröpfe in der Lungenarterie beherbergte. Dieselben hatten ganz das in der linken Lunge beschriebene verschiedenartige Aussehen, sassen immer vor den Theilungsstellen angehäuft, waren vielfach durch frische angelöthete Gerinnsel verbunden und oft, aber nicht immer, den Arterienwandungen adhärent, die dann an diesen Stellen etwas verdickt waren. Von solchen Stellen aus erstreckte sich allerdings bisweilen die Veränderung über die Arterienwand hinaus etwas in das Lungenparenchym hinein, das dann an diesen Stellen freilich blutig infiltrirt, aber nirgends ganz luftleer war. Das grösste und den Wandungen am stärksten adhärente Gerinnsel sass an der Theilungsstelle des rechten Stammes der Pulmonalarterie für die 4 Hauptlappen. Ausser jenen grösseren luftleeren und gefärbten Knoten (den lobulären Prozessen) fand sich eine grosse Menge ganz kleiner Knötchen von der Grösse eines Sandkorns bis zu der eines Stecknadelknopfes in dem Gewebe der Lungen. Dieselben waren meist hyalin, besonders die kleinsten; einzelne waren auch gelb von Fettmolecülen und andere blutroth. Die kleinen hyalinen Knötchen konnten in der mit Luft gefüllten Lunge leicht übersehen werden, sie traten aber deutlich als solide und feste kleine Körper hervor, wenn die Lunge etwas in Wasser gelegen hatte. Ueberdies waren jene kleinen verzweigten Verkalkungen zu bemerken, die ich oft bei alten Hunden gesehen habe und die mir aus einer Veränderung der kleinen Bronchien hervorzugehen scheinen.

5. Einem 5660 Gramme schweren kurzhaarigen Hunde, der sein Gewicht gut behauptete und in jeder Beziehung gesund schien, wurde am 8. Februar Blut aus der Jugularvene entzogen und in die bei den vorigen Versuchen besprochene Glasröhre gefüllt. Diese wurde an einem kalten Orte aufbewahrt, so dass die Blutsäule bei der strengen Kälte schon nach weniger als einer Stunde fest gefroren war.

Sie verblieb in dieser niedrigen Temperatur bis zum 10ten, an dem ihr Inhalt, bis zur Temperatur des Körpers erwärmt, auf die oben beschriebene Weise in die andere Jugularvene hineingetrieben wurde. Die in die Vene eingebundene Glasspitze, durch welche das Blut hindurchgepresst wurde, war enger als in den vorigen Versuchen. Es traten nach dieser Injection keine Symptome auf. 3 Tage später wurde das Glasrohr auf gleiche Weise aus der einen Cruralvene gefüllt und das gebildete Gerinnsel nach 24stündigem Stehen bei mittlerer Temperatur am 14. Februar in die andere Cruralvene hineingetrieben. 4 Tage später, am 18. Februar, während welcher Zeit der Hund ein wenig an Gewicht abgenommen hatte, ohne sonst etwas Krankhaftes zu zeigen, wurde er durch Eröffnen der Carotiden getödtet und es wurde unmittelbar nachher die Section vorgenommen. Die Lungen waren an vielen Stellen blutig gesprenkelt und überall höckerig anzufühlen. Die Oberfläche war granulirt und die kleinen Unebenheiten, von denen dieses herrührte, traten stärker hervor, wenn man die Lungen aufblies. Bei oberflächlicher Betrachtung schienen die Lungen überall lufthaltig zu sein, bei näherer Untersuchung waren sie aber von kleinen Knötchen durchsetzt, welche hyalin, derb, luftleer, von der Grösse eines Sandkorns bis zu der eines Stecknadelknopfes, den cruden Tuberkeln glichen. Sie traten für das Auge viel deutlicher hervor, wenn die Luft aus den Lungen ausgetrieben war, sie waren aber auf feinen Schnitten auch in der lufthaltigen Lunge leicht zu erkennen. Diese kleinen Knötchen sassen meist in unregelmässigen Haufen ganz in solcher Weise, wie bei der Tuberkelinfiltration zusammengedrängt. Um diese Haufen herum, wie um die isolirten Knötchen, lag lufthaltiges Lungengewebe. Eine verhältnissmässig geringe Anzahl der Knötchen hatte eine gelbliche Farbe, eine noch geringere Anzahl war roth gefärbt. Mikroskopisch untersucht waren die Knötchen vollkommen luftleer; sie enthielten viele aus grösseren Zellen hervorgegangene Körnchenzellen und Fettaggregatkugeln; besonders zeichneten die gelblichen Knötchen sich durch ihren Reichthum an den letztgenannten Elementen aus. Auf den senkrechten Durchschnitten vieler Knötchen sah man einen Blutpfropf in einem zu demselben führenden Blutgefässe unmittelbar vor dem Knötchen. In der Lungenarterie fand man alte Blutpfröpfe fast in allen Aesten vor den Theilungsstellen. Diese alten Pfröpfe waren schwarzroth, runzlig, stellenweise entfärbt und bisweilen der Arterienwandung schwach adhärent, während jedoch die meisten frei in der Arterie lagen. Von grösseren, luftleeren, entzündeten Knoten des Lungenparenchyms (lobulären Prozessen) war keine Spur zu entdecken.

6. Einem ziemlich grossen, 10135 Gramme schweren, kurzhaarigen, schwarz und weiss gefleckten Hunde, der sehr gefrässig war und sein Gewicht sehr gut behauptete, wurde am 26. December etwa 1 Unze Blut aus der Jugularvene entzogen und mittelst einer Argentanspritze wieder injicirt, nachdem es geronnen war. Sein Wohlbefinden und sein Appetit wurde in den folgenden Tagen dadurch in keiner Weise vermindert. Drei Tage später, am 29. December, wurde demselben Blut entzogen und in der früher zu gleichem Zwecke verwendeten Glasröhre aufgefangen. Nachdem dieses bei einer Temperatur von 0° bis 4° C. 48 Stunden lang gestanden hatte, wurde das Gerinnsel am 31. December auf die gewöhnliche Weise in die Jugularvene hineingetrieben. 5 Tage nach dieser Injection wurde der

Hund, dessen Allgemeinbefinden sehr gut blieb, mittelst Durchschneidung der Carotiden getödtet. Bei der Untersuchung der Lungen fand man 3 rothbraune, luftleere Knoten, zwei von der Grösse einer Erbse und einen etwas kleineren, am Rande des unteren linken Lappens und am Rande des subcordialen Lappens. Ausserdem fanden sich in den Lungen ein Paar gelblich durchscheinende sehr feste Knötchen von der Grösse eines Hanfkorns und viele kleine gelblich-weisse Knötchen von der Grösse eines Sandkorns bis zu der eines Stecknadelknopfes. Die mikroskopische Untersuchung dieser Knötchen ergab denselben Befund wie in den früheren Fällen. Die Jugularvenen und die obere Hohlvene waren gesund und enthielten keine Gerinnsel; auch die Cruralvenen, die Venae iliacae und die untere Hohlvene waren gesund. In der Lungenarterie fanden sich 6 alte Gerinnsel, deren Länge zwischen $\frac{1}{2}$ und 1 Zoll variirte und eines von $1\frac{1}{2}$ Zoll Länge. Diese Gerinnsel lagerten alle vor Theilungsstellen der Arterie und das längste derselben ragte mit beiden Enden in die beiden von der Theilungsstelle abgehenden Aeste hinein. Diese Gerinnsel hatten durchgängig einen Durchmesser von $1\frac{1}{4}$ Linien und waren dunkelroth, aber stellenweise entfärbt, besonders an den dem Herzen zugewendeten Enden, welche ebenso wie die peripherischen abgerundet waren. Eines derselben hatte hier gleichsam einen Hals, wie er sich bei der Contraction des Faserstoffs oben bildet, wenn Blut in einem cylindrischen Gefässe mit einer Crusta gerinnt. Die Gerinnsel waren den Wandungen theils schwach, theils gar nicht adhärent. An einer Stelle, wo man durch das Gewebe hindurch einen harten Strang fühlte, fand sich in einem Arterienaste ein alter, sehr fester, der Wandung stark adhärenter Pfropf. Directe Beziehung zwischen den Gerinnseln und den grossen und kleinen Knötchen des Lungengewebes konnte anatomisch nicht nachgewiesen werden. Das sonst gesunde Herz trug an der einen Atrioventricularklappe des rechten Herzens eine kugelrunde Geschwulst von schwarzer Farbe und von der Grösse einer Erbse. Diese Geschwulst war vom Endocardium überzogen und der Inhalt desselben bestand aus geronnenem Blut mit zum Theil zerstörten Blutkörperchen, braunem und schwarzem Pigment, Schollen und Molecülen. Unter dem Mikroskope bildete der Inhalt sehr bald bei geringem Wasserzusatz Blutkrystalle. Eine Communication der inwendig glatten Höhle mit einem Gefäss war nicht nachweisbar. Der Rand derselben Klappe war übrigens etwas geröthet und infiltrirt, die Oberfläche aber glatt. Die übrigen Organe zeigten nichts Bemerkenswerthes, nur enthielt der Darm eine Menge Eingeweidewürmer (Ascaris).

7. Einem schwarzen Spitzhunde, der sein Gewicht sehr gut behauptete und auch sonst sehr gesund und kräftig war, wurden 2mal, am 20. Februar und am 4. März, 24 Stunden alte, 57 Centimeter lange Blutgerinnsel seines eigenen Blutes in gewöhnlicher Weise in den Kreislauf gebracht. Nach der ersten Blutentziehung sank das Gewicht des Hundes von 7650 auf 6550 Gramme, ohne dass sonst etwas Krankhaftes zu entdecken gewesen wäre. Dieser starke Gewichtsverlust schien davon herzurühren, dass der sonst sehr gefrässige Hund, der bisher an der Kette neben einem anderen ihm sehr befreundeten Hunde gelegen hatte, nunmehr von demselben getrennt, nicht wie früher fressen wollte. Die Trennung wurde bewerkstelligt, weil die mechanische Reibung des Halsbandes bei Gegenwart der Wunde am Halse

durch Druck auf die verletzte Vene und durch Reizung der Wunde das Experiment leicht hätte trüben können. Diese Vorsicht, die Hunde, an deren Halsgefässen Versuche gemacht waren, ohne Halsband frei umherlaufen zu lassen, habe ich auch in allen vorhergehenden Versuchen angewendet. Nach und nach gewann dieser Hund sein früheres Gewicht wieder und bei der zweiten Injection war er so schwer wie zu Anfang. Nach der zweiten Injection wurde keine wesentliche Gewichtsabnahme bemerkt und am 17. März (25 Tage nach der ersten und 13 Tage nach der zweiten Injection) war er so schwer wie zu Anfang der Versuche (7600 Gramme). Er wurde nun getödtet und sogleich secirt.

In den Lungen war von grösseren Knoten Nichts zu sehen und auch nicht von Spuren, welche dieselben hinterlassen hätten. In der Lungenarterie wurden keine alten Gerinnsel gefunden; ihre grösseren Aeste waren aber an mehreren Stellen in der Nähe der Theilungen verengt. Dahingegen waren die Lungen mit kleinen, theils runden, theils unregelmässig gestalteten Knötchen von der Grösse eines Stecknadelknopfes oder eines Rübesaatkornes übersäet. Diese Knötchen, welche die Pleura emporhoben, hatten eine gelbe Farbe und waren in der Mitte regelmässig mit einem schwarzen Flecke versehen. Die genauere Untersuchung derselben zeigte, dass sie solide und luftleer waren; das schwarze Pigment war in verzweigter Form abgelagert und schien in obliterirten Gefässen zu liegen. Diese Knötchen enthielten ferner eine Unmasse von Körnchenzellen, Fettaggregatkugeln und feinen Fettmolecülen, nebst denjenigen grossen, mit ovalem Kern versehenen Zellen, aus welchen sie hervorgegangen waren. Ob übrigens diese Gebilde aus den Knötchen selbst oder dem zunächst ihnen angrenzenden Lungenparenchym stammten, blieb unentschieden. In dem lufthaltigen Lungenparenchym waren übrigens nur sehr wenig Körnchenzellen aufzufinden. Bei dem Zerzupfen der soliden Knötchen kam überdies eine Menge Krystalle zum Vorschein, welche meist 8eckige Tafeln bildeten (s. Abbildung). Diese dünnen, oft übereinander geschobenen Tafeln,

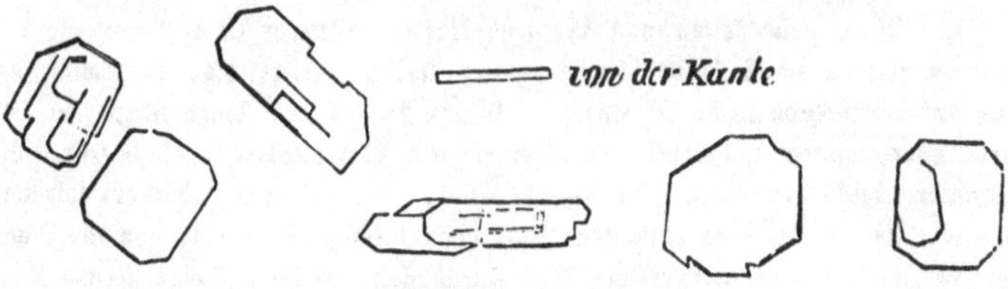

450fache Vergrösserung.

waren in Aether selbst beim Kochen unlöslich, blieben bei Zusatz von Wasser, ebenso wie von Essigsäure, ja selbst von concentrirter Schwefelsäure unverändert und wurden durch nachträglichen Jodzusatz nicht gefärbt. In Ammoniak waren sie schwerlöslich oder unlöslich. Die Knötchen sassen grösstentheils dicht unter der Pleura, fanden sich aber auch im Lungenparenchym, namentlich in Reihen, welche der Pulmonalarterie dicht anlagen und ihr parallel liefen. Auf senkrechten Schnitten sah man, dass das Pigment zum Theil unter den eigentlichen Knoten, d. h. an der dem Herzen zugewandten Seite derselben lag. — Der Darmkanal war gesund.

Ausser diesen Versuchen wurden noch 3 anderen Hunden Blutgerinnsel in den Kreislauf gebracht, es war aber in diesen Fällen die Masse des Gerinnsels viel kleiner und die localen Veränderungen im Lungenparenchym waren, in Uebereinstimmung hiermit, geringer. In allen 3 Fällen fehlten die grossen lobulären Knoten, während die kleinen tuberkelartigen Knötchen, mit Uebergangsformen der lobulären Knoten zu ihnen, zugegen waren.

8. Dem einen dieser Hunde, der früher zur Transfusion Blut hergegeben hatte, wurde am 15. December eine kleine Menge (4 — 5 Gramme) seines eigenen Blutes, das noch nicht angefangen hatte Serum auszuscheiden, durch eine feine Spitze hindurch in die Jugularvene hineingepresst. Am 22. December wurde dieselbe Operation mit der doppelten Menge seines eigenen geronnenen Blutes wiederholt. Das Thier hatte sich danach ganz wohl befunden und wurde am 24. December durch den Nackenstich getödtet. Ausser den kleinen, theils hyalinen, theils durch Fettmolecüle und Fettaggregatkugeln gelblichen, dichten Knötchen von der Grösse eines Sandkorns bis zu der eines Stecknadelknopfes, fand man im Lungengewebe 4 — 5 rothe, Flohstichen ähnliche Flecke unter der Pleura. Das Gewebe war in diesen Flecken nicht luftleer. Ueberdies fand sich ein gelblicher, ziemlich harter Knoten von der Grösse eines Hanfkorns unter der Pleura, dessen senkrechter Durchschnitt kleiner war als der der Pleura parallele. Jeder Nachweis einer Beziehung zwischen den Knötchen und der Lungenarterie fehlte in diesem Falle, dessen genauere Untersuchung übrigens auch durch äussere Umstände verhindert wurde. Der Darmkanal war gesund, ebenso das Herz.

In den beiden anderen Fällen wurde die Gerinnung des Blutes in der Jugularvene selbst bewerkstelligt.

9. Einem sehr fetten und kräftigen Hunde mittlerer Grösse war die Vena jugularis externa am 8. Januar 1855 so weit frei präparirt, als es möglich war, ohne auf eintretende Aeste zu stossen. Dieses $2\frac{1}{2}$—3 Zoll lange Stück der Vene wurde zuerst unten und dann, nachdem sie mit Blut strotzend gefüllt war, oben mit einer Ligatur versehen. Die Wunde wurde offen gelassen, aber am folgenden Tage war das in der Vene enthaltene Blut noch flüssig. Es wurde nun die Wunde zugenäht, aber am nächstfolgenden Tage wurde die Vene bis auf eine geringe Menge eines bräunlich-gelben Breies, der Eiterkörperchen enthielt, leer gefunden. Es wurde darauf, am 10. Januar, die andere Vena jugularis externa einfach, möglichst nahe dem Sternum unterbunden. Nach 24 Stunden hatte sich im Umfange der Vene eine sehr reichliche, feste Exsudatmasse abgelagert und die Vene war bis zum Unterkieferwinkel hinauf mit einem starken Blutgerinnsel gefüllt. Die Vene wurde am 11. Januar in dieser ganzen Ausdehnung herauspräparirt und das Gerinnsel, das sie enthielt, wurde vorsichtig, ohne mit der Exsudatmasse oder mit der äusseren Oberfläche in Berührung zu kommen, in ein sorgfältig gereinigtes, ziemlich weites Glasrohr hineingepresst. Die ganze Masse betrug 3- 4 Gramme. Dieses

Glasrohr wurde mittelst Cautchoucröhren oben mit einer mit Wasser gefüllten Spritze, unten mit einem engeren Glasrohr, das in der Cruralvene befestigt werden konnte, verbunden. Nachdem alle Luft aus dem Apparate ausgetrieben war, wurde die Gerinnselmasse in die Cruralvene injicirt und durch einen tüchtigen Wasserstrom aus der Spritze in seiner Bewegung nach dem Herzen zu beschleunigt. Der Hund wurde nach dieser Operation hinfällig; eine halbe Stunde nachher fing er an sich zu erbrechen, darauf trat Diarrhoe auf, zugleich mit keuchender Respiration, heftigen Schüttelfrösten, Sehnenhüpfen, Haarsträuben und grossem Collapsus. 18 Stunden nach der Injection wurde das Thier todt gefunden, war aber noch warm. Bei der Section war die Cruralvene sowohl als die untere Hohlvene bis zum Herzen hin offen und ohne alte Gerinnsel. Das Herz zeigte nichts Abnormes, weder was die Gerinnsel, noch was die Textur betraf. Der Kopf und besonders das Gehirn zeigte starke venöse Hyperämie. Der Magen war mit schleimig-blutiger Flüssigkeit gefüllt. Die Wandungen waren stark geröthet, theils durch Injection, theils durch Imbibition. Der Dünndarm enthielt ebenfalls eine blutig-schleimige Flüssigkeit und die Schleimhaut war stark geröthet. Die blutige Beschaffenheit des Darminhalts und die Röthung der Schleimhaut nahm gegen die Coecalklappe hin ab, ohne jedoch ganz zu verschwinden. Namentlich waren auch im unteren Ende des Ileums die hervorragenden Schleimhautfalten stark geröthet und injicirt. Im oberen Theile des Dickdarms nahm die Röthung und Injection der Schleimhaut wieder zu und der Darminhalt wurde wieder blutig. In der Gegend des Pylorus und des Rectums fanden sich ein Paar grössere Blutergüsse in dem Gewebe der Schleimhaut. Die Lunge enthielt nur einen dunkelrothen Knoten von der Grösse einer Erbse; das Gewebe desselben war luftleer und die Pleura, die sich über dasselbe hinzog, war durch denselben emporgehoben. Das Lungengewebe hatte sonst eine dunkelrothe Farbe und war sehr blutreich, aber überall lufthaltig. Es war dasselbe besonders unter der Pleura von einer sehr grossen Menge stecknadelknopfgrosser Knötchen durchsetzt. Diese Knötchen waren gelblich gefärbt und in der Mitte mit einem schwarzen Flecke versehen und glichen im Uebrigen ganz den im 7ten Versuche beschriebenen. Die gelbliche Färbung rührte von Fettmolecülen und Fettaggregatkugeln her, der schwarze Fleck bestand aus verästelt abgelagertem Pigment; überdies enthielt das feste bindegewebsartige Gewebe der Knötchen die im 7ten Versuche beschriebenen Krystalle. — In der Milz wurde ein linsengrosser prominenter Knoten gefunden.

10. Es wurde einem kleinen Teckelhunde die Vena jugularis ebenfalls am Sternum unterbunden und das nach 24 Stunden in derselben gebildete Gerinnsel wurde auf dieselbe Weise durch die andere V. jugularis in den Kreislauf gebracht. Dasselbe war viel kleiner als im vorigen Versuche und wog nur etwa 1 Gramm. Das Thier zeigte hiernach kein krankhaftes Symptom und als es 5 Tage nachher durch den Nackenstich getödtet worden war, fand sich in den Lungen ausser einer geringen Anzahl der hyalinen tuberkelartigen Knötchen, die in den vorigen Versuchen ebenfalls und constant beobachtet waren, nichts Abnormes. Der Darmkanal war gesund.

In den Lungen der 6 unter den 10 Hunden, denen Blutgerinnsel injicirt waren, fanden sich also Entzündungsheerde in den Lungen von der Grösse einer Erbse bis zu der einer Haselnuss, und bei allen, höchstens mit Ausnahme des ersten Falles, bei welchem ich noch nicht darauf aufmerksam geworden war, fanden sich ausserdem kleine Knötchen, theils von der Grösse eines Hanfkornes, theils von dem Umfange eines Stecknadelknopfes, theils noch kleiner.

Betrachten wir zuerst die ursächlichen Verhältnisse der grösseren Entzündungsheerde, so kann es durchaus nicht bezweifelt werden, dass sie ja von den eingespritzten Blutgerinnseln herrührten, obgleich es nicht in allen Fällen gelang, die alten Gerinnsel nachzuweisen, welche Ursache der Erkrankung des Gewebes waren, und obgleich jedenfalls eine sehr grosse Zahl von Gerinnseln in der Lungenarterie stecken geblieben war, ohne solche Processe hervorzurufen. Die Verhältnisse, welche den ursächlichen Zusammenhang der injicirten Gerinnsel und dieser grösseren Entzündungsheerde beweisen, sind 1) der Umstand, dass solche Processe, welche bei ihrem Umfange der Beobachtung nicht entgehen könnten, bei gesunden Hunden nicht gefunden werden, ferner 2) die Uebereinstimmung der Entwickelungsstadien der Entzündungsheerde und der Zeit, welche seit der Uebertragung der Gerinnsel vergangen war. In Versuch 9, wo nur 18 Stunden seit der Uebertragung eines kleinen Gerinnsels verstrichen waren, fand sich ein erbsengrosser dunkelrother Knoten. In Versuch 1, wo 5 Tage seit der Uebertragung der Gerinnsel verflossen waren, fanden sich mehrere Entzündungsheerde von der Grösse eines Sperlingeies bis zu der einer Erbse von braunrother Farbe mit bedeutender Brüchigkeit des Gewebes. In Versuch 2 fanden sich, 7 Tage nach der Injection, 8 erbsengrosse, etwas flache braunrothe Knoten; dieselben waren wahrscheinlich schon in der Rückbildung begriffen. In Versuch 3, der in dieser Beziehung besonders interessant ist, war eine Injection von Blutgerinnseln vor 8 Tagen, eine zweite vor 3 Tagen gemacht worden und unter den 5 haselnussgrossen Knoten der Lungen fand sich einer, dessen Durchschnittsfläche durch eine graubraune Farbe ausgezeichnet war, während der in demselben befindliche Blutpfropf sich vor den in den anderen Heerden vorhandenen alten Gerinnseln durch seine Beschaffenheit als der ältere zu erkennen gab. Dieser Knoten rührte demnach offenbar von der ersten, vor 8 Tagen vorgenommenen Gerinnselinjection her, während die 4 anderen, von dunkelrother Farbe, sowohl wegen ihrer Entwickelung, als wegen der Qualität der in mehreren derselben gefundenen embolischen Blutgerinnsel auf die spätere, vor 3 Tagen vorgenommene Uebertragung von Gerinnseln bezogen werden mussten. Ein ähnlicher, wenn auch weniger ausgesprochener Unterschied fand sich zwischen den verschiedenen Entzündungsheerden mit zugehörigen embolischen Gerinnseln in Versuch 4, wo an 3 aufeinander folgenden Tagen, dem 5ten, 6ten und 7ten vor der Section, Blutgerinnsel durch die Venen in die Lungenarterie hineingebracht wurden. Die 3 in Versuch 6 gefundenen erbsengrossen Knoten waren von rothbrauner Farbe, ganz wie die bei Versuch 1 und zum Theil bei Versuch 4 gefundenen, und sie können, wie diese, auf die 5 Tage vor der Section gemachte Gerinnselinjection bezogen werden, während die hanfkorngrossen, gelben Knötchen dahingegen auf den vor 10 Tagen gemachten Eingriff bezogen werden konnten. Endlich ist ferner 3) auch der Umstand beweisend für die Abhängigkeit der in Rede stehenden Processe von der Embolie der Gerinnsel, dass es in einer bedeutenden Zahl der Knoten nicht nur wirklich gelang die Gerinnsel nachzuweisen, sondern dass es auch, namentlich in Versuch 3, möglich war, zu constatiren, dass die älteren Gerinnsel den älteren, die jüngeren, weniger veränderten Gerinnsel den Processen späteren Ursprungs entsprachen.

Wenn es aber nicht in allen Fällen gelang, die Gerinnsel an denjenigen Theilungsstellen der Lungenarterie, um welche die Knoten sich entwickelt hatten, aufzufinden, so erklärt sich das schon aus der Schwierigkeit der Untersuchung, wenn es sich um kleine Arterienäste handelt. Ueberdies wäre es sehr denkbar, dass die Gerinnsel bisweilen, besonders wo längere Zeit seit der Injection vergangen war, wieder verschwunden sind, nachdem sie die Processe veranlasst haben. Hierfür spricht, dass der Umfang aller in der Lungenarterie gefundenen alten Gerinnsel unter allen Umständen viel geringer erschien, als die Masse der injicirten Gerinnsel, so dass eine theilweise Aufsaugung oder Auflösung derselben angenommen werden muss, und bei dieser Annahme könnte dann entweder gerade eine reichlichere Auflösung einiger Gerinnsel bei derjenigen Veränderung derselben, wodurch die Bildung dieser Entzündungsheerde veranlasst wurde, vorhanden gewesen sein, oder aber, es könnte das Zerfliessen des im Centrum des Entzündungsheerdes befindlichen embolischen Gerinnsels gerade durch den hier stattfindenden pathologischen Process beschleunigt worden sein. Wie dem nun aber auch sei, so ist es klar, dass der Umstand, dass es nicht in allen Fällen gelang, das embolische Gerinnsel im Knoten aufzufinden, nicht den leisesten Schein eines Beweises gegen die durch die oben angeführten Verhältnisse begründete Annahme enthält, der zufolge die genannten Processe eben durch die embolischen Blutgerinnsel hervorgebracht worden sind.

Ebenso wenig spricht aber der Umstand, dass offenbar lange nicht alle die embolischen Blutgerinnsel obige Processe hervorgerufen haben, gegen unsere Annahme. Ebenso wenig als ein jeder Coitus eine Schwangerschaft bedingt und ebenso wenig als eine jede Gelegenheit zu einer Ansteckung wirkliche Ansteckung zur Folge hat, ebenso wenig giebt in der That ein jedes grössere embolische Gerinnsel Veranlassung zur Bildung eines lobulären Processes. Diese sehr bemerkenswerthe Thatsache geht schon daraus hervor, dass die Zahl und der Umfang der in sämmtlichen Fällen gefundenen lobulären Processe der Lungen jedenfalls der Zahl der durch die Zerbröckelung der lockeren Gerinnsel bei der Injection und dem Durchgange durch das Herz gebildeten Emboli, so wie dem Umfange sämmtlicher ursprünglich gebildeter Gerinnsel weit nachsteht. Zur vollen Evidenz wird aber dieses Factum dadurch gebracht, dass viele grössere und kleinere alte Gerinnsel in vollkommen gesunden Lungenpartien vor den Theilungsstellen der Pulmonalarterie gefunden wurden, und hier nur im allernächsten Umfange unscheinbare Veränderungen der Arterienhäute hervorgebracht hatten. Es ist hiernach klar, dass noch besondere Verhältnisse hinzutreten müssen, damit ein embolisches Blutgerinnsel lobuläre Processe in den Lungen hervorrufe. Man könnte hierbei a priori denken 1) an die Blutmischung des betreffenden Individuums, 2) an die verschiedene Qualität der Emboli und 3) an

Verschiedenheit der prädisponirenden Zustände der verschiedenen Theile der Lunge.

Was nun erstens den Einfluss der Blutmischung auf die Entstehung der in Rede stehenden Processe betrifft, den Virchow bekanntlich ganz besonders stark betont hat, so könnte in der That in dreien unserer Fälle gleichzeitig mit der Embolie der Blutgerinnsel eine abnorme, der putriden oder pyämischen verwandte Blutveränderung angenommen werden, nämlich im 1sten, 4ten und 9ten Falle. In Versuch 1 hatte die durch die Transfusion hervorgebrachte starke Plethora des hungernden Thieres pathologische Veränderungen im Darmkanal hervorgerufen, welche in mancher Beziehung mit denjenigen übereinstimmten, die in diesem Organe durch die putride Infection entstehen und, die grosse Schnelligkeit, mit der Fäulniss eintrat, spricht ebenfalls für das Vorhandensein einer abnormen, der putriden verwandten Blutmischung. Im 4ten Falle hatte sich ein Abscess mit stinkendem Eiter entwickelt, der Appetit schwand, das Gewicht nahm ab und das Thier starb. Es kann auch in diesem Falle die Möglichkeit einer wesentlichen Blutveränderung nicht geleugnet werden, obgleich andererseits zugegeben werden muss, dass sie weder durch die Symptome, noch durch den Sectionsbefund eigentlich erwiesen war. Im 9ten Falle aber war offenbar das in der unterbundenen Vene gebildete und in den Kreislauf gebrachte Gerinnsel schon von Haus aus mit putriden Stoffen, wahrscheinlich aus der Halswunde, imprägnirt. Selbst aber, wenn man die Betrachtung auf diese 3 Fälle beschränkt, wird man wenig geneigt sein, der Complication mit der putriden Infection des Gesammtblutes eine sehr grosse Bedeutung für die Bildung der fraglichen Processe beizumessen. Denn im 4ten Versuche, wo sich die supponirte Blutinfection durch den Inhalt des Abscesses von selbst allmälig entwickelt hatte, fanden sich viele alte Gerinnsel an den Theilungsstellen der Lungenarterie von vollkommen lufthaltigem und gesundem Lungengewebe umgeben, während nur eine verhältnissmässig kleine Zahl der vielen, aus den 3 langen eingespritzten Gerinnseln hervorgegangenen Bruchstücke lobuläre Processe veranlasst hatte. Demnächst ist es bemerkenswerth, dass in demjenigen Falle (Fall 9), wo entschieden eine exquisite putride

Blutintoxication zugegen gewesen war, wo aber nur ein kleines Gerinnsel in den Kreislauf gebracht wurde, sich nur ein einziger und nur erbsengrosser lobulärer Knoten gebildet hatte, und dass in drei anderen Fällen erbsen- bis haselnussgrosse, den in den genannten Fällen ganz gleiche Processe oder Knoten des Lungengewebes entstanden waren, ohne dass irgend ein Umstand auf die Gegenwart, oder auch nur auf die Möglichkeit einer kranken Blutmischung hingewiesen hätte. Selbst die a priori zu hegende Erwartung, dass die (die Transsudation befördernde und die normale Ernährung der Gewebe beeinträchtigende) allgemeine Blutmischung zur Bildung der Entzündungsheerde prädisponiren und die (die eigentliche Reizung bewirkende) Zersetzung der embolischen Gerinnsel wahrscheinlich befördern würde, findet keine Stütze in unseren Versuchen, indem die lobulären Processe weder umfangreicher noch zahlreicher auftraten, wo die allgemeine Blutintoxication vorhanden war, als wo sie fehlte. Ich gebe indess gern zu, dass noch umfassendere, für eine auf grössere Zahlen basirte Statistik ausreichende vergleichende Versuche nöthig sind, um darüber zu entscheiden, ob nicht doch durch die allgemeine Blutintoxication eine gewisse Prädisposition zur Bildung der lobulären Processe gesetzt wird. Dass dieselbe jedoch nur als ein ganz untergeordnetes, prädisponirendes Moment in Betracht kommen kann, dürfte nach dem Vorhergehenden feststehen. Wenn wir nun aber also die lobulären Processe der Lungen davon ableiten müssen, dass die injicirten Blutgerinnsel eben fäulniss- und zersetzungsfähige Emboli darstellen, und dass die aus ihrer Zersetzung hervorgehenden Produkte reizend, entzündend oder, wenn man will, local inficirend auf das umliegende Lungengewebe einwirken, so kehrt uns dennoch die Frage wieder, wie es denn zugehe, dass einige dieser Pfröpfe sich so zersetzen, dass das umliegende Lungengewebe durch die Zersetzungsprodukte krank gemacht wird, während andere embolische Gerinnsel diese Wirkung nicht haben? Die Antwort auf diese Frage finden wir nun, unseren Versuchen zufolge, **zweitens**, nicht ausschliesslich*) in ursprünglichen Verschiedenheiten der

*) **Oppolzer** (Zur Casuistik der Embolie. Wiener Wochenschrift No. 50 u. flgd. 1860.) giebt an, dass Emboli, welche aus der Gegend eines Jaucheheerdes

eingebrachten Gerinnsel. Es geht nämlich aus obigen Versuchen deutlich hervor, dass einige Bruchstücke eines Gerinnsels lobuläre Processe erzeugt hatten, während andere Bruchstücke desselben Gerinnsels diese Wirkung nicht gehabt hatten. In einem Falle (Fall 6, S. 74) zeichnete sich ein Gerinnselfragment durch seinen grösseren Faserstoffgehalt aus, indem es offenbar gerade das oberste, mit einer Cruste versehene Fragment der Blutsäule ausmachte, welche diesmal während der Gerinnung eine senkrechte Stellung gehabt hatte. Aber es fand sich an dieser Stelle kein lobulärer Knoten, obgleich man dies gerade bei diesem Gerinnselfragment vielleicht a priori hätte erwarten können, da Virchow in seinen Versuchen so umfangsreiche und heftige Entzündungen der Hundelungen nach Einbringung des aus geschlagenem Hundeblut abgeschiedenen Faserstoffs entstehen sah. Ueberdies wurde in der Regel das Glasrohr, worin das Blut gerann, horizontal hingelegt, wobei eine ungleiche Vertheilung der ursprünglichen Blutbestandtheile nicht wohl angenommen werden konnte. Wir werden somit hauptsächlich auf das dritte, oben angedeutete Moment hingewiesen, dass nämlich die verschiedenen Stellen der Lungen, an welchen die embolischen Gerinnsel stecken bleiben, zeitweilig eine verschiedene Prädisposition haben durch dieselben in jenen krankhaften Zustand versetzt zu werden. Es ist nun aber allerdings nicht möglich, mit irgend einiger Sicherheit anzugeben, worauf diese Verschiedenheit der localen Prädisposition der verschiedenen Stellen der Lungensubstanz zur Erkrankung durch die embolischen Gerinnsel denn eigentlich beruht? Einige Versuche, die ich anstellte, um den Einfluss der Innervation mittels Durchschneidung

stammen, besonders leicht heftige, bis zur Gangrän sich steigernde, begrenzte Entzündung des umliegenden Lungengewebes bei Einkeilung in die Lungenarterie hervorrufen. Dies ist a priori gewiss höchst wahrscheinlich; es fragt sich aber, ob directe Beobachtungen in dieser Beziehung vorliegen? Der von demselben Verfasser an demselben Orte ausgesprochenen Behauptung, dass die compensatorische Hyperämie, welche bei der Embolie der Lungenarterie entsteht, nicht nur Lungenödem, sondern auch hämorrhagische Infarkte oder Pneumonie veranlasse, muss ich jedoch meinen Versuchen und Beobachtungen zufolge durchaus widersprechen und kann dieselbe nur als eine a priori construirte Vermuthung auffassen.

der Nervi vagi bei gleichzeitiger Embolie zu prüfen, führten zu keinem entscheidenden Resultate. Es sind hier überhaupt viele Möglichkeiten vorhanden, deren Begründung aber so schwer ist, dass ich es nicht gewagt habe, eine nähere Untersuchung derselben zu versuchen. Besonders nahe liegt aber die Möglichkeit, dass die verschiedene Nähe verschieden grosser Bronchien bewirken könnte, dass ein Gerinnselfragment sich anders zersetzt und andere Zersetzungsprodukte liefert, als andere Bruchstücke desselben Gerinnsels.

Ausser den grösseren Entzündungsheerden fanden wir aber constant bei den oben mitgetheilten Injectionen frischer Gerinnsel in die Venen eine grosse Menge kleinerer und sehr kleiner Knötchen des Lungengewebes, die wir nicht wohl umhin können, als eine Folge der Gerinnselinjectionen zu betrachten. Solche kleine Verdichtungen des Lungengewebes sind Virchow freilich nicht ganz entgangen, er glaubte ihnen aber keine weitere Bedeutung beilegen zu können, indem er, bei Gelegenheit des Experiments XXIII. *), wo er nach Einbringung einer grösseren Menge kleiner Fettstücke aus dem Panniculus adiposus einer Katze die Lunge mit zahlreichen, kleinen, hellgrauen, sehr derben Knötchen durchsetzt fand, über dieselben in einer Anmerkung nur sagt: „Es ist dies eine bei älteren Hunden sehr häufige Erscheinung, die bei experimentellen Untersuchungen fast immer ausser Rechnung bleiben muss, da sie auf frühere Erkrankungen des Thieres zu beziehen ist. Die Knoten sind fibroider Natur.“ Der Umstand jedoch, dass solche fibroide Knötchen oft genug auch bei Hunden gefunden werden, an welchen keine Experimente über Embolie angestellt wurden, sagt doch über die Genese derselben Nichts aus, ja, es dürfte mit Rücksicht auf die oben mitgetheilten Versuche wahrscheinlich sein, dass auch solche, von den Experimenten unabhängige und vor denselben schon da gewesene Knötchen ebenfalls durch Embolie in Folge früherer Erkrankungen entstanden. Denn bei Anwendung ganz kleiner, in Form einer Emulsion gebrachter Wachskügelchen haben wir gesehen, dass diese bei ihrer

*) Gesammelte Abhandl. S. 312.

Abkapselung in den kleinen Aestchen der Lungenarterie die Bildung ganz übereinstimmender Knötchen, ebenfalls fibroider Natur, veranlassen, nur mit dem Unterschiede, dass diese alsdann Wachskügelchen enthalten. Auch nach Injection von Luft in die Jugularvene fanden sich ganz ähnliche Knötchen des Lungengewebes, die sich nur dadurch auszeichneten, dass sie je ein abgekapseltes Luftbläschen enthielten. Noch evidenter war die genetische Abhängigkeit ganz ähnlicher, nur grösserer Knötchen von der Embolie bei den Versuchen, bei welchen Quecksilber injicirt wurde. Dass endlich auch embolische Blutgerinnsel die Bildung solcher Knötchen veranlassen können, lässt sich freilich nicht mit derselben Evidenz nachweisen, es ist aber nicht nur a priori, mit Rücksicht auf die so eben angeführten analogen Versuche, sondern auch mit Rücksicht auf die speciellen Befunde höchst wahrscheinlich. Ich darf für diesen Nachweis allerdings kein Gewicht auf die bisweilen vor, d. h. an der Herzseite der Knötchen in den Gefässen gefundenen Gerinnsel legen; denn wenn tuberkelartige Knötchen schon präformirt waren, so würde das Steckenbleiben der Gerinnsel vor den Knötchen auch dadurch erklärlich sein, dass die Gefässe im Knötchen verödet gewesen wären. Auch auf das Verhältniss des offenbar aus dem Blutfarbstoff gebildeten schwarzen Pigments zu den Knötchen darf ich kein Gewicht legen; denn obgleich dasselbe z. B. im 7ten Versuche, wo 13 bis 25 Tage seit der Injection verstrichen waren, sich sehr wohl während der Dauer des Experimentes gebildet haben könnte, so war es z. B. im 9ten Versuche, wo das Thier schon nach 18 Stunden starb, offenbar, dass sowohl die Knötchen als das Pigment vorher da gewesen waren. Auch will ich kein Gewicht darauf legen, dass die Tuberkulose bei den Hunden eine ziemlich seltene Krankheit zu sein scheint, indem z. B. Rayer bei 242 Hunden, die er im Herbst 1840 und in den ersten Monaten des Jahres 1841 in der Schinderei zu Montfaucon tödtete, nur 2 mal Phthisis fand; denn es ist nicht unwahrscheinlich, dass so kleine und unscheinbare Knötchen, wie die in Rede stehenden es meist waren, dabei von Rayer nicht berücksichtigt wurden. Es mögen immerhin solche Knötchen viel häufiger in den Hundelungen vorkommen, als sie bisher beobachtet wurden, weil sie in der That oft leicht übersehen werden können. Immerhin bleibt es aber doch sehr auffallend, dass ich dieselben constant bei allen den Versuchen fand, wo ich Gerinnsel in den Kreislauf gebracht hatte, während ich sie bei anderen Hunden oft und meistens vergebens suchte. Dahingegen scheinen ausser der schon hervorgehobenen, bis an Identität grenzenden Aehnlichkeit dieser spontan in den Lungen entstandenen fibroiden (tuberkelartigen) Knötchen mit den unzweifelhaft durch Embolie von Wachskügelchen, Luftbläschen und Quecksilbertröpfchen entstandenen, besonders auch noch die gefundenen Uebergangsformen dieser kleinen (tuberkelartigen) und der grossen Knoten (lobulären Processe oder Infarkte) für die gleiche Entstehungsweise zu sprechen. Es wurden rothe, luftleere Knötchen von der Grösse eines Stecknadelknopfes, eines Hanfkorns und einer kleinen Erbse bis zu der einer grossen Nuss in allen möglichen Uebergängen vorgefunden, nur waren die ganz kleinen rothen Knötchen verhältnissmässig sehr selten, verglichen mit der Zahl der hyalinen und weissgelblichen Knötchen dieser Grösse. Ganz ähnliche Grössenunterschiede wurden auch bei den Quecksilberversuchen gefunden. Die verhältnissmässige Seltenheit der ganz kleinen rothen Knötchen dürfte indess dadurch ihre Erklärung finden, dass diejenigen von der Grösse eines Hanfkorns bis zu der einer Erbse unseren Versuchen zufolge viel schneller entfärbt zu werden schienen, als die grossen Knoten und sich, ebenfalls zum Unterschiede von diesen, verhältnissmässig sehr bald in durchscheinende oder gelbliche, fibroide Knoten verwandelten. Es könnte daher nicht befremden, wenn die ganz kleinen Knoten theils und gewöhnlich von vorn herein keine blutige Infiltration zeigen, theils dieselbe früh verlieren, wie solches bei den Quecksilberversuchen bezüglich der kleinen Knötchen offenbar der Fall war. Die zeitweilige pathologische Bildung solcher kleinen Gerinnsel innerhalb der Kreislaufsbahn zwischen den Capillaren des grossen und des kleinen Kreislaufs hat ja an und für sich gar nichts Unwahrscheinliches, und nur die übertriebenen und unwahren Vorstellungen, die man sich über die Folgen der Embolie kleiner Aeste der Lungenarterie machte, bevor Virchow's schöne Untersuchungen dieselben aufgeklärt hatten, widerstreben obiger Annahme. Wenn man die vorstehenden Erfahrungen über die Folgen der Embolie von Blutgerinnseln vor Augen hat, kann man sich durchaus nicht darüber wundern, dass eine kleinere Menge kleiner Blutgerinnsel unter Umständen keine anderen Folgen hat, als die Bildung solcher kleiner fibroider Knötchen des Lungengewebes.

Daraus folgt aber nicht, dass die Embolie solcher kleiner frischer Blutgerinnsel unbedenklich sei, selbst vorausgesetzt, dass ihre Masse nicht gross genug ist, um den vorhin besprochenen plötzlichen Tod hervorzurufen und dass die Fragmente zu klein sind, um grössere lobuläre Processe oder Infarkte zu erzeugen. Ich kann hier nämlich den Gedanken nicht unterdrücken, ob nicht die Aehnlichkeit der Knötchen, welche durch Embolie von Wachskügelchen, Quecksilber und höchst wahrscheinlich auch von kleinen Blutgerinnseln in den Lungen entstanden waren, mit gewissen Formen der sogenannten Lungentuberkel mehr als eine äussere sein sollte? Erwägt man einerseits die Verschiedenheit der durch Quecksilber und der durch Wachskügelchen entstandenen Knötchen, andererseits die verschiedenen localen Folgen, welche grössere embolische frische Blutgerinnsel, je nach den noch zum Theil unbekannten Umständen hervorbringen können, so erscheint es a priori nichts weniger als unwahrscheinlich, dass auch die von kleineren embolischen frischen Blutgerinnseln entstandenen kleinen localen Processe unter Umständen einen bedenklicheren Verlauf nehmen, oder später Ausgangspunkte solcher Processe werden können, durch welche die Lungentuberkel zum Untergange führen. Dieses bleibt allerdings noch eine Hypothese, so lange es nicht gelungen ist, experimentell einen solchen Verlauf willkürlich herbeizuführen. Bei der Unbekanntschaft der in Betracht kommenden Bedingungen und bei dem Mangel fortgesetzter auf diesen Punkt gerichteter Untersuchungen und Experimente spricht der Umstand, dass es noch nicht gelang, eine exquisite Lungentuberkulose durch Embolie kleiner frischer Blutgerinnsel herzustellen, nicht gegen die ausgesprochene Vermuthung.

Mit Bezug auf diese muthmaassliche genetische Verwandtschaft der lobulären Processe und der Tuberkel der Lungen erlaube ich mir einerseits nochmals hervorzuheben, dass die Mittelgrössen zwischen den ganz kleinen, fibroiden, tuberkelartigen Knötchen und den grösseren lobulären Processen keineswegs fehlten, sondern dass vielmehr alle möglichen Uebergangsformen vorhanden waren, nur dass die Zahl der ganz kleinen Knötchen ein enormes Uebergewicht hatte, was von den Gefässverhältnissen und von der Grösse der beim Eindringen in die Lungenarterie vorhandenen kleinen Gerinnsel abhängen könnte. Andererseits erinnert die oft ganz enorme stellenweise Verdickung der Wandungen der kleinen Aestchen der Lungenarterie bei der Tuberculose menschlicher Lungen, wie ich sie unter den schönen Injectionspräparaten meines Freundes und Collegen W. Müller sah, sehr lebhaft an die um die abgekapselten embolischen Wachs- und Quecksilberkügelchen gebildeten fibroiden Kapseln. Endlich will ich nicht unerwähnt lassen, dass meine hiesigen Collegen Weber, Götz, Bartels und Esmarch, nachdem ich ihnen meine Versuche mitgetheilt hatte, mir wiederholt gesagt haben, sie hätten bei Sectionen neben lobulären Processen mehr oder weniger zahlreiche miliäre Tuberkel in den Lungen vorgefunden. Dies ist vielleicht sehr oft beobachtet worden, ohne dass man diesem Zusammenvorkommen irgend welche Aufmerksamkeit schenkte, da man im nosologischen System die Tuberkulose und die sogenannten lobulären oder pyämischen Lungenheerde oder Infarkte so sehr weit von einander zu trennen pflegte.

III. Die Embolie der Arterien des grossen Kreislaufes.

Nachdem Virchow den Transport von Blutgerinnseln, Cautchoukpfröpfen und dergl. mit dem arteriellen Blutstrom und die von der Verschiedenheit der Gefässverbreitung und Anastomosenbildung namentlich abhängigen Verschiedenheiten der durch die arterielle Thrombose hervorgerufenen Erscheinungen nachgewiesen hatte, blieb in diesem Gebiete nur noch insofern eine experimentelle Lücke, als es wünschenswerth sein musste, die Verschiedenheiten der Folgen der Embolie der einzelnen verschiedenen Gefässgebiete durch verschieden grosse und verschiedene beschaffene Pfröpfe etwas weiter zu verfolgen, als es bereits durch die Forschungen Virchow's und einiger seiner Schüler geschehen war.

Die Versuche, die ich hierüber angestellt habe, sind lange nicht so umfassend, als es zu wünschen wäre; da sie dennoch für das Verständniss der ausserordentlichen Mannigfaltigkeit der Erscheinungen, welche durch Embolie hervorgerufen werden können, in mehrfacher Beziehung interessant sein dürften, will ich hier noch mittheilen, was mir vorliegt. Ich habe bei den Versuchen, die ich anstellte, theils Wachskügelchen, theils Quecksilberkügelchen, theils endlich Luftbläschen als Emboli benutzt, und hierdurch gleichzeitig Verstopfungen sehr vieler kleiner Gefässe in sehr vielen verschiedenen Organen hervorgebracht.

1. Am 15. August 1854 injicirte ich einem kleinen schwarz und weiss gefleckten Hunde 16 Cubikcentimeter einer Emulsion, welche 0,15 Gramme Wachs in Gummilösung suspendirt enthielt, durch die Art. cruralis nach oben gegen den Strom. Die Injection wurde mittelst einer guten Argentanspritze rasch ausgeführt. 5 Minuten nach der Injection wurde bemerkt, dass der Hund an den hinteren Extremitäten gänzlich gelähmt war, während er die vorderen Extremitäten frei bewegen konnte. ¼ Stunde nach der Injection fing er kläglich an zu winseln. Bald darauf wurde der Unterleib schmerzhaft, das Winseln dauerte fort, Puls und Respiration wurden beschleunigt. Das Bewusstsein blieb unverändert. In den folgenden Stunden wurde das Thier sehr matt und 6 Stunden nach der Injection wurde es todt gefunden. — Bei der 17 Stunden nachher vorgenommenen Section fanden sich in der Unterleibshöhle etwa 2 Unzen einer blutig serösen Flüssigkeit. Der Magen und die Gedärme waren sehr von Gas ausgedehnt. Unter der Peritonealbekleidung des Magens waren die Gefässe stark injicirt und zeigten viele petechienartige Blutergüsse. Unter der Peritonealfläche des ganzen Dünndarms sah man eine unzählige Menge kleiner petechienartiger schwärzlicher Blutergüsse, parallel dem Querdurchmesser des Darms. Dieselben lagen in der transversalen Muskelschicht des Darmrohrs. Der Inhalt des Magens reagirte sauer, neben vielem Gas fanden sich viele unverdaute Alimente in demselben. Die Schleimhaut des ganzen Dünndarms war sehr stark geschwollen und schwarzroth gefärbt; die Peyerschen Plaques bildeten von der geschwollenen Schleimhaut umgebene Vertiefungen. Der Dünndarm enthielt eine grosse Menge ganz blutigen, dicken Schleims. — Die Muskeln der hinteren (sowohl als der vorderen) Extremitäten waren beiderseits etwas blass, zeigten aber nirgends hämorrhagische Punkte oder sonstige Gewebsveränderung. Auch die Gelenke waren gesund. Dahingegen fanden sich an den Intercostalmuskeln der unteren Rippen, im Diaphragma, besonders am Centrum tendineum und im Herzfleisch flache hämorrhagische Ergüsse von der Grösse eines Stecknadelknopfes bis zu der einer Erbse. — Im unteren Theil des Rückenmarks fanden sich kleine hämorrhagische Ergüsse in grosser Menge, besonders aber im oberen Theil der Cauda equina. — Der Dickdarm, die Blase, das Parietalblatt des Peritoneums, Leber, Pancreas, Milz, Nieren und Hirn zeigten keine auffallenden

Veränderungen. Die Wachskügelchen fanden sich überall, wo hämorrhagische Ergüsse vorhanden waren, in den kleinen arteriellen Gefässen, aber auch in den anderen scheinbar unveränderten Organen, namentlich in Menge in den Muskeln der hinteren Extremitäten wurden sie vorgefunden. Die genauere Bestimmung der Lage der ungefärbten Kügelchen war aber schwierig. — Sehr auffallend war der schnelle Eintritt der Fäulniss und der furchtbare Gestank, den alle Theile, besonders die Gedärme, schon 20 Stunden nach dem Tode entwickelten, und es konnte derselbe keineswegs allein der heissen Witterung zugeschrieben werden, da die Fäulniss eines anderen, 4 Stunden früher verstorbenen Hundes gar nicht weit vorgeschritten war.

Um die Kügelchen besser erkennen zu können, wurde in den folgenden Versuchen eine schwarze Wachsmasse benutzt, und um die Embolie besser auf die auserwählten Körperpartien zu beschränken, wurde ein mit Flüssigkeit gefüllter Catheter durch die Arterie gegen den Strom bis zu beliebiger Höhe vorgeschoben und alsdann ganz langsam injicirt.

2. Einem kräftigen Hunde von der grossen Teckelraçe, der etwa eine Woche lang sein Gewicht vollkommen behauptet hatte, wurde am 18. März 1855 eine Emulsion schwarzer Wachskügelchen in der so eben angeführten Weise durch die Cruralarterie injicirt. Der Catheter war durch dieselbe so hoch hinaufgeführt worden, dass die Spitze desselben sich in gleicher Höhe mit dem unteren Rande der untersten Rippen befand. Während der Injection wurde anfangs ein Zittern der Muskeln der hinteren Extremitäten bemerkt, gegen Schluss der Injection hatte diese Erscheinung aber schon aufgehört. Es trat ein vorübergehender Anfall von Angst und Unruhe auf mit Entleerung von Harn und Excrementen, weshalb ich befürchten musste, dass dennoch Wachskügelchen bis ins Gehirn vorgedrungen waren. Nach beendigter Injection wurde der Catheter herausgezogen und die Ligaturen zugebunden. — Als das Thier losgemacht war, zeigte sich der Hinterkörper vollkommen gelähmt. Das Thier hatte volles Bewusstsein und wollte laufen, schleppte aber die hinteren Extremitäten als todte Bürde nach sich. Der Schwanz und die Hinterbeine waren überdies ganz empfindungslos. Das Thier lief oder kroch auf den Vorderbeinen ganz munter herum und schien sich ¾ Stunden lang bis auf die Lähmung des Hinterkörpers ganz wohl zu befinden. Nach Verlauf dieser Zeit trat aber Uebelkeit und Erbrechen ein. 2 Stunden später hatte der Hund vielen durch Galle gefärbten Schleim erbrochen; überdies hatten die Augen durch Erfüllung der Augenkammern mit blutig seröser Flüssigkeit ein ganz eigenthümliches Ansehen bekommen. Der früher bissige Hund war sehr traurig, niedergeschlagen und matt. Die Respiration war tief, schnell und stöhnend; es wurden bei derselben fast nur die Rippen, nicht das Diaphragma bewegt. Der Puls war sehr unregelmässig, bald sehr langsam, bald aber so schnell, dass man die Schläge nicht zählen konnte. 6 Stunden nach der Injection war die Mattigkeit des Thieres so gross geworden, dass es sich nicht auf den Vorderbeinen aufrecht erhalten konnte. Das Erbrechen

galligen Schleimes hatte fast fortwährend statt gehabt. Die rothe Färbung der Augenkammern schien abgenommen zu haben. Der Puls war in der linken Art. cruralis nicht länger fühlbar, der Herzschlag schwach und unregelmässig. 7 Stunden nach der Injection war der durch Erbrechen entleerten Flüssigkeit ausser Galle auch Blut beigemengt und durch den After war eine blutige Flüssigkeit entleert worden. Einzelne Zuckungen am Kopfe und an den Vorderbeinen, Blinken der Augenlider, ab und zu schwache Respirationsbewegungen und kaum fühlbarer Herzschlag waren die einzigen Lebenszeichen. 9 Stunden nach der Injection der Wachskügelchen lebte das Thier noch. Es war sehr starkes Nasenbluten eingetreten. Das Herz pulsirte noch, aber sehr schwach und auch die Respirationsbewegungen waren sehr schwach. ½ Stunde später war der Hund todt. — Bei der Section wurde der Unterleib nicht wie im vorigen Falle durch Gase aufgetrieben gefunden. Auch enthielt das Peritoneum keine Flüssigkeit und war überall glatt und blank. Der Magen zeigte zunächst unter dem Peritoneum keine Ecchymosen, wohl aber sehr starke Gefässinjection mit vielen geschlängelten Gefässen. Die Magenschleimhaut war mit vielen kleinen Ecchymosen von der Grösse eines Sandkorns bis zu der eines Hanfsamens übersäet. Die Form dieser Ecchymosen war unregelmässig. Die Schleimhaut ging theils über sie hinweg, theils aber war sie über denselben bereits verschwunden, so dass die ecchymotischen Stellen zugleich vertiefte Geschwüre bildeten. Am Fundus des Magens fand sich ein grösseres Ulcus von der Grösse einer Haselnuss mit schwarzem Wall und grauschwarzem Grunde. Bei der mikroskopischen Untersuchung konnte man kein eigentliches Extravasat, sondern nur eine ganz ausserordentlich starke Gefässinjection in den Capillaren der Drüsenschicht wahrnehmen. Die durch ihre schwarze Farbe sehr leicht kenntlichen Wachskügelchen sassen grösstentheils in den durch die Muscularis aufsteigenden Aesten, da wo diese pinselförmig in die Schleimhaut eintreten. Nur an den schwarzrothen, scheinbar ecchymotischen Stellen der Schleimhaut konnten die schwarzen Wachskügelchen aufgefunden werden, nicht aber auf den Durchschnitten der normal gefärbten unveränderten Schleimhaut. Es war also klar, dass die Embolie der Wachskügelchen die Ursache der starken Injectionsröthe war. Das Epithel des Magens war nicht zu erkennen, wohl aber die Labzellen, das Cylinderepithel der Schläuche und die Blutkörperchen. Die Reaction der Magenschleimhaut war neutral und es fanden sich an der Wandung viele Tripelphosphatkrystalle vor. — Der Dünndarm zeigte unter dem Peritoneum eine unzählige Menge schwarzer Blutflecke oder Petechien, welche von der Anheftungsstelle des Mesenteriums ausgingen, 1 bis 1½ Linien lang und ⅓ bis ¾ Linien breit, dem Querschnitt des Darmes parallel verliefen. Nur am unteren Theil des Dünndarms fanden sich auch einzelne, viel hellere, der Längsaxe des Darms parallele Ecchymosen. Der ganze Dünndarm war ziemlich contrahirt, von sehr blutigem Schleim gefüllt. Die Schleimhaut war sehr geschwollen, dunkelroth marmorirt und an den dunkelsten Stellen mit einem gelblichen, halbfesten Exsudat bedeckt. Die mikroskopische Untersuchung zeigte, dass die petechienartigen Flecke unter dem Peritonealüberzuge wirkliche Extravasate waren, welche je nach ihrer Richtung theils in der Quer-, theils in der Längsmuskelschicht gelagert waren. Es zeigte sich ferner, dass die Röthung der Schleimhaut grösstentheils von einer ganz enormen Injection der Zottengefässe herrührte. Dieselben waren grossentheils spiralig oder korkzieherförmig, von Blut strotzend, am meisten an der Basis der Zotten, wo sich bisweilen zugleich etwas Extravasat fand, das an der Spitze der Zotten nirgends beobachtet wurde. Von den schwarzen Wachskügelchen fanden sich nur sehr wenige in den Zotten, und zwar nur sehr kleine. Auch in den Gefässen der Muskelschicht des Darms und des Mesenteriums fanden sie sich nur sehr sparsam und vereinzelt, zum allergrössten Theile sassen sie aber in den Aesten, welche sich, nachdem sie die Muscularis des Darms durchbohrt haben, pinselförmig in die Zotten vertheilen. Auch da wo die Arterien aus dem Mesenterium in den Darm eintraten, fanden sich indess viele ganz verstopfte Gefässe. Die Lieberkühnschen Drüsen hatten ihr Epithel bewahrt. Der Dickdarm zeigte unter dem Peritonealüberzuge keine Ecchymosen, aber in den aus dem Mesenterium in denselben eintretenden Gefässen sah man schon mit blossem Auge grosse Mengen schwarzer Wachskugeln. Die Schleimhaut des Dickdarms war weniger afficirt und zeigte nur an einzelnen Stellen schwarze Flecke und starke Röthung, besonders an der Spitze der Schleimhautfalten. Das Mikroskop wies auch hier nach, dass die Gefässe der Schleimhaut da verstopft worden waren, wo sie büschelförmig in dieselbe eintraten. Während die Embolie der Wachskügelchen an dieser Stelle starke Hyperämie der Schleimhaut hervorgerufen hatte, wurden die grösseren Gefässe der Muskelhaut oft verstopft gefunden ohne dass diese Verstopfung denselben Erfolg gehabt hatte, indem diese verstopften Gefässe sich in blassen Partien der Schleimhaut verbreiteten. Im Dickdarm war die Erkennung der stark injicirten Gefässe weniger leicht als im Dünndarm.

Die Leber zeigte eine Menge kleiner schwarzer Extravasate auf hellem Grunde. Diese Extravasate rührten von der Pfortader her. Die Lebervenen waren zum Theil auch stark gefüllt und auch von ihnen schienen an einzelnen Stellen kleine Extravasate ausgegangen zu sein. Die Capillaren zwischen den kleinen Aestchen der Lebervene und der Pfortader waren aber in den hellen Partien sehr leer. In der Leberarterie fanden sich auch schwarze Wachskügelchen in der Gegend der Extravasate. Die Gallenblase war in ihrem Gewebe sehr stark blutig infiltrirt und geschwollen; die Galle war ebenfalls blutig gefärbt. Auch der Stamm der Pfortader war mit Blutextravasat umgeben.

Die Milz war von normaler Grösse, etwas marmorirt, sonst aber nicht verändert, obgleich sich am Hilus derselben schwarze Wachskügelchen auffinden liessen.

Die Nieren zeigten beim Abziehen der Tunica propria viele helle Flecke von der Grösse eines Stecknadelknopfes bis zu der einer Linse, neben einzelnen grösseren dunkelrothen Flecken, während der Grund hellbraunroth war, so dass das Ganze ein marmorirtes Aussehen hatte. Die Schnittfläche der Corticalsubstanz war blass mit dunkelrothen Punkten. Die schwarzen Wachskugeln sassen theils in ganzen Reihen, schon mit blossem Auge sichtbar, in den Arterien, welche aus der Medullarsubstanz in die Corticalsubstanz eintraten. Diesen Verstopfungen entsprachen die an der Oberfläche sichtbaren blassen Stellen. Viele Kugeln waren aber auch in die Corticalsubstanz eingedrungen und waren hier theils in den Aesten stecken geblieben, welche die Malpighischen Körperchen tragen, theils sassen sie im Vas afferens der letzteren oder in diesen selbst. Im letzteren Falle, der besonders häufig war, fanden sich 1—2 Kügelchen in jedem alsdann sehr hyperämischen Knäuel. Wenn die Wachskügelchen in einer der kleinen Arterien sassen, welche die Malpighischen Körperchen tragen, so waren diejenigen Knäuel, welche dem Hilus näher lagen, sehr hyperämisch, die mehr peripherisch gelegenen aber blass und blutleer. Die grösseren dunkelrothen Flecke, welche unter der Tunica propria an der Nierenoberfläche sichtbar waren, rührten von Venennetzen her.

Der Harn enthielt viel Eiweiss und Krystalle, welche aus gefiedert aneinander gereihten Nadeln bestanden.

Das Parietalblatt des Peritoneums war normal.

Das Pankreas enthielt Blutextravasate und nur an den Stellen, wo diese von den enorm gefüllten und erweiterten Venen herrührenden Ergüsse sichtbar waren, fanden sich schwarze Wachskügelchen.

Die Testikel enthielten Wachskügelchen, hatten aber überall ihr blasses Aussehen bewahrt; die Gefässe des Samenstranges waren jedoch stark mit Blut gefüllt.

Die Lungen enthielten einzelne kleine Wachskügelchen. An der Spitze des linken Lappens fand sich eine kleine Stelle, an der sich viele kleine verdichtete Knötchen befanden, die indess zu der Embolie der Wachskügelchen in keiner Beziehung standen. Uebrigens waren die Lungen gesund, ebenso die Pleura.

Das Herz zeigte ausser einiger Imbibitionsröthe nichts Abnormes.

Die Muskeln der hinteren Extremitäten enthielten viele schwarze Wachskügelchen, zeigten aber nirgends Hyperämie oder Ecchymosen und die Muskelfasern waren überall normal. Auffallend war es, dass die Gefässe der Muskeln fast überall von Fettzellen begleitet waren, die sie in regelmässigen Reihen begleiteten. Auch in den übrigen Muskeln des Körpers, das Diaphragma und die Intercostalmuskeln nicht ausgenommen, hatten ihr normales Aussehen bewahrt, obwohl sie schwarze Wachskügelchen enthielten.

Die Haut am hinteren Theile des Körpers zeigte zahlreiche Petechien und Ecchymosen.

Das Rückenmark zeigte in seinem oberen Theile ein normales Aussehen, obgleich die schwarzen Wachskügelchen in den Arterien auch hier vorkamen. Auch das Hirn zeigte keine Gewebsveränderung und war blass, obgleich einzelne schwarze Wachskügelchenaggregate, namentlich in den Zweigen der Art. fossae Sylvii, gefunden wurden. Von der Mitte des Brusttheils des Rückenmarks abwärts war aber die graue Substanz roth emollirt, mit starker Gefässinjection und mit vielen kleinen Blutpunkten, die theils von Extravasat, theils von erweiterten Gefässen herrührten. Weiter unten, von der Lumbaranschwellung abwärts, war auch die weisse Substanz weich und dunkelroth gefleckt. Ueberall wurden in den Gefässen der erweichten Rückenmarkspartien schwarze Wachskügelchen gefunden und die Lage der Kugeln zeigte ganz deutlich, dass die hämorrhagischen Foci und die hyperämisch erweiterten Gefässe durch compensatorische Hyperämie entstanden waren; denn die von den Kugeln verstopften Gefässe waren niemals nach der Peripherie zu erweitert und gefüllt, wohl aber nach der dem Herzen zugewandten Seite und vor Allem an den zunächst unterhalb der verstopften Stellen abgehenden, selbst nicht verstopften Gefässen. An den emollirten Partien war die Medullarsubstanz frei und nahm sehr unregelmässige Formen an, die sich aber durch Wasserzusatz in den Corpor. amylaceis ähnliche Kugeln verwandelten. Körnchenzellen waren nicht vorhanden. Die Cerebrospinalflüssigkeit war blutig gefärbt.

3. An demselben Tage wurde einem grossen, schwarzen, langbeinigen Hunde, der 14 Tage lang sein Gewicht vortrefflich behauptet hatte, in derselben Weise eine Emulsion schwarzer Wachskügelchen durch die rechte Arteria cruralis in den arteriellen Kreislauf gebracht. Während der Injection wurde dasselbe Zittern der beiden Hinterbeine bemerkt, das beim vorigen Hunde aufgefallen war; dasselbe verschwand ebenso noch vor Beendigung der Injection; dieselbe Angst und Unruhe kam zur Beobachtung und bei dem Losbinden des Hundes war sein Hinterkörper ebenso gelähmt und gefühllos geworden wie bei dem so eben besprochenen Hunde. Die Erscheinungen waren so ganz identisch, dass ihre Beschreibung nur eine Wiederholung des oben Angeführten sein würde. Die Uebelkeit trat bei diesem Hunde, dem übrigens auch eine etwas grössere Menge der Wachskügelchen beigebracht war, schon ¼ Stunde nach der Injection ein, indem bei leichtem Würgen schaumiger Schleim durchs Maul entleert wurde. Nach 2 Stunden war die Unruhe und Angst immer mehr gestiegen; das Würgen und Erbrechen von schaumigem Schleim war fortwährend sehr heftig und häufig gewesen. Dabei wurde heftiges Kollern im Leibe beobachtet und es erfolgte eine halbflüssige, von Blut gefärbte Kothentleerung durch den After. Die Respiration war tief und keuchend und nur der Thorax, nicht das Diaphragma, kam dabei in Bewegung.

Der Puls war sehr unregelmässig, bald sehr schnell, bald langsam. Die Flüssigkeit der vorderen Augenkammer war röthlich gefärbt, doch weniger als bei dem vorigen Hunde. 4 Stunden nach der Injection war die Respiration sehr langsam geworden und wurde nur durch die Rippen bewerkstelligt. Der Unterleib war stark aufgetrieben. Der Puls der Art. cruralis nicht fühlbar, der Herzschlag sehr schwach und unregelmässig, der Hinterkörper kalt. Eine Stunde später, 5 Stunden nach der Injection, lag der Hund todt da, mit dem offenen Maule voller Schaum.

Der Magen zeigte unter dem Peritonealüberzuge starke Gefässinjection und in der Muskelhaut sehr grosse Ecchymosen. Der Magen war von unverdauten Nahrungsmitteln ungemein stark angefüllt; die Magenschleimhaut war mit etwas blutigem Schleim bedeckt und geröthet, zeigte aber nur eine geringere Anzahl jener schwarzen und vertieften Ecchymosen oder Infarcte der Schleimhaut; auch waren die einzelnen Stellen viel kleiner. Dahingegen war der obere Theil des Dünndarms stärker afficirt als bei dem vorigen Thiere. Die Injection und Verdickung der Schleimhaut war viel stärker und die petechienartigen Ergüsse in der Muscularis waren ungleich grösser. Im unteren Theile des Dünndarms war wiederum die Schleimhaut nur wenig geschwollen und die Zahl und Grösse der Ecchymosen in der Muskelhaut viel geringer. Der enorm ausgedehnte Dickdarm zeigte ausser starker Injectionsröthe wenig Abnormes. Der Darm enthielt dabei blutigen Schleim und zeigte neben der starken Injection, wodurch die Zotten der stärker afficirten Partien korkzieherförmig gewunden waren, auch starke Imbibitionsröthe. Die Lage der schwarzen Wachskügelchen in den Gefässen und ihre Beziehung zu den injicirten Partien sowohl als zu den Ecchymosen, war ganz ebenso wie im vorigen Falle. — Die Gefässe des Mesenteriums enthielten dabei viele Luftblasen, welche jedenfalls nicht von der Injection herrührten. Die Mesenterialdrüsen waren theilweise stark geröthet, wodurch die betreffenden Stellen aussahen, als sei Blut in ihnen extravasirt. Unter dem Mikroskop sah man an diesen Stellen neben Extravasat sehr starke Füllung der Capillaren und vor denselben viele schwarze Wachskügelchen, welche dahingegen vor den hell und normal aussehenden Partien der Mesenterialdrüsen nicht aufzufinden waren.

Das Pancreas war nicht nur sehr stark injicirt und zeigte sehr gefüllte Venen, sondern es war auch blutige Flüssigkeit in das Gewebe transsudirt. Zugleich waren schwarze Wachskügelchen in dem Gewebe nachweisbar.

Die Leber zeigte auch in diesem Falle eine Menge kleiner schwarzer, von den Pfortaderästchen herrührender Blutextravasate, wobei auch der Stamm der Pfortader mit Blutextravasaten umgeben war. Auch die Gallenblase war blutig infiltrirt und die Galle blutig. Die kleinen petechienartigen Extravasate der kleinen Pfortaderäste sassen meist auf hellem Grunde und in diesen hellen gelben Partien waren die Capillaren zwischen der centralen Lebervene und den kreisförmigen Gefässverbreitungen der Leberarterie und der Pfortader sehr blutleer. In den Verästelungen der Leberarterie fanden sich schwarze Wachskügelchen.

Die Milz enthielt am Hilus schwarze Kügelchen und war etwas marmorirt, sonst aber von normaler Grösse und von normalem Aussehen.

Die Nieren zeigten ganz das im vorigen Falle ausführlich beschriebene Aussehen.

Das Peritoneum war überall glatt und enthielt keine blutig-seröse Flüssigkeit.

Die Lungen waren gesund, das Herz ebenfalls bis auf einige Imbibitionsröthe.

Die Muskeln hatten überall ihr normales Aussehen bewahrt, obwohl namentlich die Muskeln der linken hinteren Extremität, die Bauchmuskeln, das Diaphragma und die Intercostalmuskeln viele schwarze Kügelchen enthielten.

Die Haut zeigte viele petechienartige Blutergüsse, namentlich am hinteren Theile des Körpers.

Das Hirn und der obere Theil des Rückenmarks waren blass und von unverändertem Aussehen, obgleich schwarze Wachskügelchen in den Gefässen, welche zu diesen Theilen führten, gesehen wurden. Von der Mitte des Brusttheils des Rückenmarks abwärts zeigte es dahingegen ganz und gar das im vorigen Falle angegebene Aussehen.

4. Ein mittelgrosser Hund von der langhaarigen englischen Raçe wurde kurz nachher gerade ebenso behandelt, wie die beiden vorher besprochenen Hunde. Auch hier erfolgte das bald vorübergehende Zittern der Muskeln der hinteren Extremitäten und nach Beendigung der Injection war der Hinterkörper ebenso gelähmt und gefühllos wie bei den vorhergehenden Thieren. Es fehlte jedoch der bei den vorigen Hunden beobachtete Anfall von Unruhe und Angst während und gleich nach der Injection. Dieser Umstand und die besonders langsame Ausführung der Einspritzung liessen vermuthen, dass diesmal die Kügelchen nicht so weit nach

vorn vorgedrungen und wenigstens nur in geringerer Menge in die Gefässe der Medulla oblongata eingedrungen waren. Es stellte sich das Erbrechen auch später ein. 2 Stunden nach der Injection hatte der Hund indess durch Erbrechen Alimente von sich gegeben und er war sehr niedergeschlagen. Die Erscheinungen waren übrigens ganz mit den im vorigen Falle beschriebenen übereinstimmend, nur weniger heftig und die Färbung der Flüssigkeit der Augenkammern fehlte. 7 Stunden nach der Injection konnte der Hund sich noch auf den Vorderbeinen erheben, das Würgen und die Uebelkeit dauerte noch fort; Ersteres war jedoch seltner geworden. Die Respiration war ruhig, der Puls sehr langsam, an der linken Cruralarterie aber noch sehr deutlich. Die hinteren Extremitäten waren warm anzufühlen. Noch 9 Stunden nach der Injection waren die Erscheinungen ziemlich unverändert, nur hatte das Würgen aufgehört und das Thier war noch mehr matt und niedergeschlagen als vorhin. 21 Stunden nach der Injection lebte der Hund noch, war aber moribund; in der Nacht hatte er eine bedeutende Menge Blut aus dem After entleert; Herzschlag und Respiration waren sehr schwach, der Puls in der Art. cruralis sin. war noch eben fühlbar. Ausser diesen Bewegungen, leichten Streckungen der Vorderfüsse und Bewegungen der Augenlider bei Berührung der Augen war kein Lebenszeichen zu bemerken. 1 Stunde später, 22 Stunden nach der Injection, war der Hund todt.

Der Oesophagus war blass, der Magen mit blutigem Schleim gefüllt. Der Peritonealüberzug desselben zeigte eine starke Füllung der Venen, aber keine Blutergüsse waren in der Muskelschicht zu erkennen. Die Magenschleimhaut war stark geröthet und zeigte sehr zahlreiche schwarze Flecke von der Grösse eines Sandkorns bis zu der einer Erbse. Diese Stellen waren vertieft und manche derselben drangen fast bis zur Muskelhaut in die Tiefe, indem die Schleimhaut mit den Magendrüsen von der Magenoberfläche her zerstört war, mit Hinterlassung der Labzellen, welche noch besser als in den gesunden Partien conservirt waren. Durch Imbibition dieser umgrenzten Stellen hatten diese Partien unter dem Mikroskop eine dunkelbraune Farbe. An der Grenze dieser ulcerirten Stellen gegen die Muskelhaut waren die Gefässe von vielen schwarzen Wachskügelchen verstopft, an den gesunden Partien der Magenschleimhaut war aber kein einziges derselben aufzufinden. Die Reaction der Magenschleimhaut war alkalisch. — Am Dünndarm waren dieselben linearen Ecchymosen in der Nähe des Mesenteriums in der queren Muskelschicht sichtbar, überdies sah man aber auch sehr grosse, schwärzlich gefärbte Partien, welche 1 — 5 Centimeter im Durchmesser haltend, aber von länglicher Gestalt, der Richtung des Längendurchmessers des Darms entsprechend, die Gegend der Peyerschen Drüsenhaufen an der dem Mesenterium entgegengesetzten Seite der Darmwand einnahmen. Das Peritoneum war an vielen dieser Stellen von den Ecchymosen gleichsam abgehoben. Der Peritonealüberzug des Dickdarms zeigte keine Ecchymosen, sondern nur rothe Stellen, welche von den erkrankten Schleimhautpartien desselben durchschimmerten. Schwarze Wachskügelchen sassen in Reihen gedrängt an denjenigen Stellen der Gefässe, wo dieselben vom Mesenterium auf den Darm hinübertraten. Im Darm war blutiger Schleim in grosser Menge vorhanden. Die Schleimhaut war stark geröthet, mit grossen schwarzen, grau gelb und braun gefleckten Ulcerationen von einem Ende bis zum anderen hin bedeckt. Diese Ulcerationen ruhten auf schwarzem ecchymotischen Grunde, der, durch das Peritoneum hindurch sichtbar, jene grossen, schwärzlich gefärbten Stellen hervorgebracht hatte. Sie nahmen besonders die Stelle der Peyerschen Drüsenhaufen ein, waren aber nicht ausschliesslich auf dieselben beschränkt. Der Rand dieser grossen unregelmässigen Geschwüre war von einem rothen Saume der stark injicirten Darmschleimhaut umgeben. Innerhalb dieses rothen Saumes folgte ein erhöhter, schwarz gefärbter Wall und innerhalb dieses Walles befand sich der unebene verschiedenfarbige Geschwürsgrund, der mit runden, siebförmigen Löchern von $\frac{1}{2}$—$1\frac{1}{2}$ Linien Durchmesser bis auf die Muskelhaut in die Tiefe drang. Die Zotten dieser Partien waren zerfallen und von verschrumpften, kernartigen, den Lebertschen Tuberkelkörperchen ähnlichen Gebilden bedeckt. Die unter diesen grossen Geschwüren liegende Muskelhaut war stark mit Farbstoff imbibirt. Die verstopfenden Wachskügelchen, welche dieselben veranlasst hatten, sassen, wiederum an der Grenze der Muskelhaut und der Schleimhaut, in den Gefässen des submucösen Bindegewebes; überdiess waren aber auch grössere Gefässe beim Uebertritt aus dem Mesenterium auf den Darm vorzugsweise an den Stellen verstopft, welche den grösseren Ulcerationen entsprachen. Die linearen petechienartigen Ecchymosen unter dem Peritonealüberzuge an der Mesenterialinsertion zeigten sich auch hier von der Embolie der schwarzen Wachskügelchen abhängig. Unmittelbar vor den Wachskugeln war in den grösseren Gefässen jene Ueberfüllung mit Blut nicht vorhanden, welche unmittelbar vor den Verstopfungsstellen der kleinen, in die Schleimhaut eintretenden Gefässe so ausgezeichnet war. Die Mesenterialgefässe enthielten auch in diesem Falle viele Luftblasen, von welchen ich nicht annehmen konnte, dass sie mit der Injectionsmasse hineingedrungen waren.

Die Mesenterialdrüsen waren stellenweise, besonders oft in der Mitte (in der sogenannten Medullarsubstanz) schwarzroth, neben gesundem Parenchym. In diesen schwarzrothen Partien steckten viele schwarze Wachskügelchen, während dieselben in den blassen, gesunden Partien nicht aufzufinden waren.

Das Pancreas enthielt stellenweise Blutextravasat, das aus stark gefüllten und erweiterten Venen zu stammen schien. An solchen Stellen fanden sich viele Wachskügelchen, während sie im gesunden Parenchym vermisst wurden.

Die Leber zeigte scharf markirte, dunkelrothe und hellgelbe Flecke, immer neben einander und von sehr unregelmässiger Gestalt. An einigen Stellen waren diese marmorirten Foci zu harten und geschwollenen Knoten bis zur Grösse einer Nuss aggregirt. Die Leberzellen waren an den gelben Stellen intensiv gelb gefärbt und zum Theil aufgelöst. Von Krystallen war Nichts zu sehen. Es gelang der Nachweis, dass die dunkelrothen Stellen von Hyperämie der Pfortader herrührten, zum Theil mit Extravasatbildung und Gerinnung des Blutes in den Gefässen, dass die gelben Stellen dahingegen von Anämie der Lebervenenwurzeln herrührten und dass sowohl diese Anämie, als jene Hyperämie von Verstopfungen der Leberarterienäste durch schwarze Wachskugeln abhing. Die Farbe der Leber im gesunden Parenchym war sehr dunkel und nach längerem Liegen durch Injection der centralen

Aestchen der Lebervene roth punktirt. Die Wandung der Gallenblase war enorm verdickt und blutig infiltrirt.

Die Milz war von grossen, fast schwarzen Knoten durchsetzt; das ganze obere Ende war stark angeschwollen, schwarz und weich. Im Gerüst waren die Wachskügelchen sichtbar.

Die Nieren zeigten genau die in den beiden vorhergehenden Fällen besprochene Beschaffenheit; der Harn enthielt jedoch nur eine Spur von Eiweiss, neben vielen Fettmolecülen; er war alkalisch und setzte Tripelphosphatkrystalle ab.

Die Peritonealhöhle enthielt eine blutig seröse Flüssigkeit; die Oberfläche des Peritoneums war überall blank und glatt; unter dem Parietalblatt des Peritoneums waren keine Ecchymosen sichtbar.

Die Lungen enthielten einzelne schwarze Wachskügelchen, waren aber sonst gesund bis auf einige hyaline Knötchenaggregate unter der Pleura der Spitze der linken Lunge, welche indess zu der Injection der schwarzen Wachskügelchen in keiner Beziehung standen.

Das Herz zeigte ausser einiger Imbibitionsröthe an der Spitze nichts Abnormes. Die Muskeln der hinteren Extremitäten und des übrigen Körpers enthielten viele Wachskügelchen, hatten aber dessen ungeachtet ihr normales Aussehen bewahrt, nur waren auch hier die Gefässe der Muskeln überall von regelmässigen Fettzellen begleitet.

Das Gehirn zeigte nichts Abnormes, obwohl einzelne schwarze Wachskügelchenaggregate namentlich in den Aesten der Art. fossae Sylvii gefunden wurden. Das Rückenmark war in seinem oberen Theile ebenfalls von normalem Aussehen. An der Mitte des Brusttheils war aber ein erbsengrosser apoplectischer Focus in der grauen Substanz. Von hier an abwärts war die graue Substanz ganz wie in den vorigen Fällen roth emollirt und von vielen Blutpunkten durchsetzt, welche theils von erweiterten und stark injicirten Gefässen, theils von kleinen Blutextravasaten herrührten. Im hinteren Theile, an der Lumbaranschwellung und in der Cauda equina, war auch die weisse Substanz dunkelroth gefleckt und erweicht. In den Gefässen der erkrankten Rückenmarkspartien wurden überall die schwarzen Wachskügelchen erkannt und es gelang auch hier vollkommen der Nachweis, dass die Ueberfüllung und das Bersten der Blutgefässe von compensatorischer Hyperämie herrührte, indem nicht die peripherisch von den verstopften Stellen gelegenen Theile der Gefässe, sondern die dem Herzen zugewandten Partien derselben und besonders gerade die nicht verstopften Gefässe, die hier abgingen, sehr stark injicirt und geborsten waren. Wie im vorigen Falle, war auch hier die Marksubstanz der Nervenröhren ausgetreten, in ihren unregelmässigen, auf Wasserzusatz rund werdenden Formen. Auch war die Cerebrospinalflüssigkeit blutig.

5. Einem schwarzen Spitzhunde wurden 40 Cubikcentimeter Luft in das untere Ende der rechten Carotis hineingetrieben. Es erfolgten allgemeine Krämpfe, wechselnd mit wahren Anfällen von Wuth. Der Schaum trat dem Thiere vors Maul, es entleerte Harn und Excremente, die Augen wurden in ihren Höhlen vorgetrieben und die Pupillen wurden zuerst dilatirt, darauf aber bleibend contrahirt. Die Mundwinkel wurden nach dem Ohre hin verzerrt. Darauf lag es ruhig da, mit

ausgespreitzten Beinen, zurückgebogenem Kopfe und gehobenem Schwanze. Die Respirationsbewegungen und der Herzschlag waren sehr langsam. Die beiden hinteren, sowie die rechte vordere Extremität waren steif gestreckt und konnten nur mit Gewalt gebogen werden, kehrten dann aber sogleich in ihre frühere Lage zurück. Das linke Vorderbein dahingegen war biegsam geblieben. Die Conjunctiva war vollkommen unempfindlich geworden, während die Berührung der Cornea sehr lebhafte Contractionen der Augenlider hervorrief. Die Mundschleimhaut, sowie die Conjunctiva, war blass, aber keineswegs blutleer. Zwei Stunden lang lag das Thier so hin, wie in tiefster Narcose, ohne die Stellung zu verändern, mit sehr langsamem Puls und sehr langsamer Respiration, unempfindlicher Conjunctiva, aber empfindlicher Cornea. Dann starb er still, ohne Todeskampf.

Der Magen war stark mit Alimenten gefüllt und die Zotten, sowie das Zottenepithel, waren mit Chylus erfüllt. Die Darmschleimhaut und der Peritonealüberzug des Darms zeigten an vielen Stellen eine eigenthümliche dendritische Injection, welche, mit blossem Auge und mit der Loupe betrachtet, sich etwa wie kleine Bäumchen mit rothen Beeren ausnahm. Durch das Mikroskop erkannte man, dass kuglige Blutgerinnsel 0,08—0,11 Mm. im Durchmesser, auf den ersten Blick den Malpighischen Körperchen der Nieren vergleichbar, da in den Gefässen steckten, wo die aus der Muskelhaut des Darms heraustretenden Gefässe sich in die Schleimhaut hineinbegaben. Die Darmschleimhaut war dabei stellenweise stark injicirt, und zwar hauptsächlich in den kleinen Gefässen, den Capillaren und den Anfängen der Pfortader. — Die Leber zeigte kleine, unregelmässige, entfärbte Stellen von der Grösse eines Stecknadelknopfes und das Mikroskop zeigte, dass diese Stellen ganz blutleer waren, während die Leberzellen sich noch unverändert conservirt hatten.

Das Herz zeigte an der Spitze des rechten Ventrikels eine Ecchymose von der Grösse eines Schillings. Auch am Diaphragma und an den Bauchmuskeln fanden sich mehrere solcher Ecchymosen.

Das Gehirn zeigte sich an seiner Oberfläche ganz enorm stark injicirt. Diese Injection rührte von einer Ueberfüllung der Venen her; auch die Jugularvenen waren strotzend gefüllt. Die dendritisch verzweigten Arterien enthielten viele Luftblasen und die kleineren Gefässe zeigten dadurch kleine, perlschnurförmig aneinander gereihte varicöse Erweiterungen, wodurch ihre Zeichnung ein eigenthümliches punktirtes Aussehen gewann. Auch die grossen Arterien an der Basis des Gehirns enthielten viele Luftblasen und die weisse Masse war roth punktirt.

6. Einem kleinen, gelben, kurzhaarigen Hunde, der etwa eine Woche lang sein Gewicht gut behauptet hatte, wurden am 28. Februar 1855 5 Cubikcentimeter Luft in das untere Ende der Jugularvene injicirt *). Es traten unmittelbar danach

*) Um gemessene Quantitäten Luft in den Kreislauf zu injiciren, verfuhr ich folgendermaassen: Ich füllte eine Spritze mit Wasser und verband ihre Spitze mittelst eines Cautchoucrohres mit einer graduirten Pipette. Indem nun die Spritze gesenkt, die Pipette senkrecht nach oben gerichtet wurde, konnte der Stempel soweit vorgeschoben werden, dass das Wasser bis zum Theilstriche stand, und nachdem die Spitze der Pipette in das Gefäss hineingebracht war,

keine Symptome auf. Am 4. März aber war sein Gewicht von 3540 Gramme auf 3030 Gramme gesunken, es war oberhalb der Wunde einige Geschwulst entstanden und die Haare rings um die Wunde fielen aus. Am 5. März waren auch an der Schnauze, den Lippen, dem Zahnfleisch und in der Mundhöhle kleine begrenzte Entzündungsheerde entstanden. Am 6. März hatte das Ausfallen der Haare im Umfange der Halswunde sehr zugenommen und mit ihnen wurde auch die Epidermis abgestossen. Die Lederhaut zeigte sich entzündet und mit Ecchymosen bedeckt. Das nun nur 2710 Gramme schwere Thier wurde durch den Nackenstich getödtet. Das abgezogene Fell zeigte überall Ecchymosen, wie bei Morbus maculosus Werlhofii, von der Grösse eines Stecknadelknopfes bis zu der eines Speciesthalers. Im Umfange der Wunde, im Umkreise von mehr als einer Handfläche, waren die Haare nebst der Epidermis abgefallen, so dass diese Stelle aussah, als wäre sie mit kochendem Wasser behandelt und danach abgeschabt worden. An dieser Stelle war die Haut frei von Ecchymosen und ganz blass. Im Umfange der Wunde war Emphysem von sehr üblem Geruch im Unterhautzellgewebe vorhanden. Auch in den Muskeln fanden sich viele ziemlich grosse Ecchymosen. An den Lippenrändern und an der Nase befanden sich viele kleine Entzündungsheerde, aus denen zum Theil kleine Geschwüre entstanden waren. Die Röthe dieser Stellen verlor sich nach dem Tode etwas, aber nicht gänzlich. Die zwischen diesen ganz kleinen Entzündungsheerden gelegenen Haut- und Schleimhautpartien hatten ein normales Aussehen. Die Schleimhaut des Magens und des Darms war stark geröthet und an vielen Stellen waren dunkelrothe Flecke, welche das Aussehen von Ecchymosen darboten, vorhanden. Der Inhalt des Darms bestand aus schleimiger, durch Galle und Blut gefärbter Flüssigkeit. An der Seite des Halses, wo die Incision gemacht war, fand sich keine Ansammlung von Eiter, aber die Muskeln waren sehr geschwollen und hart, von Blutfarbstoff marmorirt. Die Muskelfasern zerfielen leicht, besonders der Quere nach, in cylindrische Stücke. Zwischen ihnen lagerten Reihen grosser Fettzellen, welche die Gefässe begleiteten. Das ins Muskelgewebe extravasirte Blut lag im Perimysium und den Scheiden. In den Lungen fanden sich mehrere graue, luftleere, oberflächlich gelegene Streifen und Flecke, 1—2 Linien breit. In der Mitte mehrerer dieser Stellen befand sich eine kleine leere Höhle, die ich als abgekapselte Luftblase auffassen musste. Ueberdies fanden sich aber auch ganz isolirte, kleine, tuberkelartige Knötchen, die sich dadurch auszeichneten, dass sie in der Mitte ein Luftbläschen enthielten. Diese Knötchen enthielten überdies sehr viele Körnchenzellen und Fettaggregatkugeln. Ausserdem fand sich Emphysem, theils an den Rändern, theils in Flecken und unregelmässigen Streifen. An ein Paar Stellen der Lungenoberfläche fanden sich überdies ein Paar Flecke, die aus sehr erweiterten Lymphgefässen gebildet zu sein schienen.

7. Einem kleinen einjährigen weissbraunen Hunde, der durch das Behaupten seines Gewichts während mehrerer Tage ein Zeugniss seiner Gesundheit abgelegt

wurde die Luft hineingetrieben, während die Pipette ihre senkrechte Stellung mit der Spitze nach oben beibehielt.

hatte, wurden am 4. März 1855 in derselben Weise 10 Cubikcentimeter Luft in das untere Ende der Jugularvene injicirt, ohne dass danach irgend gefahrdrohende Symptome auftraten. Bis zum 7. März wurde ausser einer Abnahme des Gewichts von 5900 auf 5310 Gramme nichts Abnormes wahrgenommen. Am 8. März fingen die Haare im Umfange der Wunde an auszufallen. Am 10ten nahm dieses zu und nebst den mit der Wurzel abfallenden Haaren wurde auch die Epidermis mit abgestossen. Das Ausfallen der Haare war übrigens nicht auf diese Partie beschränkt, sondern fand auch überall am Körper statt, nur weniger massenhaft. Am Maule und den Lippen traten kleine Geschwüre auf. Am 12. März hatte sich um die Stelle der Incision eine grosse Geschwürsfläche gebildet. An den Lippen und zwischen den Barthaaren waren viele kleine Geschwüre entstanden. An den Augen wurde zäher Schleim bemerkt. Am 15. März wog der Hund 5100 Gramme und wurde nun durch Eröffnung beider Pleurahöhlen getödtet. Es fanden sich folgende Abnormitäten: Die Lippen waren überall mit Entzündungsheerden und Ulcerationen bedeckt. Im Umfange der Incisionsstelle war die Haut ganz haarlos und in ein eiterndes Geschwür verwandelt. Das Unterhautzellgewebe enthielt nirgends Eiter, wohl aber Ecchymosen. In der Lederhaut fanden sich, wie in den vorhergehenden Fällen, zahlreiche und grosse Ecchymosen, nicht nur in der ulcerirten Partie, sondern auch im Umfange der Wunde und in der Haut, welche die vorderen Extremitäten bedeckte. Auch der vordere Theil des rechten Nasenloches zeigte starke Röthung der Schleimhaut. — Der Magen und Darm enthielten galligen Schleim, zeigten aber sonst nichts Abnormes. Leber, Pancreas und Milz waren gesund, die Nieren stark roth punktirt. In der Duplicatur des Peritoneums fanden sich mehrere alte Ecchymosen. In den Lungen fand sich ein gelblichbrauner Knoten von der Grösse einer Erbse, worin zahllose cytoïde Körperchen, viele Fettmolecüle und einzelne grosse geschwänzte Zellen vorkamen. Ausserdem zeigten die Lungen, nachdem sie collabirt waren, unter der Pleura kleine, gelbweisse, prominente Knötchen von der Grösse eines Stecknadelknopfes bis zu der eines Sandkorns, worin mit Fettmolecülen gefüllte grosse Zellen, Körnchenzellen, Fettaggregatkugeln und Fettmolecüle in grosser Zahl gefunden wurden. Luft konnte in diesen Knötchen nicht gefunden werden, und ebenso wenig gelang der Nachweis ihrer Beziehung zu den Aestchen der Pulmonalarterie.

8. Einem gelben Hunde, der mit habituellen Krämpfen, besonders der rechten vorderen Extremität, behaftet war, wurden 30 Cubikcentimeter Luft in die Jugularvene injicirt, ohne dass danach andere Symptome, als beschleunigte und tiefe Respirationsbewegungen auftraten. Am folgenden Tage schien er sich nicht schlechter zu befinden als vorher, aber am nächstfolgenden Morgen, 48 Stunden nach der Injection, wurde er todt gefunden. Im G e h i r n zeigte die Medullarsubstanz stark punktirte Röthe. In den Corp. striatis, besonders dem linken, fanden sich viele rothe Punkte von der Grösse eines Sandkorns. Die Seitenventrikel waren sehr stark erweitert und mit seröser Flüssigkeit strotzend gefüllt. Die Schleimhaut der L i p p e n, besonders der Oberlippe, zeigte begrenzte entzündete Stellen von der Grösse einer Erbse. Die M a g e n s c h l e i m h a u t war überall geröthet und zeigte drei linsengrosse, schwarzrothe Blutextravasate in der Schleimhaut. Darm und

Magen enthielten vielen durch Galle gelb gefärbten Schleim und viele Bandwürmer. Die Darmschleimhaut war dabei stark geröthet. Der im Dickdarm enthaltene Koth hatte eine feste Consistenz. Die Leber war ungleichmässig gefärbt, stellenweise punktirt, stellenweise mit oberflächlichen Ecchymosen besetzt. Das Blut war überall ganz flüssig und gerann nur zum Theil an der Luft. Das Herzblut namentlich war ganz flüssig. Die Wunde am Halse zeigte nichts Auffallendes. Die Lungen enthielten viele ganz kleine gelbweissliche Knötchen. Daneben fanden sich mehrere unregelmässige Ecchymosen, meist in 1—2 Linien breiten Streifen, zum Theil auch in Form von Flecken. Das Gewebe derselben war aber nicht ganz luftleer, indem sich in der Mitte mehrerer dieser hyperämischen Stellen eine kleine mit Luft gefüllte Höhle befand. Die kleinen Knötchen unterschieden sich von den nach Injection von Blutgerinnseln und Wachskügelchen hervorgebrachten dadurch, dass in ihnen bei der mikroskopischen Untersuchung Luft gesehen wurde.

9. Einem grossen jungen Hunde wurde, wie bereits oben S. 52 u. flgde. erwähnt, am 13. August 1854 1 Cubikcentimeter Quecksilber in die Art. cruralis nach oben, gegen den Strom rasch injicirt und 16 Cubikcentimeter Wasser nachgetrieben. Des besseren Ueberblicks halber wiederhole ich hier kurz den am oben angegebenen Orte angeführten weiteren Verlauf der Krankengeschichte dieses Thieres. Der Hund zeigte während und gleich nach der Injection keinerlei Störungen. Am folgenden Tage war der sonst sehr wilde und unruhige Hund viel stiller geworden und der bis dahin gierige Appetit war sehr gering geworden. Das Thier konnte nur mit Mühe auf den Hinterbeinen auftreten. Es wedelte mit dem Schwanze, wenn man es streichelte, bellte und lärmte gar nicht mehr, winselte aber bisweilen vor Schmerz ohne äussere Veranlassung. Puls und Respiration waren normal geblieben. Die Extremität, deren Cruralarterie unterbunden war, war ziemlich warm. Die andere hintere Extremität war bei Druck nicht schmerzhaft. Am 15. August wurde eine doppelt so grosse Quecksilbermenge durch die andere Cruralarterie injicirt. Zwei Stunden später konnte der Hund nur mit Mühe auf den beiden hinteren Extremitäten auftreten, war aber sehr unruhig und ängstlich geworden und winselte viel vor Schmerz. Dabei athmete er oft so schnell, dass die Athemzüge nicht zu zählen waren und streckte dabei die Zunge aus dem Maule, wie ein durch schnelles Laufen ausser Athem gekommener Hund. Am Abend stellte sich grosser Durst ein, mit vollkommenem Appetitmangel, schneller Respiration, beschleunigtem Puls, heisser Schnauze, Mattigkeit und trübem Aussehen der Augen. — Am 16. August wurde er durch den Nackenstich getödtet. — Darmkanal, Leber, Milz, Pancreas, Nieren, Blase und Peritoneum zeigten nichts Abnormes. Das Herz war gesund, ebenso die Pleurae. Der sehr zahlreichen, meist isolirten, stecknadelknopfgrossen, braunrothen, luftleeren Knötchen in den Lungen, in deren Centrum regelmässig ein Quecksilberkügelchen lag und der am Rande der Lungen befindlichen dunkelrothen, aus mehreren kleinen Heerden confluirten, mehrere Quecksilberkügelchen enthaltenden Knoten, von der Grösse einer grossen Erbse, wurde schon oben S. 53 erwähnt. Zunächst war das Quecksilber, das in die Art. cruralis injicirt wurde, offenbar nur in die Muskeln und die Haut des Hinterkörpers hineingetrieben worden. Kleine durch Blut dunkelroth gefärbte Ecchymosen durchsetzten nämlich

beiderseits die Mm. psoae und iliaci, den unteren Theil der Mm. transversi und obliqui abdominis, sämmtliche Muskeln der Oberschenkel, am meisten die Mm. recti, bicipit. femoris und glutei, am wenigsten die Mm. adductores und die Muskeln der Unterschenkel. Auf Durchschnitten dieser kleinen hämorrhagischen Foci sah man weissliche Fleckchen von der Grösse eines Sandkorns und darin lag dann ein Quecksilberkügelchen. Auf feinen Schnitten konnte man oft die Lage des Quecksilbers in den Gefässen erkennen. Zwischen den Muskelfibrillen war Blut extravasirt. Längs der Gefässe sah man besonders da, wo das Quecksilber lag, grosse Fetttropfen reihenweise gelagert. — Aehnliche blutig gefärbte Fleckchen mit Quecksilberkügelchen im Centrum fanden sich in den Fascien und in der Haut. Das Unterhautzellgewebe der so afficirten Muskeln war ödematös infiltrirt und zum Theil auch emphysematös, besonders in der Gegend der Mm. glutei.

10. Einem grossen rothen Hunde würde, wie bereits oben S. 53 erwähnt, Quecksilber in die rechte Art. cruralis nach oben gegen den Strom injicirt. Kurz vorher war ihm auch durch die Vena jugularis Quecksilber eingespritzt worden und gleich nachher wurde durch die linke Art. femoris profunda eine Emulsion von Wachskügelchen ebenfalls nach oben gegen den Strom injicirt. Das Thier fing, wie schon am obigen Orte angeführt wurde, eine Stunde nach der Injection an kläglich zu heulen. Die Respiration wurde ächzend, der Puls schnell und die hinteren Extremitäten wurden gelähmt. Das Winseln hielt bis zum folgenden Morgen an und 22 Stunden nach der Injection erfolgte der Tod. — Das Aussehen der Lungen mit ihren hyperämischen, blutig infiltrirten, quecksilberhaltigen, doch noch nicht ganz luftleeren Partien, ist schon früher S. 53 besprochen worden. Das übrigens gesunde Herz enthielt sowohl in der linken, als in der rechten Kammer Spuren von Quecksilber. Die Leber war stark mit Blut überfüllt und enthielt kleine, theils dendritische, theils punktförmige Extravasate. Der Magen enthielt blutigen Schleim mit Brod gemengt; die Schleimhaut war nicht geröthet. Dahingegen war die Schleimhaut des oberen und unteren Theils des Dünndarms mit petechienartigen Blutextravasaten von der Grösse eines Sandkorns bis zu der eines Hanfsaatkorns besetzt. Wo dieses der Fall war, war der Darminhalt blutig und die Muskelhaut erschlafft. In der mittleren Partie des Dünndarms war die Schleimhaut blass, der Inhalt zäher gelber Schleim und die Muskelhaut stark contrahirt. Im unteren Theile des Dickdarmes war die Schleimhaut mit Blutextravasaten oder mit von Blut enorm angefüllten Heerden übersäet, welche, einzeln von der Grösse einer Linse, zu unregelmässigen Streifen und Netzen, den Falten der Schleimhaut entsprechend, aneinander gereiht waren. Diese kleinen hämorrhagischen Heerde des Dünndarms hatten besonders ihren Sitz an der Basis der Zotten und im Umfange der Peyerschen Follikelhaufen. Im Dickdarm war besonders der Umfang der solitären Follikel afficirt. Alle diese Stellen zeigten die zierlichste Gefässinjection. Im Omentum, in der Nähe der Milz, sah man an den Gefässen eine grosse Menge blutrother Knoten von der Grösse eines Sandkorns bis zu der einer Bohne. An der Oberfläche der grösseren dieser Knoten lag dicht unter dem Peritoneum eine gelbe, krümlige Masse. In den Knoten erkannte man durch das Mikroskop Bindegewebe, strotzend gefüllte und plötzlich erweiterte Blutgefässe und blutiges Extra-

vasat; die gelbe, krümlige Masse aber bestand aus cytoïden Körperchen. Auf Durchschnitten dieser Knötchen sah man meist nur schwarzrothes Gewebe und nur mit Mühe gelang es im Centrum eines jeden derselben ein ganz kleines Quecksilberkügelchen aufzufinden. Die Nieren zeigten sich unter dem Mikroskop ungewöhnlich reich an Fett und die Glomeruli enthielten Blutextravasat; Quecksilber fand sich besonders in grosser Menge in der linken Niere. Der blutig gefärbte Harn enthielt viel Eiweiss, ferner Blutabgüsse der Harnkanälchen, Blutkörperchen, Fetttröpfchen und ein amorphes Sediment. — Die bedeutendsten Zerstörungen fanden sich in den Muskeln der hinteren Extremitäten. Die Adductoren waren im Inneren in einen stinkenden Brei verwandelt, worin den Vibrionen ähnliche Körperchen nebst losgelösten und zum Theil in Primitivfibrillen zerfallene Muskelfragmente gefunden wurden. Weniger stark afficirt war der M. gracilis, sartorius, tensor fasciae latae, rectus und profundus femoris, psoas, iliacus und transversus abdominis. In diesen Muskeln fand sich, wie im vorigen Falle, Quecksilber in den Gefässen nebst Blutextravasat zwischen den Fibrillen und an den Gefässen. Auch die grossen freien Fetttropfen, die in den vorigen Fällen wiederholt aufgefallen waren, lagen hier theils in verzweigten Reihen neben den Gefässen, theils in Haufen. Die Muskeln der linken Extremität waren viel stärker afficirt als die der rechten. Der M. gluteus und biceps femoris beiderseits, sowie sämmtliche Muskeln der Unterschenkel hatten ihr gesundes Aussehen bewahrt. In diesen normal aussehenden Partien fanden sich viele Wachskugeln, aber kein Quecksilber. Das Gehirn war gesund. Der Nachweis der Quecksilberkügelchen in den erkrankten Organen war meist ungleich schwieriger als der Nachweis der schwarzen Wachskügelchen es in den früheren Versuchen gewesen war, und er gelang deshalb nicht überall.

Betrachten wir nun zunächst die functionellen, während des Lebens zur Beobachtung kommenden Erscheinungen, so sind bei der Injection der Wachskügelchen in die Cruralarterie nach oben 1) die Lähmung des Hinterkörpers und 2) die einerseits mit der putriden Infection, andererseits mit dem Intestinaltyphus so auffallend übereinstimmenden Erscheinungen der Blutveränderung zu berücksichtigen. Bei der Injection der Luft in das untere Ende der Carotis trat 3) der sogleich auftretende und schon in 2 Stunden zum Tode führende Tetanus so in den Vordergrund, dass alle anderen Symptome dadurch verdeckt wurden. Bei den Thieren, denen Luft in das untere Ende der Jugularvene hineingetrieben war, riefen offenbar diejenigen Luftbläschen, welche den kleinen Kreislauf passirt hatten, 4) Eczem besonders der Lippen, des Zahnfleisches und der Schnauze hervor und bewirkten überdies 5) Ausfallen der Haare und 6) zahlreiche Ecchymosen der Haut, denen bei Mb. maculosus Werlhofii vollkommen entsprechend, wobei sich die Störung des Allgemeinbefindens theils durch verminderten Appetit, theils durch Gewichtsabnahme zu erkennen gab. In dem einen Falle, wo der Tod einige Tage nach dieser Operation erfolgte, war das Thier vorher krank und litt offenbar an chronischem Hydrocephalus. Bei der Injection des Quecksilbers in den grossen Kreislauf durch die Cruralarterie machten sich ausser den an putride Infection und Intestinaltyphus erinnernden Symptomen 7) sehr heftige rheumatoïde Schmerzen und 8) Functionsstörung der von den Embolis betroffenen Muskelpartien bemerkbar, und 9) wurde der Harn eiweisshaltig. Diese functionellen Störungen finden ihre unzweifelhafte Erklärung in den gefundenen pathologisch-anatomischen Veränderungen, welche durch die Embolie in den Organen und Geweben hervorgebracht waren. Es dürfte nun zweckmässig sein, diese Beziehungen der functionellen und der pathologisch-anatomischen Störungen im Einzelnen durchzunehmen, indem wir von den functionellen Störungen ausgehen.

1. Die Lähmung des Hinterkörpers, die constant bei der Injection der Wachskügelchen in die Aorta durch die Cruralarterie beobachtet wurde, war unzweifelhaft eine Folge der Embolie der zur unteren Hälfte des Rückenmarks führenden Gefässe. Denn einerseits hatten die Muskeln der gelähmten hinteren Extremitäten ihr gesundes Aussehen bewahrt, obgleich sie zahlreiche Wachskügelchen enthielten, andererseits erfolgte bei den Quecksilberversuchen, bei welchen die Embolie der Gefässe der hinteren Extremitäten so umfassende Zerstörung der Muskeln derselben bedingte, nicht eine solche plötzliche Lähmung, sondern erst nach und nach, wie die Affection der Muskeln sich entwickelte, wurden dieselben functionsunfähig. Das sehr bald vorübergehende Zittern der Muskeln, dem binnen wenig Secunden das vollkommene Aufhören des Willenseinflusses auf die Bewegung der Hinterbeine und die Vernichtung der Empfindung folgte, rührte somit unzweifelhaft von der Verstopfung der zuführenden Gefässe des Rückenmarks her. Hiervon zeugte denn auch die bei den Sectionen gefundene rothe Emollition derjenigen Partien des Rückenmarks, deren Nerven gelähmt waren. Bezüglich dieser pathologisch-anatomischen Verän-

derung des Rückenmarks ist indess zweierlei auffallend: Erstens nämlich zeigten die Versuche, dass wenigstens einzelne der kleinen Emboli auch in die Hirnarterien hineingefahren waren, ohne hier bemerkbare anatomische Veränderungen oder kenntliche physiologische Störungen hervorzurufen. Zweitens ist die Hyperämie und Extravasatbildung der betroffenen Rückenmarkspartie um so mehr auffallend, als anderweitige pathologische Erfahrungen gezeigt haben, dass Embolie grösserer Hirnarterien, jenseit der grossen Anastomosen, nicht rothe, sondern gelbe oder weisse Emollition zu bedingen pflegt. Höchst wahrscheinlich sind diese Unterschiede von der Verschiedenheit der Gefässverbreitung im Hirn und Rückenmark abhängig. Wenn nämlich jenseits der verstopften Gefässstellen, d. h. peripherisch von ihnen, hinreichende Anastomosen mit den nicht verstopften Gefässen liegen, so wird die Ernährung und die Funktion nicht beeinträchtigt werden und der kleine Embolus wird einfach abgekapselt, wie in den Aesten der Lungenarterie. Wenn aber solche peripherisch von den Verstopfungsstellen gelegene Anastomosen fehlen oder unzureichend sind, so muss durch die Embolie plötzlich Ernährungsstörung eintreten und diese giebt sich, wie wir oben im 1sten Abschnitt gesehen haben, im Rückenmark und im Hirn zunächst durch bald vorübergehende Reizerscheinungen, denen dann schnell Vernichtung der Function folgt, zu erkennen, und demnächst erfolgt die Emollition des Gewebes mit Auflösung der histologischen Elemente und Freiwerden der Marksubstanz u. s. w. Die Hyperämie und Extravasatbildung aber, wodurch die Emollition des Rückenmarks in obigen Fällen sich als sogenannte rothe Emollition kennzeichnete, ist ein secundäres Phänomen. Denn in einigen hier nicht mit aufgeführten Fällen, wo der Tod sehr bald, d. h. einige Minuten bis $\frac{1}{4}$ Stunde nach der Injection der Wachskügelchen durch die Art. cruralis in die Aorta oder durch einen durch die Carotis in das Herz hinabgeführten Catheter erfolgte, kamen wohl die Reizungs- und Lähmungserscheinungen zum Vorschein, und bei der Section fanden sich die betreffenden Gefässe in gleicher Weise verstopft, die Hyperämie und Extravasatbildung im Mark fehlte aber gänzlich. Sie war aber um so entwickelter, je länger die Thiere nach der Injection am Leben geblieben waren. Hieraus folgt, dass die Veränderung (Emollition) des Markes zuerst erfolgt sein musste, und dass die Blutüberfüllung und Extravasatbildung erst secundär in dem veränderten Gewebe des Rückenmarks erfolgte. Die Untersuchung lehrte aber ferner, dass die Hyperämie und das Extravasat von denjenigen Gefässen herrührte, welche selbst nicht verstopft, an der Herzseite mit den verstopften Gefässen anastomosirten, dass es sich mithin um die von Virchow sogenannte compensatorische Hyperämie handelte. Es versteht sich aber von selbst, dass diese sich schon sogleich nach der Verstopfung geltend machen musste; wenn sie nun dessenungeachtet erst nachträglich zur Hyperämie und Extravasatbildung führte, so muss das wohl darin seinen Grund haben, dass die Gefässwandungen erst durch die Veränderung des umliegenden Gewebes ihre Resistenz verloren. Alsdann müssen aber die von den verstopften und die von den nicht verstopften, hyperämisch gefüllten Gefässen versorgten und ernährten kleinen Bezirke des Rückenmarks, oder die von Virchow sogenannten Ernährungsterritorien derselben, einander so durchkreuzen, dass die Veränderung des einen Bezirks secundär auch die des anderen nach sich zieht. Wenn dahingegen nach Verstopfung eines jenseit der grossen Anastomosen an der Hirnbasis entspringenden grösseren Astes nicht rothe, sondern gelbe oder weisse Emollition folgt, so könnte dieses davon abhängen, dass einerseits die sehr feinen, ganz peripherisch gelegenen Anastomosen nicht die zur Ernährung nöthige Blutmasse durchlassen, und dass andererseits die Verbreitungsbezirke der verstopften und der durch compensatorische Hyperämie gefüllten, benachbarten, grösseren Gefässstämme einander nur berühren, aber nicht in der Weise durchkreuzen, wie im Rückenmark, so dass eine stärkere Gefässinjection sich höchstens an der Grenze der blassen veränderten (erweichten) Partie geltend machen könnte, falls nicht durch Ortsveränderung oder Schwund des Pfropfes dem Blute wiederum der unterbrochene reichliche Zutritt zur bereits erweichten Partie eröffnet wurde, wodurch dann wiederum secundär rothe Emollition auch durch Embolie der Hirnarterien ausnahmsweise zur Entwickelung kommen könnte. — Soweit nun die Verhältnisse der Gefässverbreitung im Rückenmark und Hirn bekannt sind, entsprechen sie obigen Voraussetzungen. Während nämlich im Hirn einerseits die sehr grossen Anastomosen, andererseits sehr zahlreiche ganz feine Anastomosen, namentlich in der grauen Substanz und in der Pia mater vorhanden sind, scheinen die mittelgrossen Anastomosen hier wenigstens sehr sparsam zu sein, und bei der baumartigen Verästelung der grösseren Stämme durch grosse Hirnabschnitte wird gewiss nur eine verhältnissmässig sehr geringe Durchkreuzung der Verbreitungs- und Ernährungsbezirke dieser grösseren Aeste statthaben. Im mittleren und unteren Theile des Rückenmarks dahingegen treten gerade die mittelgrossen Anastomosen sehr stark und zahlreich hervor, während die ganz grossen fehlen, und die Verbreitungsbezirke der einzelnen, kleinen, meist ziemlich parallel und ohne starke Verästelung, zunächst die weisse Masse durchsetzenden Aeste können nicht wohl umhin, einander vielfach in allen Punkten zu durchkreuzen, so dass die Ernährungsterritorien der nicht verstopften Gefässe so um und an denjenigen der verstopften zu liegen kommen, dass die Veränderung des Gewebes in einem Bezirk sehr wahrscheinlich bald die des anderen Bezirks in Mitleidenschaft ziehen wird.

2. Nicht nur die Uebelkeit, das Erbrechen und die Diarrhoe, sondern auch die grosse Depression des animalen Nervensystems, der dissolute Zustand des Blutes und der auffallend schnelle Eintritt der Fäulniss sind Erscheinungen, welche ohne Zweifel zu den durch die Embolie bewirkten pathologisch-anatomischen Veränderungen des Darmkanals in Beziehung gebracht werden müssen. Diese Symptome fanden sich nämlich nur bei den Thieren, wo die angeführten pathologisch-anatomischen Veränderungen des Darmkanals in Folge der Embolie der Darmarterien gefunden wurden, und sie waren um so heftiger, je entwickelter diese Veränderung des Darmkanals war. Ferner verbreiteten die Häute und der Inhalt des Darmkanals schon bei der gleich nach dem Tode vorgenommenen Section einen unerträglichen Fäulnissgeruch, während keins der anderen Organe eine ähnliche Zersetzung zeigte, und wenn die Thiere nicht allzu schnell starben, fand man bedeutende Partien der Schleimhaut zerstört und aufgelöst. Durch die Zerstörung des Epithels und durch den theilweisen Zerfall des Schleimhaut-

parenchyms mussten die endosmotischen Verhältnisse des Darmschlauches wesentlich verändert werden, und es begreift sich leicht, dass bei der gangränösen Zersetzung der Schleimhautpartien und bei der fauligen Zersetzung des Darminhaltes gebildete Produkte in das Blut gelangen konnten, während sonst der normale Epithelial- und Schleimüberzug des Darmkanals die Aufnahme ähnlicher Zersetzungsprodukte, die im Darminhalt vorkommen können, in der Regel verhindert. Es ist bemerkenswerth, dass die angeführten Symptome nicht sogleich auftreten, sondern erst eine Weile nach der Injection und dass die Thiere unmittelbar nach dieser sich, bis auf die Lähmung des Hinterkörpers, ganz wohl zu befinden schienen. Man könnte nun die Frage aufwerfen, ob die Uebelkeit, das Erbrechen und die Diarrhoe, vielleicht auch die Depression des animalen Nervensystems erst mit der Bildung der putriden Stoffe anfangen, deren Injection in das Blut, wie wir oben gesehen haben, ganz analoge Symptome hervorbringt, oder ob sie schon auftreten, bevor noch eine solche Zersetzung stattgefunden hat. Ich glaube, dass man Letzteres annehmen muss, schon aus dem Grunde, weil diese Symptome sich schon nach Verlauf einer so kurzen Zeit einstellen, dass es schwer wird, sich vorzustellen, dass das putride Gift sich so schnell gebildet haben sollte. Ueberdies treten die Symptome der Reizung des Darmkanals in Folge der durch Injection putrider Stoffe in das Blut hervorgebrachten putriden Infection nicht sogleich, sondern erst nach Verlauf einer fast ebenso langen Zeit auf, wie diejenige, welche vor ihrem Auftreten nach der Embolie der Wachskügelchen in die Gekrösarterie verstrich. Da sich nun in beiden Fällen eine sich allmälig steigernde Hyperämie der Schleimhaut entwikkelt, so liegt die Vermuthung nahe, dass die von der Reizung des Darmkanals ausgehenden Erscheinungen zunächst von der Hyperämie, sowie von der Kreislaufs- und Ernährungsstörung des Darmkanals abhängen und dass die Infection des Blutes, wie sie bei der Injection fauliger Stoffe ins Blut primär, so bei der Embolie der Gekrösarterien erst secundär auftritt, wenn nämlich die gangränöse Zersetzung derjenigen Partien der Schleimhaut, denen die Blutzufuhr durch die Embolie abgeschnitten wurde, weit genug vorgeschritten ist. Hier drängt sich aber die Frage auf, woher entsteht die Hyperämie der Darmschleimhaut in diesen Fällen? Die genauere Untersuchung derselben lehrte uns, dass die Hyperämie bei der Embolie der Darmarterien keineswegs, so wie bei der vorhin besprochenen Hyperämie des Rückenmarks eine compensatorische ist; es waren nicht die offengebliebenen Arterien ausgedehnt, die Hyperämie hatte nicht an der Herzseite der Verstopfung, sondern an der peripherischen Seite derselben ihren Sitz und erstreckte sich von der Stelle der Embolie durch die Fortsetzung der kleinen Arterien, durch die Capillaren der Zotten und der Darmschleimhaut, durch die Pfortaderwurzeln in die Pfortader hinein fort, deren Hauptstamm auch ungeheuer ausgedehnt und in seinen Wandungen blutig infiltrirt war. Diese Anstauung des Blutes in der Pfortader und die Steigerung des Blutdruckes in derselben, welche übrigens schon Emmert nach Unterbindung und Virchow nach der Embolie grösserer Stämme der Gekrösarterie beobachteten, hat etwas sehr Auffallendes, da man a priori gerade das Gegentheil hätte erwarten können. Denn das zwischen zwei Capillarnetzen eingeschlossene Blut der Pfortader muss, nachdem es die Darmcapillaren passirt hat, ja noch durch die Lebercapillaren hindurch und dieses Hinderniss muss bewirken, dass das Blut in der Pfortader normal unter einem ziemlich hohen Druck steht, dessen Grösse bisher leider nicht gemessen wurde, der aber schon durch den Fingerdruck bei Eröffnung der Unterleibshöhle eines lebenden Hundes erkannt wird. Eine Steigerung dieses Druckes würde nun aber nicht allein von einer möglicher Weise vermehrten Aufsaugung von Flüssigkeit durch die Pfortader abhängen können, sondern sie müsste, falls nicht besondere Triebkräfte hier in Betracht kommen, entweder durch eine Steigerung des Widerstandes in den Lebercapillaren oder durch eine Verminderung desselben in den Darmcapillaren bewerkstelligt worden sein. Diese Bedingungen sind hier aber nicht erfüllt; denn die Lebercapillaren und Lebervenen sind frei und die Masse des durch die Darmcapillaren in die Pfortader einströmenden Blutes ist durch die Embolie jedenfalls nicht vermehrt, sondern vermindert und der Widerstand des Blutstromes durch dieselben nicht vermindert, sondern vermehrt. Hieraus scheint zu folgen, dass besondere Triebkräfte auch für die normale Strömung des Pfortaderblutes in Betracht kommen müssen. Als solche besondere Triebkraft hat Donders mit Recht die Inspiration hervorgehoben, wodurch einerseits der Druck, unter dem das Lebervenenblut in die untere Hohlvene ausströmt, wesentlich vermindert wird, während gleichzeitig der Druck auf die Leber das Blut aus derselben auspressen muss. Wenn man aber auch zugiebt, dass der Exspirationsdruck bei dem Erbrechen und der Uebelkeit im Allgemeinen über die Norm gesteigert sein mag, so wird man doch dem Einflusse der Respiration nicht die in Rede stehende Ueberfüllung der Pfortader zuschreiben können. Sieht man sich nun aber nach anderen Triebkräften für das Blut durch die Pfortader um, so könnte offenbar auch noch theils der Einfluss der Darmmuskulatur, namentlich aber die Zottenbewegungen und theils der Druck des aus der Leberarterie durch die Lebercapillaren strömenden Blutes in Betracht kommen. Diese Hülfskräfte sind nun aber in der That durch die Embolie in unseren Fällen wesentlich paralysirt, und der Effect weist mit grosser Wahrscheinlichkeit darauf hin, dass sie eine bisher nicht gehörig gewürdigte Rolle bei der Strömung des Blutes durch die Leber spielen müssen. Es würde dann also bei dem Ausfall der Triebkraft des Leberarterienblutes, welches nur die Lebercapillaren zu durchsetzen hat, und vor Allem die Lähmung der Zottenbewegungen und der Darmperistaltik ungezwungen die enorme Blutüberfüllung der Darmschleimhaut jenseits der Verstopfungsstellen und den offenbar sehr gesteigerten Blutdruck in der Pfortader erklären. Vielleicht könnte dieselbe Erklärung auch für die secundär bei der putriden Infection erfolgende Ueberfüllung der Darmcapillaren in Betracht kommen, indem es nicht unwahrscheinlich sein dürfte, dass dieselbe von der primären Lähmung der Zottenmuskulatur durch die Einwirkung des Giftes abhängig wäre. Ueberdies verdient die auffallende Aehnlichkeit des bei der Embolie der Darmarterien und des beim Darmtyphus gefundenen pathologisch-anatomischen Zustandes des Darmkanals gewiss die Aufmerksamkeit der physiologischen Pathologen; es fehlt uns aber bisher an den nöthigen Vorlagen, um die Bedeutung dieser Uebereinstimmung weiter zu verfolgen.

3. Die tetanischen Krämpfe, welche bei ziemlich reichlicher Injection von Luft in das untere Ende der Carotis auftraten und nach 2 Stunden zum Tode führten, hingen, dem im ersten Abschnitte Angeführten zufolge, von der Embolie der Hirnarterien und von der dadurch bedingten Ischämie des Hirns ab. Bezüglich dieses Symptoms kann ich aber auf das oben Angeführte verweisen.

4. Die eczemartigen kleinen Entzündungsheerde, die nach Injection von Luft in die Jugularvene in den drei Fällen, in denen dieselbe ausgeführt ward, beobachtet wurden, mussten ebenfalls von kleinen Luftbläschen herrühren, welche, nachdem sie die Lungencapillaren passirt hatten, in den grossen Kreislauf gelangten. Dass dieses möglich ist, kann um so weniger befremden, als auch Quecksilber, das in die Arterien injicirt wurde, in der Lunge die Bildung von Knötchen mit Quecksilber im Centrum veranlasste und in die Jugularvene injicirt, in einem hier nicht specificirten Falle in der Leber gefunden wurde. Dass aber embolische Luftbläschen jene kleinen Heerde hervorrufen konnten, wird sehr plausibel durch den Nachweis der Bildung kleiner Knötchen in der Lunge, um die in den kleinen Aesten der Pulmonalarterie abgekapselten Luftbläschen. Wenn mein Gedächtniss mich nicht sehr täuscht, gelang mir auch in mehreren Fällen der Nachweis eines Luftbläschens in dem Centrum jener kleinen Heerde an der Schnauze und den Lippen, da ich dieses aber in meinen Notizen nicht ausdrücklich bemerkt finde, darf ich es nach Verlauf einer so langen Zeit nicht mit voller Sicherheit behaupten.

5. Inwiefern das Ausfallen der Haare, besonders im Umfang der Halswunde und die Excoriation der Haut in demselben bei den Hunden, denen Luft in die Jugularvene injicirt war, von diesem Eingriffe abhing, das lässt sich wohl nicht mit voller Sicherheit auf die arterielle Embolie der Luftbläschen beziehen. Die Excoriation der Haut liesse sich selbst wohl leichter aus der, dann aber doch auch nicht leicht zu erklärenden, schlechten Beschaffenheit des Eiters ableiten. Es bleibt aber immerhin auffallend, dass dieser Erfolg, den ich sonst bei meinen vielen Versuchen an Hunden niemals beobachtet zu haben mich entsinne, bei den beiden Hunden auftrat, welche nach der Luftinjection längere Zeit am Leben geblieben waren. Das Aus-

fallen der Haare beschränkte sich überdies nicht auf den Umfang der Wunde, sondern war an der ganzen Körperoberfläche vorhanden und zwar fleckenweise. Ueberdies sind die eczemartigen Entzündungsheerde der Lederhaut und die Ecchymosen derselben Erscheinungen, die dem Ausfallen der Haare und den Excoriationen so nahe verwandt sind, dass der Nachweis der embolischen Genese ersterer dieselbe auch für letztere wahrscheinlich machen dürfte.

6. Die Ecchymosen der Haut, welche derselben das Aussehen gaben, das sie bei Mb. maculosus Werlhofii annimmt, scheinen mir besonders darum interessant zu sein, weil ihre hier gewiss nicht zu bezweifelnde Beziehung zur Embolie die schon früher von anderer Seite her angeregte Frage rechtfertigt, ob nicht auch das Auftreten solcher Ecchymosen bei Kranken in irgend einer Weise durch Embolie, z. B. kleiner in der Bahn des Kreislaufes entstandener Blutgerinnsel, zu erklären wäre? Auf die Ecchymosen der Haut hatte ich von vorn herein wenig geachtet, weil sie während des Lebens bei den behaarten Thieren nicht in die Augen fallen und weil die anderen Symptome vorzugsweise meine Aufmerksamkeit fesselten. Sie wurden also auch nach dem Tode nicht immer gesucht und ich vermag also nicht anzugeben, inwiefern sie constant vorkamen und wie bald nach der Injection sie sich entwickelten. Dass sie indess von der arteriellen Embolie abhängen, das geht mit Sicherheit daraus hervor, dass bei der Injection von Quecksilber in die Arterien jedesmal ein kleines Quecksilberkügelchen im Centrum jeder Ecchymose der Haut gefunden wurde und auch aus dem Umstande, dass sie bei den Injectionen in die Aorta durch die Art. cruralis vorzugsweise den Hinterkörper einnahmen, während sie bei Injection der verstopfenden Körper in das linke Herz durch das centrale Ende der Carotis, besonders in der Haut der vorderen Theile des Körpers gefunden wurden. Ferner aber ist es eine wichtige Thatsache, dass sie nicht nur nach der Injection des Quecksilbers, sondern auch nach der Injection von Luft in die Jugularvene und von Wachskügelchen in die Art. cruralis gleich zahlreich und gleich gross gefunden wurden; denn hieraus folgt, dass nicht eine solche specifische, chemische Wirkung bei ihrer

Bildung in Betracht kommt, wie sie sich bei der Entwickelung der grösseren Knötchen in der Lunge kundgab, sondern dass sie eine Folge der mechanischen Verstopfung an und für sich sind. Drittens endlich geht aus den vorliegenden Befunden hervor, dass die dissolute Beschaffenheit des Blutes, der man ihre Entstehung bei Mb. maculosus Werlhofii zuzuschreiben pflegt und die man auch als Ursache der typhösen Petechien annimmt, nicht in Betracht kommen kann, eine Meinung, die auch durch den oft ziemlich beträchtlichen Faserstoffgehalt des Blutes bei Scorbut und Typhus nicht eben unterstützt wird. Denn die Ecchymosen wurden nicht nur in den Fällen gefunden, wo eine dissolute Beschaffenheit des Blutes in Folge der Embolie der Darmarterien entstanden war, sondern auch bei Luftinjection in die Jugularis, ohne dass dabei Embolie in die Darmgefässe und veränderte Beschaffenheit des Blutes vorgefunden wurde. Es bleibt somit kaum etwas Anderes übrig, als die eigenthümliche Verbreitungsweise der Gefässe in der Haut als die Ursache dieser Extravasate zu betrachten.

7. Die rheumatoïden Schmerzen bei der Einbringung grösserer Pfröpfe in die Arterien wurden schon von Virchow hervorgehoben. Dass sie in meinen Versuchen mit Injection der Wachskügelchen durch die Art. cruralis nicht zur Beobachtung kamen, kann nicht allein daraus erklärt werden, dass der hintere Theil des Körpers, der jedenfalls vorzugsweise von der Embolie betroffen wurde, durch die gleichzeitige Embolie der Rückenmarksarterien das Gefühl gänzlich eingebüsst hatte. Denn es ist unwahrscheinlich, dass in diesen Versuchen gar keine der kleinen Kügelchen in solche sonst Schmerz erregende Partien hineingerathen sein sollten, welche die Empfindung nicht in gleicher Weise verloren hatten, und es ist daher wahrscheinlich, dass der genannte Unterschied des Erfolges wesentlich mit von der Verschiedenheit der Grösse der Emboli abgehangen habe. Während ein grösserer Pfropf die Blutzufuhr zu vielen empfindenden Nerven abzuschneiden vermag, werden mehrere kleine Emboli, bei hinreichender Anzahl und proportionaler Grösse der anastomosirenden, peripherisch von den Verstopfungsstellen gelegenen Aeste diesen Erfolg nicht haben können. So würde sich denn auch der Mangel dieser Schmerzen bei der Luftinjection in die Jugularis erklä-

ren, da jedenfalls nur sehr kleine Luftbläschen die Lungen passiren konnten. Mit furchtbarer Heftigkeit traten diese reissenden, periodisch ohne äussere Veranlassung exacerbirenden Schmerzen bei den Versuchen auf, bei welchen Quecksilber durch die Art. cruralis in die Aorta abdominalis injicirt wurde. Die grossen Zerstörungen des Muskelgewebes und die diesen entsprechenden Functionsstörungen der betroffenen Muskelpartien machen es höchst wahrscheinlich, dass die rheumatoïden Schmerzen eben von der Ernährungsstörung der zugleich mit dem Muskelgewebe afficirten Empfindungsnerven abhängen. Der sonst nahe liegende Gedanke, dass die Kreislaufs- und Ernährungsstörung der Haut, als des Hauptverbreitungsbezirkes der Empfindungsnerven, die Schmerzen veranlasst haben sollte, wird dadurch abgewiesen, dass die pathologisch-anatomischen Veränderungen der Haut in den Fällen, wo die Schmerzen so ausgezeichnet waren, sich durchaus nicht von denselben in denjenigen Fällen unterschieden, wo gar keine Schmerzensäusserung beobachtet wurde.

8. Die Functionsstörung der Muskeln, welche ja jedenfalls von den pathologischen Veränderungen des Muskelgewebes abhängt, sofern man von der sogleich durch die Embolie der Rückenmarksgefässe abhängigen Lähmung absieht, würde demnach in nächster Beziehung zu den rheumatoïden Schmerzen stehen. Letztere würden den Reizerscheinungen des Hirns und Rückenmarks entsprechen, welche der Lähmung dieser Centralorgane vorausgehen, wenn die Blutzufuhr zu ihnen abgeschnitten wird. Der pathologisch-anatomische Befund bei der Quecksilberinjection in die Aorta descendens durch die Cruralarterie erklärt vollkommen sowohl die so eben besprochenen Schmerzen als auch die Functionsstörung der Muskeln, denn es waren in diesen Fällen nicht nur einfache Ecchymosen der Muskelsubstanz zugegen, sondern es hatten sich überall um das Quecksilber herum Entzündungsheerde gebildet, welche den Zerfall der Muskelsubstanz nach sich zogen. Dieser Effect trat keineswegs in denjenigen Fällen ein, wo in Folge der einfachen Embolie Blutextravasate in den Muskeln zur Beobachtung kamen. Diese oft ziemlich umfangreichen, mechanisch bewirkten Blutextravasate, welche bei der Injection der Luftbläschen und der Wachskügelchen

häufig genug beobachtet wurden, hatten somit nicht an sich die Ernährung der Muskelsubstanz so gestört, dass Schmerz, Functionsstörung und Zerfall der Muskelfasern danach erfolgte, sondern diese allein bei der Quecksilberinjection beobachteten functionellen Störungen mussten wesentlich von der specifischen Einwirkung des Quecksilbers auf das umliegende Muskelgewebe abhängen, analog der specifischen Einwirkung desselben auf die Lungensubstanz bei der Embolie in die Arteria pulmonalis. Die Entstehung derjenigen Blutextravasate aber, welche offenbar auf mechanische Weise, sowohl bei der Embolie der Wachskügelchen als der Luftbläschen und Quecksilberkügelchen zu Stande kamen, ist nicht so ganz leicht zu erklären. Es war nämlich das Entstehen derselben offenbar von besonderen Verhältnissen abhängig, indem sie keineswegs eine constante Folge der Embolie der kleinen Muskelarterien waren. Der Umstand, dass bei der Embolie der Wachskügelchen in die Aorta durch die Cruralarterie diese Blutextravasate in den gelähmten Muskeln der hinteren Extremitäten constant fehlten, obgleich die kleinen Muskelarterien gerade dieser Muskeln verhältnissmässig die grösste Zahl der kleinen Emboli aufgenommen hatten, während sie in den nicht gelähmten Muskeln des Rumpfes zahlreich vorhanden waren, musste auf die Vermuthung führen, dass die Muskelcontraction zur mechanischen Verstopfung der kleinen Muskelarterien hinzutreten musste, um die Extravasate hervorzurufen. Dieses wird auch durch die Erfahrung bestätigt, dass bei der während der Todtenstarre vorgenommenen Injection mit feiner Injectionsmasse ebenfalls Extravasat in den Muskeln entsteht und keine vollständige Injection der Muskelcapillaren erlangt wird. Da es indess keinem Zweifel unterliegen kann, dass viele derjenigen Muskeln und Muskelpartien, deren kleine Arterien Emboli enthielten und in welchen bei der Section keine Ecchymosen gefunden wurden, dennoch während des Lebens, nachdem die Embolie erfolgt war, thätig gewesen sind, so muss man annehmen, dass nicht eine jede Muskelaction, sondern nur eine besondere Weise derselben, vielleicht eine ungewöhnlich lange andauernde Contraction, im Stande ist, die Bedingungen herbeizuführen, unter welchen die Embolie kleiner Muskelarterienäste die begrenzten Extravasate in den Muskeln zu Stande kommen lässt. Bei dieser Erklärung würde es dann auch begreiflich sein, dass ihre Entstehung keine auffällige Functions- und Ernährungsstörung bewirkt, da das Aufhören der anhaltenden Muskelcontraction die Capillaren wieder permeabel machen würde. Die Petechien in der Muskelhaut des Darmes dürften dann, in Uebereinstimmung mit vorstehender Erklärung, während der wahrscheinlich vor eingetretener Lähmung, noch während des Lebens erfolgten und wieder gelösten Muskelstarre entstanden sein.

9. Der in einigen Fällen, wo die Embolie die Nieren betroffen hatte, beobachtete Gehalt des Harns an Eiweiss und Blut ist leicht erklärlich durch die compensatorische Hyperämie und durch den vermehrten Druck in den offen gebliebenen Gefässen, welche den Glomerulis Blut zuführten. Bei der Verstopfung der Vasa afferentia einiger Glomeruli musste ja nämlich der Blutdruck in denjenigen Glomerulis steigen, deren zuführende Gefässe nicht verstopft waren, und bei Verstopfung einzelner Aeste des Gefässknäuels musste in den anderen, offengebliebenen Aesten natürlich Dasselbe erfolgen.

Ausser den bisher besprochenen pathologisch-anatomischen Störungen, welche schon während des Lebens mehr oder weniger in die Augen fallende Symptome hervorgerufen hatten, verdienen nun noch einige andere, während des Lebens nicht durch besondere Zeichen erkannte pathologisch-anatomische Veränderungen einige Aufmerksamkeit.

Die Blutinfarcte der Magenschleimhaut waren offenbar ebenso entstanden, wie diejenigen des Darmkanals. Auch letztere gaben im weiteren Verlaufe Veranlassung zur Geschwürsbildung, es schien aber die Schleimhaut an diesen Stellen im Magen viel früher als im Darm zerstört zu werden und die Tiefe, sowie die scharf abgeschnittenen Ränder der rundlichen Geschwüre des Magens, welche aus den durch die Embolie veranlassten Blutinfarcten entstanden waren, wies darauf hin, dass die Aetzung durch den Magensaft an diesen Stellen die Geschwürsbildung befördert und den Ulcerationen einen anderen Charakter gegeben hatte. Diese Meinung wird nicht dadurch widerlegt, dass der Mageninhalt nicht immer sauer, sondern bisweilen auch neutral oder gar alkalisch gefunden wurde, und dass in einigen dieser Fälle noch unverdaute Nahrungsmittel, namentlich Brod, noch viele Stunden nach erfolgter Embolie im Magen gefunden wurden; denn es könnte die ätzende Wirkung ja zum Theil schon erfolgt sein, während der Magen noch sauren, zur Auflösung von Fleisch u. s. w. fähigen Magensaft enthielt, zum Theil könnte dieselbe vielleicht auch durch den in den zerstörten Magendrüsen enthaltenen Magensaft bewirkt sein. Wenn es gleich hiernach kaum zweifelhaft ist, dass ein rundes Magengeschwür durch Embolie veranlasst werden kann, so folgt daraus natürlich nicht, dass es immer und ausschliesslich durch Embolie entstehen müsste.

Bemerkenswerth sind ferner die Veränderungen der Leber. Die kleinen Extravasate, welche mehrfach vorkamen und welche von den kleinen Verzweigungen der Pfortader herrührten, so wie die Beimischung von Blut zur Galle und die blutige Infiltration der Wandungen der Gallenblase beziehen sich offenbar auf die Ueberfüllung und Blutdrucksteigerung in der Pfortader. Die marmorirten bis nussgrossen, harten, geschwollenen, aus gelben und dunkelrothen Flecken zusammengesetzten Knoten, die in demjenigen Falle beobachtet wurden, wo der Hund 22 Stunden nach der Embolie der Wachskügelchen durch die Art. cruralis in die Darm- und Leberarterien am Leben blieb, scheinen mir besonders deshalb Aufmerksamkeit zu verdienen, weil die Leberzellen an diesen Stellen intensiv gelb gefärbt und zum Theil aufgelöst waren, und weil sie durch einfache mechanische Gefässverstopfung bedingt waren.

Dass bisweilen, aber nicht immer, bei der Injection von Wachskügelchen in die Cruralarterie Blutinfarcte in den Mesenterialdrüsen, dem Pankreas und der Milz gefunden wurden, kann nicht befremden bei der Verschiedenheit der Grösse dieser Emboli und bei der dem Zufalle anheimgegebenen Verschiedenheit der Zahl, in welcher sie in die respectiven Arterien hineinfahren mussten. Auffallender sind die verhältnissmässig sehr grossen Blutpfröpfe, welche in dem einen Falle, wo Luft injicirt wurde, in den Darmarterien und die grossen rothen Knoten, welche nach der einen Quecksilberinjection in den Arterien des Omentums gefunden wurden. Die Ablagerung von Gerinnseln aus dem strömenden Blute an und auf diese fremden Körper ist an sich freilich nicht sehr auffallend, da man gleiche

Gerinnselablagerungen an Fäden, die durch eine Arterie gezogen sind und an Quecksilber, das im Herzen zurückblieb, schon mehrfach beobachtet hat. Dahingegen ist es aber bemerkenswerth, dass diese Umhüllungsgerinnsel nur so ganz ausnahmsweise zur Beobachtung kamen. Um dieses zu erklären, könnte man die Vermuthung aufstellen, dass eine besondere Beschaffenheit des Blutes zu diesen Bildungen prädisponirt habe. Die Leichtigkeit, mit der der Faserstoff durch Contact mit der Luft u. s. w. gerinnt, ist nun allerdings so verschieden, dass eine solche Prädisposition zu diesen Gerinnselbildungen durch die Beschaffenheit des Blutes kaum geleugnet werden kann; aber diese Prädisposition allein kann jedenfalls nicht diesen Erfolg gehabt haben, da sonst alle diejenigen Luftbläschen und Quecksilberkügelchen, die embolisch in die Arterienverzweigungen hineingefahren sind, mit solchen Gerinnseln müssten umhüllt worden sein, während sie sich nur in einem Falle in den Gefässen des Darmes, in einem anderen in den Gefässen des Omentums vorfanden. Es müssen also gerade diejenigen Luftbläschen und Quecksilberkügelchen, die so umhüllt gefunden wurden, sich unter besonderen Verhältnissen befunden haben. Vergleicht man nun die verhältnissmässig sehr bedeutende Grösse der Arterien des Omentums, in welchen diese Pfröpfe steckten, mit dem verhältnissmässig sehr geringen Umfange der im Centrum derselben vorgefundenen Quecksilberkügelchen, so wird es klar, dass dieselben schon in Gerinnsel eingekapselt sein mussten, als sie embolisch eingekeilt wurden. Da wir nun in mehreren Fällen noch viele Stunden, ja Tage nach der Quecksilberinjection im Herzen Quecksilberkügelchen fanden, die zum Theil in Gerinnsel eingehüllt waren, so kann es kaum zweifelhaft sein, dass gerade solche Kügelchen und Bläschen, welche nicht sogleich in die Arterien hinausfuhren, sondern längere Zeit im Herzen oder sonst wo in der Blutbahn zurückgehalten und hier gleichsam mit dem Blute geschüttelt wurden, es sind, welche in dieser Weise mit Gerinnseln umhüllt wurden, bevor sie als Emboli in die Arterien hinausfuhren. Vergleicht man aber die Grösse der ganzen Knoten mit dem ursprünglichen Lumen der Arterien, an welchen sie sassen, so ist ein nicht geringeres Missverhältniss im entgegengesetzten Sinne auffällig, indem die Knoten so gross sind, dass unmöglich Pfröpfe von diesem Umfange in diese Arterien hineingelangt sein konnten. Obgleich es nun nicht unwahrscheinlich ist, dass die ursprünglichen Pfröpfe noch durch secundäre Gerinnselablagerungen an Ort und Stelle sich wesentlich vergrössert haben, so trifft dies doch nicht ganz zu für die am Omentum gefundenen Knoten, da die genauere Untersuchung lehrte, dass dieselben ganz besonders dadurch ihren unverhältnissmässigen Umfang erreichten, dass Blut in die Häute des sehr ausgedehnten Gefässes extravasirt war, und dass die gelbe Masse, welche an der Oberfläche der Knoten sichtbar war, nicht direkt vom Blute herrührte, sondern in den Gefässhäuten selbst, dicht unter dem Peritoneum lag.

Vorstehende Analyse der einzelnen durch die Embolie hervorgebrachten Symptome dürfte einige neue Belege zu der von Virchow hervorgehobenen ausserordentlichen Mannigfaltigkeit derjenigen Erscheinungen, welche von dieser nächsten Krankheitsursache abhängen können, enthalten, und es dürfte klar sein, dass man die Tragweite der Bedeutung der Embolie in der Pathologie noch gar nicht übersehen kann, indem Gefässverstopfungen durch innerhalb der Bahn zwischen den Capillaren der Lungen und des grossen Kreislaufes gebildete Blutgerinnsel vielerlei Krankheitserscheinungen und pathologisch-anatomische Veränderungen hervorrufen können, die man bisher ganz anders zu erklären pflegte.

Die Verschiedenheit der Gruppirung der einzelnen Krankheitserscheinungen und Sectionsbefunde und die dadurch bedingte ausserordentliche Verschiedenheit der Krankheitsbilder, welche in unseren Versuchen zur Beobachtung kommen, hängt unzweifelhaft wesentlich nur davon ab, dass die Embolie in den Einzelfällen mehr oder weniger verschiedene Arterien betraf. Hierzu musste einerseits die Verschiedenheit der Gefässe beitragen, in welche die Emboli hineingebracht wurden, andererseits aber namentlich auch die Verschiedenheit des specifischen Gewichtes und die Verschiedenheit der Menge und Vertheilung der eingebrachten Stoffe. Bei der Injection der Wachskügelchen von der Cruralarterie aus musste sowohl der Umstand, dass die Spitze des Rohres, aus welchem dieselben hinausgetrieben wurden, so hoch in die Aorta hinaufgebracht war, als auch die verhältnissmässig grosse Menge der injicirten Flüssigkeiten bewirken, dass die Emboli, wenn auch nur zum geringsten Theile, selbst in die Gefässe des Vorderkörpers vordringen konnten, während die Hauptmasse in die Arterien des Darmes, des unteren Theiles des Rückenmarks und der Nieren hineingelangte, und nur der Rest in die Arterien der hinteren Extremitäten. Bei der Injection des Quecksilbers in die Cruralarterie dürfte theils die geringe Menge, theils das hohe specifische Gewicht dazu beigetragen haben, dass nur ein geringerer Theil desselben in einige der höher oben von der Aorta descendens abgehenden Aeste hineingelangte, während die Hauptmasse in den Muskelarterien der hinteren Extremitäten stecken blieb. Die Veränderlichkeit der Grösse der Quecksilberkügelchen einerseits und die unveränderliche Grösse der Wachskügelchen andererseits wird auch nicht ohne Einfluss geblieben sein, indem es ersteren wahrscheinlich vermöge dieser Eigenschaften möglich war aus dem Gebiete des grossen in das des kleinen Kreislaufes zu gelangen und umgekehrt. Dass endlich die Luft, welche von der Carotis aus in das linke Herz hineingebracht wurde, der Hauptsache nach in die zuerst von der Aorta abgehenden Aeste hineinfuhr, kann nicht befremden, und es könnte vielleicht das geringe specifische Gewicht der Luftbläschen mit dazu beigetragen haben, dass sie besonders zum Kopfe gelangten. Auf dieselbe Weise würde es alsdann erklärlich sein, dass auch die in die Jugularis hineingebrachte Luft, welche alsdann durch die Lungen hindurch in das linke Herz hineingelangte, besonders in die Arterien des Kopfes und überhaupt des vorderen Theiles des Körpers eindrang und hier Störungen hervorrief.

Resumé.

Die Resultate, zu welchen ich in vorstehender Arbeit gelangt bin, lassen sich in folgende Sätze zusammenfassen:

1. Der Mangel arteriellen Blutes in den Kranzarterien des Herzens bedingt keineswegs augenblicklichen Stillstand desselben,

indem das Herz, nachdem seine Coronararterien vollständig mit fester Wachsmasse, die Capillaren und Venen aber mit Oel injicirt sind, noch stundenlang seine rhythmischen Contractionen fortsetzen kann. Es sind mithin auch die rhythmischen Herzbewegungen unabhängig von dem rhythmischen Eintritte des Blutes in die Coronararterien. Auch wird der Einfluss des N. vagus auf die Herzbewegungen nicht durch die Coronararterien vermittelt, indem die Vagusreizung an einem Herzen, dessen Coronararterien in angeführter Weise injicirt sind, denselben Effect hat, wie am gesunden Herzen.

2. Die nach plötzlichem Tode durch Embolie der Lungenarterie im linken Herzen vorgefundene Blutmenge ist verhältnissmässig gering und zwar um so geringer, je vollständiger und plötzlicher die Embolie tödtete.

3. Bei dem durch Embolie der Lungenarterie erfolgenden Tode pulsirt das Herz in der Regel noch, nachdem der vom Cerebrospinalsystem ausgehende Todeskampf begonnen ist, ja bisweilen noch, nachdem alle vom Hirn-Rückenmark ausgehende Lebenszeichen vollständig erloschen sind.

4. Der Stillstand des Herzens folgt in der Regel dem vorausgehenden Aufhören der Respirationsbewegungen und erfolgt dabei in der Diastole, wahrscheinlich theils durch die Ausspannung der rechten Herzhälfte, welche durch den Stillstand der Respirationsbewegungen bedingt wird, theils durch die lähmende Wirkung der im Blute in Folge der Unterbrechung des Athmungsprocesses angehäuften Kohlensäure. Ein ausnahmsweise früher erfolgender Stillstand des Herzens könnte von der Vagusreizung abhängen, hat aber keinen Einfluss auf den Todesmechanismus.

5. Der plötzliche Tod durch Embolie der Lungenarterie wird durch den von derselben abhängigen Mangel arterieller Blutzufuhr zum Hirn und zur Medulla oblongata bedingt. Der Mangel arterieller Blutzufuhr zu den grossen Nervencentren: Hirn, Medulla oblongata und Rückenmark, veranlasst zunächst Reizerscheinungen, welche um so schneller dem Aufhören aller Functionen Platz machen, je vollständiger und je plötzlicher die Blutzufuhr abgeschnitten wird, welche dahingegen einen um so grösseren Umfang und eine um so längere Dauer erlangen, je weniger vollständig die Blutzufuhr

unterbrochen wird, vorausgesetzt, dass sie doch für die normale Unterhaltung der Functionen ganz ungenügend ist.

6. Die vorübergehenden Reizungserscheinungen der grossen Nervencentra hängen wahrscheinlich von der durch die Unterbrechung der Blutzufuhr gesetzten Ernährungsstörung und von den dadurch gesetzten Veränderungen der Nervensubstanz ab, die bei plötzlicher Unterbrechung schnell tödten und nur vorübergehende Reizerscheinungen hervortreten lassen, bei langsamerer oder unvollständiger Hemmung der Blutzufuhr aber einen länger dauernden Todeskampf bewirken. Dabei werden einige, besonders dem Gebiete des Sympathicus angehörige Nervencentra durch vollständige Unterbrechung der Blutzufuhr allerdings ebenso schnell functionsunfähig als die übrigen, sie zeichnen sich aber dadurch aus, dass sie bei einer unvollständigen Blutzufuhr langsamer vernichtet werden und daher länger anhaltende Reizungsphänomene zeigen. Dahin gehört die Gruppe der Erscheinungen, welche durch Reizung des Halstheiles des Sympathicus hervorgerufen werden können, die weit längere Erhaltung der Auslösung von Bewegungen bei Reizung der Cornea als der Conjunctiva, die Salivation, die peristaltischen Bewegungen u. s. w.

7. Die Erscheinungen des Sterbens durch die mittelbare Unterbrechung der arteriellen Blutzufuhr zu den grossen Nervencentren, mittelst Embolie der Pulmonalarterie, und die Erscheinungen des Sterbens durch unmittelbare Unterbrechung derselben, mittelst hinreichender und gleichmässiger Embolie der Arterien der grossen Nervencentra sind ganz identisch und der Todesmechanismus ist in beiden Fällen durchaus derselbe. Es handelt sich dabei weder um eine Erstickung, noch um eine Herzlähmung, obgleich auch bei diesen Todesarten der Mangel arterieller Blutzufuhr zu den grossen Nervencentren den Todeskampf und den Tod wesentlich bedingt.

8. Die Unterschiede der Erscheinungen, welche bei Embolie einzelner grösserer Aeste der Lungenarterie und einzelner grösserer Hirnarterien zur Beobachtung kommen, widersprechen Obigem nicht und erklären sich leicht aus dem Unterschiede der Gefässverbreitung. Denn je nachdem die Blutzufuhr zu der einen oder der anderen Hirnpartie unterbrochen wird, müssen die Symptome und

Leichenbefunde natürlich ganz verschieden ausfallen, während bei Verstopfung der Lungenarterie die Blutzufuhr zum ganzen Hirn gleichmässig gestört wird und demnach entweder binnen wenig Minuten den Tod zur Folge hat, oder gar keine unmittelbar gefahrdrohende Erscheinungen bedingt, oder endlich nur vorübergehende Unruhe und Athemnoth, indem der Collateralkreislauf bald hergestellt und die Ernährung der Lunge durch die Bronchialarterie nicht bleibend gestört wird.

9. Secundär kann in Folge der Embolie der Lungenarterie im Laufe der nächsten Tage und Wochen der Tod durch secundäre Anlagerung von Gerinnseln an die ursprünglichen Emboli mehr oder weniger plötzlich erfolgen, indem dadurch die arterielle Blutzufuhr zu den grossen Nervencentren immer unvollständiger wird.

10. Wahrscheinlich kann, ebenfalls secundär, im Laufe der folgenden Tage und Wochen, in Folge der Embolie der Lungenarterie plötzlicher Tod, sowie mannigfache functionelle und anatomische Störung dadurch erfolgen, dass sich nach Bildung der von Verstopfung der Lungenarterie durch embolische Blutgerinnsel abhängigen lobulären Processe Gerinnsel in den Lungenvenen bilden, welche bei den Respirationsbewegungen losgerissen und in den arteriellen Kreislauf gelangt, arterielle Embolie, namentlich der Hirnarterien bewirken können.

11. Einfache Verstopfung der Lungenarterie durch kleine, sowie durch grössere Pfröpfe, welche wie z. B. Wachskügelchen weder mechanisch noch chemisch einen merklichen Reiz auf das Lungengewebe ausüben, hat, wenn die Zahl und Masse der Emboli nicht zu gross ist, keinen anderen Erfolg, als dass die Pfröpfe einfach an dem Orte abgekapselt werden, wo sie stecken bleiben, ohne anderweitige Ernährungsstörungen des Lungengewebes zu bedingen. Die Abkapselung der kleinen und kleinsten Emboli erfolgt ganz in derselben Weise, wie die der grossen, durch Verdickung der Gefässwand und durch Bildung einer Bindegewebskapsel, oft mit Verfettung epithelialer Zellen verbunden, nur mit dem Unterschiede, dass die Kapseln um die kleinen und kleinsten Pfröpfe verhältnissmässig dicker sind als um die grossen, so dass sie kleine, luftleere fibroïde Knötchen erzeugen, welche die Emboli einschliessen.

12. Der dissolute Zustand des Blutes, der durch Injection verschiedener putrider Stoffe in das Blut, sowohl als durch Resorption ichoröser Substanzen aus Abscesshöhlen entsteht, disponirt freilich im Lungengewebe wie überall zu einiger, blutig seröser Infiltration, und diese macht sich bei gleichzeitiger Embolie einfacher, weder mechanisch noch chemisch merklich reizend wirkender Pfröpfe besonders in den Partien der Lungen bemerkbar, deren Gefässe offen geblieben sind; die Pfröpfe selbst aber bringen in ihrem nächsten Umfange keine merklich grösseren Veränderungen hervor, als bei normaler Blutmischung, und es ist die putride Blutalteration nicht nur für sich, sondern auch bei ihrer Complication mit einfacher embolischer Verstopfung der Lungenarterie ganz unschuldig an der Entstehung der sogenannten lobulären Processe oder Infarcte.

13. Verstopfung der Lungenarterie durch Quecksilberkügelchen veranlasst allerdings, wie Cruveilhier es angab, die Bildung begrenzter Entzündungsheerde des Lungengewebes, die im Centrum, als Zeugniss ihres Ursprunges, Quecksilberkügelchen enthalten, im ersten Stadium blutige Infiltration des Umfanges bewirken, dann luftleer werden und endlich gelbe, aus verfetteten und tuberkelartig verschrumpften Zellen und Gewebselementen bestehende Knoten bilden, deren Grösse ziemlich genau der Grösse der Quecksilberkügelchen, die sie einschliessen, proportional ist. Diese Entzündungsheerde rühren jedoch nicht, wie Cruveilhier meinte, von der einfachen mechanischen Verstopfung der Gefässe her, sondern von einer specifischen Wirkung des verstopfenden Quecksilbers auf das um- und anliegende Lungengewebe.

14. Pfröpfe, welche aus in Zersetzung begriffenen stickstoffhaltigen Substanzen bestehen, rufen im Umfange derjenigen Stellen der Lungenarterie, wo sie stecken bleiben, Entzündungsheerde hervor, deren Umfang sich über grosse Partien der Lunge ausbreiten kann, die aber von der Stelle, wo der Pfropf steckt, ausgehen, daher die Gewebsveränderung dem Pfropfe zunächst am grössten ist und mit begrenzter Gangrän endigen kann, während die Entzündung des ferneren Umfanges sich zurückbildet.

15. Mit putriden Flüssigkeiten einfach getränkte, selbst nicht

leicht zersetzbare Pfröpfe vorher getrockneter eiweissartiger Substanzen werden einfach abgekapselt; es scheint somit die Reizung von denjenigen Produkten auszugehen, die sich durch Zersetzung des Pfropfes selbst bilden.

16. Ganz frische Gerinnsel gesunden Blutes können bei demselben Individuum, von dem das Blutgerinnsel herrührt, bei Embolie in die Lungenarterie exquisite lobuläre Processe oder Infarcte der Lungen hervorbringen; sie haben aber lange nicht immer, sondern nur unter besonderen Verhältnissen diese locale Wirkung, indem die Mehrzahl derselben einschrumpft und sich auflöst, ohne irgend bedeutendere Veränderungen im Umfange der Stelle, wo sie liegen, hervorzubringen.

17. Die Blutmischung, namentlich die putride Blutintoxication, hat keinen irgend wesentlichen Einfluss darauf, ob frische embolische Blutgerinnsel lobuläre Processe am Orte ihrer Einkeilung hervorrufen, oder ob sie sich, wie es in den meisten Fällen geschieht, ohne irgend auffallende Veränderungen der anliegenden Arterie und des umliegenden Gewebes auflösen. Es ist selbst nicht erwiesen, dass die Blutmischung auch nur als ganz untergeordnetes prädisponirendes Moment irgend welche Bedeutung für die Entwickelung der lobulären Processe habe.

18. Der Einfluss der verschiedenen Qualität übrigens frischer Blutgerinnsel, bezüglich ihres verschiedenen Faserstoffreichthums u. s. w. auf die grössere oder geringere Leichtigkeit der Zersetzung und auf eine verschiedene Qualität der Zersetzungsprodukte, deren reizende Wirkung auf das Lungengewebe die lobulären Processe hervorruft, kann dabei auch nicht entscheidend sein, da einzelne Fragmente eines und desselben, durch und durch gleichmässigen Gerinnsels die in Rede stehenden Processe erzeugten, während die Mehrzahl der übrigens ganz gleichen Fragmente diese Wirkung nicht hatte.

19. Wesentlich sind wir somit darauf hingewiesen, anzunehmen, dass eine zeitweilig verschiedene Prädisposition der verschiedenen Stellen der Lungen zur Erkrankung durch die ihnen anliegenden embolischen Gerinnsel dabei maassgebend ist. Worauf diese Prädisposition beruhen mag, ob auf der verschiedenen Nähe

verschieden grosser, gesunder oder etwa katarrhalisch afficirter Bronchien oder auf anderen Verhältnissen, welche irgendwie auf eine verschiedene Zersetzungsweise der Emboli influenciren können, ist noch ganz unbekannt.

20. Eiter bewirkt auch bei lange dauerndem Contact mit dem in Venen des lebenden Körpers enthaltenen Blute keine Gerinnung desselben.

21. Ausser den grösseren Knoten, den lobulären Processen oder Infarcten, fanden sich nach der Embolie frischer Blutgerinnsel in die Lungenarterie constant sehr zahlreiche, kleine, hyaline oder gelblich-weisse, fibroïde Knötchen, welche ebenfalls wahrscheinlich in Folge der Embolie ganz kleiner Gerinnsel entstanden waren. Hierfür spricht nicht nur das constante Vorkommen dieser Knoten nach der Injection von Blutgerinnseln, während sie sonst oft vergeblich gesucht wurden, sondern auch theils ihre Uebereinstimmung mit den unzweifelhaft durch Embolie von Wachskügelchen, Luft und Quecksilber entstandenen Knötchen, deren Ursprung durch die regelmässig in ihnen gefundenen eigenthümlichen Emboli documentirt wurde, theils das Vorkommen zahlreicher Uebergangsformen zu den lobulären Processen. Die verhältnissmässige Seltenheit der ganz kleinen, etwa stecknadelknopfgrossen, rothen Knötchen, der grossen Zahl der fibroïden Knötchen gegenüber, dürfte darin ihre Erklärung finden, dass auch diejenigen von der Grösse eines Hanfkornes bis zu der einer Erbse, unseren Versuchen zufolge, viel schneller entfärbt zu werden schienen, als die grösseren Knoten und sich, ebenfalls zum Unterschiede von diesen, verhältnissmässig sehr bald in durchscheinende oder gelbliche fibroïde Knoten verwandelten. Es könnte daher nicht befremden, wenn die ganz kleinen Knoten theils und gewöhnlich von vorn herein keine blutige Infiltration zeigten, theils dieselbe früh verloren, wie solches bei den Quecksilberversuchen bezüglich der kleinen Knötchen offenbar der Fall war. Dass nicht selten solche fibroïde Knötchen auch in den Lungen solcher Hunde vorkommen, an welchen nicht über Embolie experimentirt wurde, widerspricht Obigem nicht, da dieselben durch früher in der venösen Blutbahn gebildete kleine Gerinnsel, ebenso wie bei dem Experiment, entstanden sein könnten.

22. Es ist nicht unwahrscheinlich, dass diese muthmaasslich durch Embolie kleiner, frischer Blutgerinnsel entstandenen kleinen localen Processe unter nicht näher gekannten Umständen Ausgangspunkte solcher Veränderungen werden können, durch welche die Lungentuberkel zum Untergange führen. Es würde alsdann die auffallende Aehnlichkeit der durch kleine Emboli entstandenen Knötchen des Lungengewebes mit miliären Tuberkeln keine bloss äusserliche sein, und es würden namentlich die acuten Lungentuberkel bezüglich der Genese den lobulären Processen durchaus verwandt sein, indem beide von der Embolie von Blutgerinnseln in die Lungenarterie abhängig wären.

23. Die embolische Verstopfung kleiner Arterien des grossen Kreislaufes, wie sie z. B. auch durch Blutgerinnsel erfolgen könnte, welche in den Lungenvenen oder in der arteriellen Blutbahn selbst gebildet wären, ist in ihren Folgen sehr mannigfaltig und kann vielerlei Krankheitserscheinungen und pathologisch-anatomische Veränderungen hervorrufen, die man bisher anders zu erklären pflegte.

24. Die Verschiedenheit der Gruppirung der einzelnen Krankheitserscheinungen und Sectionsbefunde bei unseren Versuchen mit Einbringung von Wachskügelchen, Luft oder Quecksilber in die Arterien des grossen Kreislaufes hing wesentlich davon ab, dass die Embolie, vermöge der verschiedenen Injectionsweise und des verschiedenen specifischen Gewichtes der Emboli, in den Einzelfällen mehr oder weniger verschiedene Arterien betraf.

25. In unseren Versuchen kamen folgende Erscheinungen in Folge der arteriellen Embolie zur Beobachtung: 1) Lähmung des Hinterkörpers und rothe Emollition der unteren Hälfte des Rückenmarks, in Folge der Embolie der zur unteren Hälfte des Rückenmarks führenden Arterien; 2) Erbrechen und Diarrhoe, nebst enormer Ausspannung und Ueberfüllung des ganzen Gebietes der Pfortader und nebst Bildung von Geschwüren im Magen (dem runden Magengeschwür entsprechend) und von Geschwüren im Darmkanal, welche besonders die Peyer'schen Drüsenhaufen betrafen und an typhoïde Darmgeschwüre erinnerten — Alles in Folge der Embolie der Arterien des Darmtractus —; 3) Putride Blutalteration in Folge der partiellen gangränösen Zerstörung der Darmschleimhaut,

durch die Embolie der Darmarterien; 4) binnen 2 Stunden tödtlich verlaufender Tetanus, durch Embolie der Arterien des Hirns und des verlängerten Marks, ohne kenntliche Veränderung der Marksubstanz; 5) Eczem der Lippen, des Zahnfleisches und der Schnauze, ohne Zweifel in Folge der Embolie von Luftbläschen in die betreffenden kleinen Arterien; 6) Ausfallen der Haare, wahrscheinlich, und 7) Ecchymosen der Haut, wie bei Mb. maculosus Werlhofii, unzweifelhaft in Folge der Embolie der Arterien der Haut; 8) sehr heftige rheumatoïde Schmerzen, allmälig sich entwickelnde Lähmung der Muskeln und Zerstörung der Muskelsubstanz, in Folge der Embolie von Quecksilber in die Muskelarterien und in Folge der durch das Quecksilber auf die Muskelsubstanz ausgeübten chemischen Reizung; 9) Eiweissgehalt des Harns und Blutbeimischung zu demselben, nebst pathologisch-anatomischer Veränderung der Nieren, in Folge der Embolie in die Vasa afferentia der Malpighischen Knäule und in diese selbst; 10) pathologische Veränderung der Leber, theils durch kleine Extravasate aus der Pfortader, theils durch Bildung fester, geschwollener, gelb und roth gefleckter Knoten des Lebergewebes, mit gelber Pigmentirung und theilweiser Auflösung der Leberzellen, in Folge der Verstopfung der Leberarterie; 11) secundäre Umhüllung einiger Quecksilberkügelchen, die wahrscheinlich längere Zeit im Herzen geweilt hatten, mit Blutgerinnseln; 12) Infiltration, Entzündung und aneurysmatische Erweiterung einiger Arterien, wo so eingehüllte Quecksilberkügelchen stecken geblieben waren.

26. Die compensatorische Hyperämie, welche sich in den zunächst vor den verstopften Gefässen abgehenden Arterienästen geltend macht, hat im hinteren Theile des Rückenmarks nicht sogleich, wohl aber secundär, nachdem die Marksubstanz in Folge der gestörten Ernährung nach einiger Zeit verändert worden ist, starke Ausdehnung und zum Theil Bersten der von den überfüllten, offengebliebenen Gefässen abgehenden Aeste zur Folge, wodurch die Emollition des Markes sich als rothe Emollition zu erkennen giebt. Dass bei Verstopfung grösserer Hirnarterien, jenseit der grossen Anastomosen des Hirns meist weisse oder gelbe Emollition und nur im Umfange, an der Grenze der gesunden Substanz (gewiss auch

secundär) rothe Emollition zu entstehen pflegt, nicht wie im Rückenmark im ganzen erkrankten Gebiete, erklärt sich aus der verschiedenen Verbreitungsweise und aus der Verschiedenheit der Anastomosen sowie aus der Verschiedenheit der Grösse der Verbreitungsbezirke der Gefässe.

27. Die im Gebiete der Pfortader in Folge der Embolie der Darmarterien auftretende enorme Hyperämie und Steigerung des Blutdruckes beweist, dass die bei der Embolie gelähmte Peristaltik der Darmzotten und des Darmrohres, oder der durch die Embolie geschwächte Blutstrom der Leberarterie, oder wahrscheinlich beide diese Momente auch unter normalen Verhältnissen wesentliche Triebkräfte für den Kreislauf durch die Pfortader abgeben.

28. Die Uebelkeit, das Erbrechen und die Diarrhoe, welche in Folge der Embolie der Darmarterien entstehen, sind wahrscheinlich zunächst eine Folge dieser Hyperämie, der erst secundär, durch Aufsaugung der durch Gangrän grosser Partien der Darmschleimhaut entstandenen Zersetzungsprodukte, putride Intoxication des Blutes folgt. Dass die gleichen Symptome bei der durch Injection putrider Stoffe in das Blut primär erzeugten putriden Intoxication des Blutes entstehen, könnte von der bei dieser erfolgenden Lähmung der Darmzotten und der Darmhäute abhängen, von welcher secundär eine der bei Embolie der Darmarterien beobachteten ganz ähnliche Hyperämie der Pfortader und der Darmschleimhaut bedingt werden würde.

II.

Experimentelle Untersuchungen über die Transfusion, Transplantation oder Substitution des Blutes in theoretischer oder practischer Beziehung.

Die Transfusion, als die den allgemeinen Blutentziehungen diametral entgegengesetzte Operation, scheint in neuerer Zeit, wo man mit dem Blute geizt, mehr in den Vordergrund zu treten, ebenso wie sie 1665—1668 und vor etwa 40 Jahren gewissermaassen als Protest gegen die früher üblichen übermässigen Blutentziehungen aufgefasst werden kann. In neuerer und neuester Zeit ist sie besonders bei den Blutungen Neuentbundener öfter in Anwendung gebracht und noch öfter empfohlen worden. Martin hat 57 hieher gehörige Fälle zusammengestellt, unter welchen 45 mit vollständiger Heilung endigten *). Später hat er selbst diese Operation zum zweiten Male mit glücklichem Erfolge ausgeführt **). Auch bei wirklichem oder vermeintlichem Blutmangel und bei fehlerhafter Blutmischung wurde die Transfusion in älterer und neuerer Zeit mehrfach angewandt und noch öfter als empfehlenswerth besprochen. Die älteren hieher gehörigen Fälle sind von Scheel ***) und Dieffenbach †), die neueren von Schilz ††) und Dreesen †††) gesammelt und zusammengestellt worden. Auch diese Fälle, zu denen noch mehrere in den Zeitschriften zerstreute und

*) Ueber Transfusion bei Blutungen Neuentbundener. Berlin, bei Hirschwald. 1859. 8.

**) Monatsschrift für Geburtskunde. 1861. April.

***) Die Transfusion des Blutes und das Einspritzen der Arzeneien in die Adern von Paul Scheel. Copenhagen, 1802. 2 Bde.

†) Paul Scheel, Die Transfusion des Blutes u. s. w., fortgesetzt von J. F. Dieffenbach. Berlin, bei Enslin. 1828.

††) Diss. inaug. de transfusione sanguinis. Bonae, 1852.

†††) Diss. inaug. de transfusione sanguinis. Kiliae, 1861. 4°.

andere nicht publicirte Fälle hinzugefügt werden könnten, haben sich in den letzten 10 Jahren in einer bemerkenswerthen Weise gehäuft. Dass diese Operation, welche ohne Zweifel eine grössere Zukunft hat, unter den Aerzten bisher mehr theoretische Anhänger gefunden hat, als solche, welche sie in der Praxis zur Ausführung gebracht haben, dürfte wesentlich darin begründet sein, dass die physiologischen Voruntersuchungen, auf welchen sie basirt ist, noch nicht weit genug gediehen sind.

Die Veranlassung zu nachstehenden Untersuchungen wurde mir durch zwei hier im Friedrichshospital von Herrn Professor Esmarch vorgenommene Transfusionen an Menschen, bei welchen er die Güte hatte, mich zuzuziehen. Der eine dieser als letztes Hülfsmittel in Anwendung gebrachten Versuche wurde freilich eigentlich schon an einer Leiche vorgenommen. Dem Kranken, der in das Getriebe einer Mühle gerathen war, war die Exarticulation des Oberschenkels gemacht worden und er hatte, bevor er ins Hospital kam, wahrscheinlich sehr viel Blut verloren. Er starb plötzlich während der Vorbereitungen zur Transfusion, bevor ihm noch fremdes Blut eingeflösst worden war. Die an der frischen Leiche vorgenommene Transfusion und die übrigen Belebungsversuche blieben ohne Erfolg. Der zweite Versuch ist von Dreesen in der oben genannten Dissertation veröffentlicht worden.

Als ich nun die Transfusionsfrage, mit der praktischen Frage über die Anwendbarkeit dieser Operation in therapeutischer Absicht vor Augen, vornahm, wurde es mir recht klar, wie sehr es noch physiologischer Voruntersuchungen bedürfte, bevor dieselbe in grösserem Umfange mit Zuversicht vom Arzte vorgenommen werden könnte. Die Fragen, die ich in meine Untersuchung hineingezogen habe, lassen sich in 3 Hauptgruppen ordnen:

I. Die Frage, ob die Uebertragung von Gerinnseln bei Transfusion ungeschlagenen Blutes zu fürchten sei, und über die Folgen einer solchen Einführung frischer Gerinnsel bei der Transfusion schien einer eingehenderen Prüfung zu bedürfen, und es war demnächst zu erforschen, ob die Beseitigung dieser Gefahren durch Anwendung gequirlten Blutes unbedenklich sei, oder ob die Transfusion des durch Schlagen vom Faserstoff befreiten Blutes vielleicht andere Gefahren mit sich führt, welche die Anwendung desselben bedenklich machen könnten? Für den Praktiker fällt diese Frage mit derjenigen zusammen, ob das Blut in toto oder defibrinirtes Blut bei den Transfusionen den Vorzug verdiene?

II. Welche Rolle spielt das fremde transfundirte Blut derselben Thierart im Organismus? Vermag es nur vorübergehend belebend auf das durch vorhergegangene starke Blutverluste erschöpfte Nervensystem einzuwirken, und wird es alsdann auf irgend eine Weise ausgeschieden — oder kann es bleibend, wie das eigene Blut, functioniren? Mit anderen Worten, kann das Blut, besonders aber, können die Blutkörperchen in einen fremden Organismus derselben Art transplantirt werden? Die Beantwortung dieser Fragen steht in unmittelbarem Zusammenhange mit mehreren für die praktische Therapie höchst wichtigen Fragen: ob man bei Blutverlusten nur wenig Blut transfundiren solle, um die Indicatio vitalis zu erfüllen, indem man die Bildung der Hauptmasse des neuen Blutes dem Organismus des Kranken überlässt? Oder ob man unter Umständen durch Transfusion einer grösseren Blutmenge erwarten darf, dass das fremde Blut, indem es fortfunctionirt, das Geschäft der Ernährung übernehmen kann, dass mithin die Reconvalescenz wesentlich durch Transfusion einer reichlicheren Blutmenge abgekürzt werden könne? Und endlich, ob es unter Umständen denkbar sei, eine fehlerhafte Blutmischung dadurch zu verbessern, dass man nach Entfernung eines grösseren Theils des eigenen, kranken Blutes dasselbe durch fremdes, gesundes Blut substituirt.

III. Ferner schien die Frage über die Wirkung des transfundirten Blutes einer anderen Thierart in grösseren oder geringeren Mengen, z. B. des Blutes von Kälbern, Lämmern, Menschen oder Katzen in Hunde oder des Blutes von Rindern, Lämmern u. s. w. in Menschen keinesweges erledigt zu sein und neuer Untersuchungen zu bedürfen. Für die praktische Therapie würde diese Frage besonders für solche Fälle Interesse haben, wo Menschenblut nicht oder nicht in hinreichender Quantität zu haben wäre. Dieses würde alsdann namentlich in Betracht kommen, wenn man daran denken könnte, einen grösseren Theil der Blutmenge eines menschlichen Organismus durch neues Blut zu substituiren.

I.

Bei allen älteren Transfusionsversuchen an Menschen und Thieren wurde das Blut in toto benutzt. Dumas und Prevost*) waren wohl die ersten, welche angaben, dass defibrinirtes Blut ebensowohl wie nicht geschlagenes, noch flüssiges Blut im Stande sei, durch Verblutung leblos gewordene Thiere wieder zu beleben. Sie gaben auch an, dass durch Zusatz von ein wenig Aetznatron flüssig gehaltenes Blut dieselbe Wirkung habe. Dieffenbach**) bestätigte die Wirksamkeit des durch Quirlen vom Faserstoff befreiten Blutes und gelangte zu dem Resultat, dass die Blutkörperchen das belebende Princip enthalten. Demnächst sprach Joh. Müller***) den Gedanken aus: „dass es hinfüro für die wichtige Operation der Transfusion von grösster Wichtigkeit sein werde, sich des geschlagenen und dadurch von seinem Faserstoff befreiten Blutes statt des ungeschlagenen bedienen zu können." Diesen Gedanken verfolgte Bischoff†) experimentell in seinen Beiträgen zur Lehre vom Blute und der Transfusion und in einem Nachtrage zu dieser Abhandlung††). Da Bischoff nach Injection von Säugethierblut in Vögel, und umgekehrt, nur dann die von Dumas-Prevost und Dieffenbach angegebenen gefährlichen Symptome und Tod beobachtete, wenn er noch flüssiges, frisches Venenblut, nicht aber, wenn er geschlagenes Blut transfundirte, so schloss er, dass nur die Blutkörperchen das belebende Princip enthielten, dass aber der Faserstoff die hauptsächlichste Gefahr bei der Transfusion bedinge. In seinem späteren Beitrage gab er jedoch an, dass das Arterienblut ebenso gut vertragen werde, wie das geschlagene Blut, und dass es die venöse Beschaffenheit des Blutes sei, wovon die grösste Gefahr abhängig sei. Unter den praktischen Aerzten, welche die Transfusion später vornahmen, ist trotz der Empfehlung J.

*) Bibliotheque universelle de Gen. 1821. T. 17. Ann. de. chimie. 1821. T. 18. p. 294.

**) Paul Scheel, Die Transfusion des Blutes etc., fortgesetzt von Dieffenbach.

***) Handbuch der Physiologie. 1. Bd.

†) J. Müller's Archiv für Anatomie u. Physiol. 1835. S. 347—377.

††) J. Müller's Archiv für Anat. u. Physiol. 1838. S. 357.

Müller's und Bischoff's defibrinirtes Blut viel seltener angewandt worden, als das Blut in toto. Meines Wissens wurde defibrinirtes Blut nur in folgenden Fällen bei der Transfusion an Menschen benutzt: Zuerst in einem, so viel ich weiss, nicht publicirten Falle von Larsen*) im Jahre 1847, einmal von Monneret**) 1851, zweimal von Giovanni Polli***) 1851, einmal von Fenger†) 1853, sechsmal von Neudörfer††) 1860 und zweimal von Esmarch†††) 1860, zusammen also 13 mal. In fast allen diesen Fällen war die Operation erfolglos; es wäre aber sehr übereilt, dieses der Anwendung defibrinirten Blutes zuzuschreiben; denn man muss bei näherer Berücksichtigung der Einzelfälle gestehen, dass man kaum in einem einzigen derselben berechtigt war, mit einiger Wahrscheinlichkeit einen glücklichen Erfolg von der Transfusion zu erwarten. In denjenigen Fällen dahingegen, wo die Operation, bei unmittelbar vorangegangenen starken Blutverlusten, ohne anderweitige Blutveränderung, als diejenige, welche durch die Blutung selbst bedingt war, unzweifelhaft indicirt war, ist meines Wissens bisher noch niemals defibrinirtes Blut, sondern immer Blut in toto in Anwendung gebracht worden. Martin*†) hat sich

*) Dieser Fall betraf einen alten Officier, dem während der Aetbernarcose die Zunge wegen eines Cancroïds exstirpirt worden war. Es entwickelten sich nach dieser Operation Erscheinungen von Zersetzung des Blutes und Professor Larsen wollte nun die Blutmischung des hoffnungslosen Kranken verbessern, indem er durch Transfusion einen Theil des kranken Blutes durch gesundes ersetzen wollte. Ich war bei der Operation als Assistent zugegen und veranlasste, dass gequirltes Blut transfundirt wurde, anstatt, wie anfangs beabsichtigt war, das Blut in toto. Das zu transfundirende Blut wurde einem pletborischen übrigens gesunden Frauenzimmer entzogen. Der Zustand des Kranken schien sich anfangs etwas zu bessern; bald kehrte aber der frühere hoffnungslose Zustand zurück und er starb, wenn ich nicht irre, am 2ten Tage unter den Erscheinungen der Pyämie. Doch wurden keine lobulären Prozesse in den Lungen oder der Leber gefunden.

**) Gaz. méd. de Paris 1851. Lancet 1851. No. 14. Vol. 2.

***) Schmidt's Jahrbücher. Bd. 75 S. 88. 1852.

†) Hospitalstidende Bd. VI. 1853. Schmidt's Jahrbücher 1854. S. 207.

††) Oesterreichische Zeitschrift für praktische Heilkunde. VI. Jahrg. No. 8.

†††) Johannes Dreesen, Dissert. inaug. de transfusione sanguinis. Kiliae, 1861. und oben.

*†) Ueber die Transfusion bei Blutungen Neuentbundener S. 66.

neuerdings, ebenso wie vor ihm Schilz, gegen die Anwendung des defibrinirten Blutes ausgesprochen. Erstens, behauptet er, gehe über das Defibriniren viel kostbare Zeit verloren, und zweitens meint er, dass der Faserstoff nicht schade. Letzteres sucht er dadurch zu begründen, dass die Versuche an Thieren Johannes Müller's Meinung, der Faserstoff bedinge die Hauptgefahren bei der Transfusion, nicht bewahrheite, da Bischoff's Angabe durch seine eignen späteren Versuche und auch durch die Experimente von Brown-Sequard widerlegt würden, welche zeigten, dass das Uebermaass von Kohlensäure die giftige Wirkung bedinge *). Er meint ferner, dass man in den vorliegenden Erfahrungen über die Transfusion an Menschen irgend verlässliche Anhaltspunkte für die Besorgniss vermisse, dass der Faserstoff des Blutes während der Uebertragung gerinnen und somit die bedenklichen Folgen der Thrombose und Embolie sich einstellen könnten, und er gelangte nach Prüfung einiger in dieser Beziehung verdächtiger Fälle zu dem Resultate, dass die Gefahren der Blutgerinnung bei den Transfusionen mit ungeschlagenem Menschenblute nicht so gross zu sein scheinen, als man befürchtet. — Man hat ferner gegen die Befürchtungen der Gerinnselbildung bei Anwendung des noch flüssigen, nicht gequirlten Blutes einen Versuch von Blundel **) angeführt, wo bei einem grossen Hunde nach einer ziemlich genauen Berechnung in 24 Minuten 12 Nösel Blut ausgeflossen und ungeschlagen wieder eingespritzt sein mussten, so dass die ganze Blutmasse des Hundes mehr als einmal durch die Spritze gegangen war. Vorzüglich hat man aber mit Rücksicht auf Magendie's ***) Defibrinationsversuche Bedenken gehabt, defibrinirtes Blut bei den Transfusionen am Menschen anzuwenden. Magendie gab nämlich an, dass Hunde, denen man wiederholt Blut entzieht, und denen man dann dasselbe Blut, nach Entfernung des Faserstoffs durch Quirlen, wieder einspritzt, von blutigem Oedem der Lungen,

*) Martin vergisst hier freilich, dass es gerade das venöse Blut ist, das sich vor dem defibrinirten durch dieses Uebermaass an Kohlensäure auszeichnet.

**) Dieffenbach, Paul Scheel, Die Transfusion des Blutes u. s. w. Bd. 3. p. 197.

***) Leçons sur le sang et les alterations de ce liquide (Phénomènes physiques de la vie. Tom. IV. Paris, 1838.).

blutigen Ergüssen in den Darm und Injection der Capillaren, besonders derjenigen der Schleimhaut des Darmes befallen würden, und er behauptete, hierauf gestützt, dass die Hauptfunction des Faserstoffs und die einzige, welche bekannt sei, eben darin bestehe, dass er den Durchgang des Blutes durch die Capillaren befördere.

Bei näherer Prüfung dieser, bei oberflächlicher Betrachtung ganz triftig erscheinenden Gründe gegen die Anwendung des defibrinirten Blutes und für die Beibehaltung des alt herkömmlichen ungeschlagenen Blutes, verlieren dieselben in der That schon ihre Bedeutung, wenn man auch nur die bisher bekannten Erfahrungen berücksichtigt, sie dürften aber durch meine experimentellen Untersuchungen ganz hinfällig werden.

1) Die bisherigen Erfahrungen der Aerzte präjudiciren gar Nichts bezüglich der in Rede stehenden Frage. Denn die statistische Methode setzt vergleichbare Fälle voraus; bisher aber wurde in solchen Fällen, wo eine frische Verblutung, ohne andere Blutveränderung, als die durch die Verblutung hervorgebrachte, vorlag, wo somit die Indication für die Transfusion unzweifelhaft vorhanden war, immer nur ungeschlagenes Blut, und nicht in einem einzigen Falle defibrinirtes Blut angewandt. In den Versuchen, bei welchen letzteres angewandt wurde, war die Aussicht auf Erfolg immer mehr oder weniger durch Complicationen getrübt, welche durch die Transfusion nicht beseitigt werden konnten.

2) Der von Martin gemachte Einwand, dass über das Defibriniren viel kostbare Zeit verloren gehe, ist vollkommen unbegründet, wenn man sich nur darüber klar ist, wie man sich dabei zu benehmen hat. Ich lasse das zur Transfusion bestimmte Blut in ein passendes Cylinderglas fliessen. Während es abfliesst, lasse ich es von derjenigen Person, die das Blut auffängt, quirlen. Dies braucht kein sachkundiger Gehülfe zu sein. Zum Quirlen wird dabei ein oben rundes, unten zu einem Brettchen verbreitertes Stäbchen benutzt, welches, während das Brettchen in das im Cylinderglase vorhandene Blut eingetaucht ist, zwischen den Fingern der freien Hand möglichst schnell rotirt wird. Nachdem so binnen wenig Minuten die Abscheidung des Fibrins erfolgt ist, wird das Blut durch ein über einen Glastrichter ausgebreitetes leinenes Tuch

in ein wo möglich lauwarm gehaltenes Gefäss hineinfiltrirt. Es ist nicht nöthig, ängstlich dem zu injicirenden Blute die Temperatur des Herzblutes zu bewahren. Auf diese Weise wird das defibrinirte Blut von dem Gehülfen, der den Aderlass besorgt, gewiss so schnell geliefert werden können, als der Operateur, dessen Vorbereitungen selbst bei grösster Geläufigkeit wenigstens eine ebenso lange Zeit in Anspruch nehmen werden, es nur wünschen kann. Sollte aber der Operateur genöthigt sein, ohne einen sachkundigen Gehülfen die Transfusion vorzunehmen, so würde er zuerst das gequirlte Blut herstellig machen und darauf die vorbereitende Operation am Kranken vornehmen können, ohne befürchten zu dürfen, dass inzwischen das zu transfundirende Blut zur Transfusion ungeeignet geworden wäre.

3) Die Behauptung, dass man von der Gerinnung des Blutes während der Uebertragung keine Gefahr zu befürchten habe, wird durch den oben angeführten Versuch Blundel's ebenso wenig bewiesen, wie durch die Angaben Martin's.

Blundel hob hervor, dass die Gefahr bei Transfusion von Menschenblut rücksichtlich der Gerinnung weniger gross sei, als bei manchen Thieren, weil gesundes Menschenblut nicht so schnell gerinne, als Schaaf-, Ochsen- und Hundeblut, und sein obiger Versuch beim Hunde sollte zeigen, dass man selbst bei diesem Thiere nicht viel von der Gerinnung während der Transfusion zu besorgen habe. Dabei ist indess zu bemerken, dass die Schnelligkeit oder Langsamkeit, mit der die Gerinnung gesunden Menschenblutes, wie des Blutes gesunder Hunde eintritt, ausserordentlich variabel ist, und dass die Ursachen dieser Verschiedenheiten noch so wenig bekannt sind, dass man gar nicht voraussehen kann, wie früh oder spät die Gerinnung erfolgen wird. Schon Nasse *) bemerkt, dass bezüglich der Gerinnungszeit kein Beobachter mit dem anderen übereinstimmt, und sagt: „Hieran ist nicht allein die mögliche Verschiedenheit in der Gerinnungszeit des Blutes und die Abhängigkeit der Zeit von äusseren Verhältnissen Schuld, sondern ebenso gut auch die Verschiedenheit in der Untersuchungsweise der Beob-

*) Artikel: Blut, in Rud. Wagner's Handwörterbuch der Physiologie. 1. Bd 1842. S. 102.

achter und endlich der schwankende Begriff der Gerinnung selbst. Man kann nämlich bei derselben sehr verschiedene Momente oder Grade unterscheiden und bald scheint man den einen, bald den anderen bei der Zeitbestimmung ins Auge gefasst zu haben. Diese fünf Momente sind: 1) Bildung eines Häutchens an den Oberfläche, das von dem Rande strahlenförmig nach der Mitte hin sich verbreitet. 2) Bildung einer Haut, die an den Wandungen des Gefässes anliegt und das flüssige Blut wie in einen Schlauch einschliesst, und die man bei vorsichtiger Bewegung von der Gefässwandung mit einer Nadel abziehen kann. 3) Umwandlung des Blutes zu einer Gallerte. 4) Gerinnung zu einem festen Kuchen, den man, ohne ihn zu zerreissen, im Gefässe umher bewegen kann, und zugleich Anfang der Ausschwitzung des Serums. 5) Vollendung dieser Trennung, zu welchen 10 bis 48 Stunden Zeit gehören. — Ich habe bei 20 ziemlich gesunden, höchstens an Plethora oder Congestionen leidenden oder prophylaktisch zur Ader gelassenen Menschen, und zwar bei ebenso viel Männern als Frauen, die Gerinnung des Blutes beobachtet. Die nachstehende Tabelle giebt für die 4 ersten Momente die frühesten und spätesten Zeiten, sowie das Mittel für die beiden Geschlechter an:"

	am frühesten:	am spätesten:	Mittel bei Männern:	Mittel bei Frauen:
1)	1¾ Min.	5 (höchstens 6) Min.	3 Min. 45 Sec.	2 Min. 50 Sec.
2)	2 „	6 („ 7) „	5 „ 22 „	5 „ 12 „
3)	4 „	10 („ 12) „	9 „ 5 „	7 „ 40 „
4)	7 „	13 („ 16) „	11 „ 45 „	9 „ 5 „"

Soweit Nasse. Ich selbst habe früher reiche Gelegenheit gehabt, über diese Verhältnisse Beobachtungen zu machen, und obgleich ich es versäumt habe, solche Aufzeichnungen zu machen, wie sie von Nasse vorliegen, darf ich versichern, dass die Verschiedenheiten der Gerinnungszeit beim Menschen eher grösser denn geringer sind, als sie von diesem Verfasser angegeben wurden. Bei Hunden sind mir noch grössere Unterschiede vorgekommen und besonders ist mir bisweilen eine noch weit grössere Schnelligkeit des Eintritts der Gerinnung aufgestossen, so dass ich versichern kann, dass der oben angeführte Versuch von Blundel, wobei 12 Nösel Blut durch die Spritze gingen, ohne dass Gerinnung eintrat, nur selten ausführbar sein wird. Er muss zufällig ein Thier vor sich gehabt haben, dessen Blut ungewöhnlich spät gerann. — Dabei kommt aber ferner noch wesentlich die Art und Weise, wie das Blut beim Aderlasse fliesst in Betracht, worüber der Operateur bekanntlich keineswegs Herr ist. Wenn das Blut langsam ausfliesst, wird die Transfusion mit ungeschlagenem Blute in vielen Fällen gar nicht ohne Uebertragung von Gerinnseln ausgeführt werden können. Auch wenn es gelingt, das Blut noch flüssig in die Spritze zu bringen, wird das Hineinströmen und der Contact mit den einander näher liegenden Wandungen der Spritze, besonders wenn diese von Metall ist, dessen Contact die Gerinnung beschleunigt, sehr oft bewirken, dass die Gerinnung in der Spritze früher beginnt, als in dem Gefässe, worin das Blut zunächst aufgefangen wurde. Da aber die drei ersten von Nasse unterschiedenen Gerinnungsgrade der Austreibung aus der Spritze keinen ernstlichen Widerstand entgegensetzen, welcher erst bei Bildung eines festen, ohne Zerreissung beweglichen Kuchens entsteht, so kann man bei der Transfusion mit ungeschlagenem Blute niemals ganz sicher sein, dass man nicht theilweise geronnenes Blut einspritzt, selbst wenn es sich nur um Uebertragung kleiner Blutmengen handelt. Je grösser aber die zu übertragenden Blutmengen sind, desto grösser wird die Wahrscheinlichkeit, dass Gerinnsel mit übertragen werden, desto grösser werden die Schwierigkeiten der Ausführung und desto grösser die Gefahren.

In meinen experimentellen Beiträgen zur Lehre von der Embolie *), auf die ich hier bezüglich der Begründung verweisen muss, habe ich nachgewiesen, dass die Uebertragung frischer Blutgerinnsel in die Venen folgende verschiedene Effecte hervorbringen kann: 1) Wenn die Masse derselben gross genug ist, um durch Verstopfung der Aeste der Lungenarterie die Blutzufuhr zum linken Herzen und aus diesem in die Arterien des Hirns, der Medulla oblongata und des Rückenmarks zu unterbrechen, so tritt plötzlicher Tod während oder unmittelbar nach der Transfusion ein.

*) Virchow's Archiv Bd. XXV. Hft. 3, 4, 5 u. 6.

Dieser plötzliche Tod, welcher unabhängig von dem Stillstande der gewöhnlich noch eine Zeitlang anhaltenden Herzbewegungen und unabhängig von der Unterbrechung des Respirationsprocesses, einzig und allein von der Unterbrechung der Blutzufuhr zu den grossen Nervencentren abhängt, wird durch Reizerscheinungen eingeleitet, welche bald dem Aufhören aller Lebenserscheinungen Platz machen, und welche um so schneller aufhören und um so beschränkter sind, je vollständiger die Blutzufuhr abgeschnitten wurde. 2) Das Ausbleiben dieses Todes bei einer Transfusion mit ungequirltem Blute beweist aber keineswegcs, dass nicht dennoch Blutgerinnsel übertragen worden sind; denn wenn die Masse der eingebrachten Gerinnsel geringer war, treten unmittelbar und zunächst entweder nur tiefe Athembewegungen mit vorübergehender Athemnoth auf, oder auch gar keine Symptome der Kreislaufsstörung. 3) Secundär, im Laufe der nächsten Tage oder Wochen, erfolgender plötzlicher Tod kann durch secundäre Gerinnselablagerungen an die embolischen Gerinnsel veranlasst werden, wodurch die anfangs ungenügende Verstopfung der Lungenarterie zur Unterbrechung der zur Unterhaltung der Functionen der grossen Nervencentra nöthigen Blutzufuhr ausreichend wird, sei es durch Verstopfung der grossen Aeste unmittelbar durch die secundären Gerinnselablagerungen, oder sei es durch Obturation der kleinen Aeste, indem kleinere Gerinnsel von dem grossen secundären Gerinnsel losgespült oder losgerissen werden. 4) Die localen Ernährungsstörungen des Lungengewebes, welche durch Embolie der Lungenarterie entstehen können, sind theils lobuläre Infarkte, theils tuberkelartige fibroide Knötchen und die Uebergänge derselben zu einander. Die lobulären Infarkte sind freilich keineswegcs eine constante Folge des Eindringens frischer Blutgerinnsel in die Lungenarterie, sondern sie werden nur unter gewissen, zum Theil nicht näher gekannten Verhältnissen durch dieselben erzeugt; sie sind auch meist nicht von solchem Umfange, dass sie durch die von ihnen abhängige Beeinträchtigung der Respiration gefährlich werden könnten; sie sind aber dessenungeachtet sehr bedenklich, namentlich wahrscheinlich durch Gerinnselbildung in den Lungenvenen. Die kleinen tuberkelartigen Knötchen des Lungengewebes werden freilich ebenfalls die Respiration nicht sehr wesentlich beeinträchtigen, es ist aber zu befürchten, dass sie sich unter Umständen zur wahren Lungentuberculose entwickeln können. 5) Die Kreislaufs- und Ernährungsstörungen des Lungengewebes führen höchst wahrscheinlich oft zur Bildung von Gerinnseln in den Lungenvenen, welche durch die steten Bewegungen der Lungen bei der Respiration sehr leicht losgerissen werden und dann in den grossen Kreislauf gelangen müssten. Hier würden sie dann als arterielle Emboli theils durch Verstopfung der Arterien der grossen Nervencentra secundär, nach Verlauf mehrerer Tage oder Wochen plötzlichen Tod veranlassen, theils die höchst verschiedenartigen Krankheitssymptome und pathologischen Befunde hervorrufen können, welche von der arteriellen Embolie abhängig sind. — Bezüglich der specielleren Begründung dieser Gefahren muss ich, wie gesagt, auf die oben citirte ausführliche Abhandlung verweisen.

Mit diesen Thatsachen vor Augen muss man einräumen, dass die Transfusion mit ungequirltem Blute allerdings eine sehr bedenkliche Operation ist, und zwar um so bedenklicher, je grösser die zu transfundirende Blutmenge ist. Denn wenn der Operateur, wie oben erörtert wurde, niemals ganz sicher sein kann, dass bei der Transfusion nicht theilweise schon geronnenes Blut übertragen wird, so muss er auf alle die verschiedenen möglichen Folgen gefasst sein, welche dadurch hervorgebracht werden können, obgleich diese Folgen nicht immer wirklich eintreten. Bei der Mannigfaltigkeit dieser Folgen und bei den fast immer wenig in die Augen fallenden Sectionsbefunden, welche die Beweise für die Abhängigkeit des Todes von der Gerinnselinjection enthalten, wird selbst ein negatives Resultat einer sorgfältig, mit den oben angeführten Möglichkeiten vor Augen angestellten Section einen gewissenhaften Operateur bezüglich der Unschädlichkeit seines Eingriffs in der Regel nicht beruhigen können, obgleich willig eingeräumt werden muss, dass meist auch andere unglückliche Umstände, namentlich der frühere Zustand des Kranken, hypothetisch zur Erklärung eines unglücklichen Ausganges verwandt werden können. Ein solcher unglücklicher Ausgang ist, wie schon die von Martin gesammelten Fälle zeigen, keineswegs selten bei

Transfusion ungequirlten Blutes unter sonst die Operation wirklich indicirenden Verhältnissen vorgekommen, und die Zahl der unglücklichen Fälle würde ohne Zweifel weit grösser sein, wenn sie nicht häufig der Veröffentlichung vorenthalten worden wären, was bezüglich der glücklichen Fälle wohl kaum jemals geschehen ist. Die von allen denjenigen, welche gequirltes Blut zur Transfusion angewandt haben, dringend empfohlene Regel, nur geringe Blutmengen anzuwenden (man begnügte sich bei Kranken, welche durch Blutung den grössten Theil ihres Bluts verloren hatten, meist mit der Transfusion einer Unce oder weniger Uncen, ja selbst mit 2 Drachmen), dürfte eben darin begründet sein, dass die Gefahren der Uebertragung von Gerinnseln in einem ganz enormen Verhältniss mit Zunahme der Blutmenge steigen müssen. Wenn Martin die Folgen der Uebertragung von Blutgerinnseln eingehender studirt hätte, so würde er es gewiss gar nicht versucht haben, nachzuweisen, dass dieselben bei den bisher vorliegenden Transfusionen mit ungequirltem Blute an den vorgekommenen unglücklichen Erfolgen unschuldig gewesen seien, denn der Beweis hierfür lässt sich gar nicht führen, am wenigsten aus Sectionsbefunden, bei welchen die erst durch eingehendere Studien gewonnenen Gesichtspunkte ausser Acht gelassen wurden. Selbst bei den scheinbar ganz glücklich abgelaufenen Fällen bleibt es dahingestellt, ob die betreffenden Kranken nicht späterhin an den Folgen einer möglichen Gerinnselübertragung zu leiden gehabt haben. Unter diesen Verhältnissen würde es für den Operateur und für die Kranken, die einer Transfusion bedürfen, jedenfalls sehr erwünscht sein, wenn er alle diese theils offenbaren, theils versteckten, heimtückischen, möglichen Gefahren der Gerinnselübertragung durch Entfernung des Faserstoffs, der alle diese Gefahren bedingt, vermeiden könnte, vorausgesetzt, dass die Operation dadurch weder an Wirksamkeit verliert, noch mit anderen, vielleicht ebenso grossen oder gar noch grösseren Gefahren verknüpft würde.

4. Man hat aber, theils auf theoretische Bedenken, theils auf Magendie's Defibrinationsversuche gestützt, befürchtet, dass die Abwesenheit des Faserstoffs andere, besonders secundäre schädliche Folgen haben möchte. Die von Magendie beobachteten

blutigen Oedeme der Lungen, die blutigen Ergüsse in den Darm, die Injection der Capillaren, besonders der Darmschleimhaut, könnten freilich verschieden erklärt werden. Magendie schloss indess, wie schon oben bemerkt, aus seinen Versuchen, dass der Faserstoff den Durchtritt des Bluts durch die Capillaren erleichtere. Wenn die Beobachtungen Magendie's wirklich dahin constatirt würden, dass der Mangel des Faserstoffs, und nicht etwa andere übersehene Umstände, jene blutigen Exsudationen und Kreislaufsstockungen bedingte, so würde man daraus wohl die Befürchtung ableiten können, als wäre das transfundirte, defibrinirte Blut einem abnormen Zerfallen und einer nachfolgenden Ausscheidung ausgesetzt, welche bei der Transfusion ungequirlten Bluts vielleicht nicht oder nicht in derselben Weise zu gewärtigen wäre. Alsdann könnte man aber besorgen, dass die abnormen Zersetzungsprodukte, sowohl als die direkt wahrgenommenen pathologischen Transsudationen und Blutstockungen vielleicht noch gefährlicher sein möchten, als die Summe der durch Embolie bedingten Gefahren bei Anwendung ungequirlten Blutes.

Die im Folgenden ausführlich mitzutheilenden Versuche weisen aber diese Befürchtungen entschieden zurück. Man kann in der That bei Hunden durch abwechselnde Blutentziehung und Injection von gequirltem Blute anderer Hunde fast alles das in ihnen ursprünglich vorhandene, faserstoffhaltige Blut durch faserstofffreies fremdes Blut verdrängen und ersetzen, so dass der Faserstoffgehalt des kreisenden Blutes auf ein Minimum herabgesetzt wird, ohne dass irgend erhebliche Störungen auftreten, und namentlich ohne dass die von Magendie angeführten pathologischen Transsudationen und Blutstockungen zum Vorschein kommen. Einem ganz jungen, etwa 2500 Grm. schweren Hunde konnten z. B. am 18., 20. und 23. August zusammen 863,5 Grm. Blut successive entzogen und durch ein ähnliches Quantum gequirlten Bluts anderer Hunde ersetzt werden, ohne dass er dadurch an Munterkeit, Appetit oder Gewicht irgend erheblich verlor und ohne dass irgend ein Symptom aufgetreten wäre, dass auf Zersetzung des Blutes oder auf capillare Kreislaufsstörungen hingedeutet hätte. Selbst die Harnsecretion kann bei diesen Versuchen qualitativ und quantitativ unverändert bleiben, und der normale Faserstoffgehalt des Bluts stellt sich nach einer solchen Defibrination von einem Tage zum andern wieder her. Damit dieses aber gelinge, dürfen folgende Vorsichtsmaassregeln nicht vernachlässigt werden: a) Man muss das zur Transfusion anzuwendende gequirlte Blut gehörig vor der Zersetzung schützen, der es ausgesetzt ist, wenn es längere Zeit hindurch trockener oder unreiner Luft, besonders bei einer der Blutwärme sich nähernden Temperatur exponirt ist. Vernachlässigt man dieses, so können die Symptome der putriden Intoxication auftreten. b) Man muss das zu injicirende gequirlte Blut vorher durch dichte Leinewand filtrirt haben, damit nicht Faserstoffgerinnsel mit injicirt werden, welche unter Umständen krankhafte Veränderungen der Lungen veranlassen könnten. c) Man muss darauf achten, dass die Menge des injicirten Blutes ja nicht grösser sei, als die des eben vorher entzogenen, weil sonst die Ueberfüllung des Gefässsystems leicht Blutungen und mancherlei andere Störungen veranlasst. d) Man muss sich vor den starken Erschütterungen des Nervensystems hüten, welche auftreten, wenn auf einmal zu grosse Blutmengen entzogen werden. e) Man darf nur das gequirlte Blut gesunder Thiere derselben Art verwenden. f) Man darf nicht zu schnell injiciren, weil sonst die Ueberfüllung und Ausspannung des Herzens die grösste Gefahr mit sich bringt. Es ist wohl schwer oder unmöglich, aber auch unwichtig, darüber zu entscheiden, welcher oder welche dieser Umstände Magendie bei seinen Versuchen irre geführt haben. Dass aber die Abwesenheit des Faserstoffs im gequirlten, zur Transfusion verwandten Blute, selbst wenn der Faserstoffgehalt des kreisenden Bluts durch einen eingeleiteten Bluttausch auf ein Minimum hinuntergebracht wird, keinerlei Störungen veranlasst, namentlich weder pathologische Transsudationen, noch locale Kreislaufsstörungen, noch irgend ein Zeichen der Decomposition des Blutes bedingt, und dass der normale Faserstoffgehalt sich in etwa 24 Stunden von selbst wieder herstellt, ist meinen im Folgenden specieller aufzuführenden Versuchen zufolge eine ausgemachte Thatsache.

5. Noch in einer ferneren Beziehung verdient aber die Anwendung des gequirlten Blutes einen entschiedenen Vorzug vor dem

ungequirlten Venenblute bei der Transfusion. Denn durch das Quirlen wird das Blut mit Sauerstoff gesättigt und von einem grossen Theile der im venösen Blute enthaltenen Kohlensäure befreit. Der an die Blutkörperchen gebundene Sauerstoff ist aber, den Untersuchungen Dieffenbach's, Bischoff's und Brown-Sequard's zufolge, entschieden das belebende Princip, durch welches die Transfusion zu einer heilbringenden Operation wird, während ein an Kohlensäure zu reiches Blut, den Experimenten Bischoff's und Brown-Sequard's zufolge auf der Stelle tödten kann. In dieser Beziehung dürfte es hier angemessen sein, besonders an Brown-Sequard's Untersuchung zu erinnern, welche in den Comptes rendus *) der Academie zu Paris und der Soc. de biologie **), sowie im Journal de physiol. ***) mitgetheilt sind. In seinen ersten Memoiren that Brown-Sequard dar, dass mit Sauerstoff beladenes Blut, einerlei ob es einer Arterie oder einer Vene entzogen ist, die verloren gegangenen Lebenserscheinungen contractiler und nervöser Gewebe wieder herzustellen vermag, wenn es nach Verlauf einer nicht zu langen Zeit in die Arterien injicirt wird. Durch Unterbrechung der arteriellen Blutzufuhr zum Hirn erfolgt sehr plötzlicher Tod; es erfolgt aber die Wiederbelebung durch neues Einströmen sauerstoffreichen Blutes, wenn dieses früh genug eintritt. Wartet man aber 3 Minuten, so erfolgt die Wiederbelebung selten. Auch an abgeschnittenen Köpfen gelang es, auf diese Weise Respirationsbewegungen des Gesichts und der Nasenlöcher, Bewegungen der Augen u. s. w. hervorzurufen. Defibrinirtes Blut wirkte dabei ebenso gut und kräftig wie arterielles Blut; Serum hatte diese Wirkung nicht, selbst wenn es möglichst mit Sauerstoff gesättigt war. Je mehr Blutkörperchen und je mehr Sauerstoff das Blut enthielt, desto grösser war seine Fähigkeit, die Kräfte des Lebens wieder herzustellen. Die Blutkörperchen allein haben diese Fähigkeit nicht, denn schwarzes Blut ist ohne Wir-

*) Comptes rendus 1851. T. 32. p. 855 u. 897.; 1855. T. 41. p. 629.; 1857. T. 45. p. 562. 925.

**) Comptes rendus de la soc. de biol. 1. Série. Vol. I. 1849. p. 105 u. 158.; Vol. II. 1850. p. 271.; Vol. III. 1851. p. 100, 147.

***) Journal de physiol. I. p. 95—122. 173—175. 666—672.

kung. Mit Sauerstoff gesättigte Mischungen von Blut und Serum beleben weniger; 2 Theile Blut zu 10 Theilen Serum vermochten allerdings bisweilen die respiratorische Function der Medulla oblongata, nicht aber die Hirnthätigkeiten wieder herzustellen; hierzu waren wenigstens 3—4 Theile Blut auf 10 Theile Serum nöthig. Zu ganz entsprechenden Resultaten waren, wie oben bemerkt, Prevost-Dumas, Dieffenbach und Bischoff schon früher gelangt, bezüglich der vorzüglichen Wirksamkeit des arteriellen oder des gequirlten Bluts vor dem venösen Blute. Brown-Sequard constatirte aber die vorzügliche Fähigkeit des mit Sauerstoff gesättigten Blutes, die Lebenserscheinungen herzustellen und zu erhalten, ferner noch durch die Erfahrung, dass die Reflexbewegungen, sowie die Reizbarkeit der Muskeln und Nerven bei solchen Thieren, bei welchen sehr starke, die thierische Wärme herabsetzende, das Venenblut aber hellroth färbende künstliche Respiration angewandt worden war, viel lebhafter sind, und dass sie, ebenso wie die Herzbewegungen, viel länger fortbestehen als sonst, während diese Lebenserscheinungen dahingegen bei der Asphyxie sehr schnell schwinden, besonders wenn dieselbe weniger vollständig, aber lange anhaltend gewesen war. Er fand aber auch überdies, dass alles Blut, wenn es mit Kohlensäure so weit gesättigt ist, dass es eine schwärzliche Farbe angenommen hat, durch Injection in die Venen irgend eines Wirbelthiers, auch derselben Species die grösste Lebensgefahr bedingt; schon eine $\frac{1}{100}$ des Körpergewichts entsprechende, durch Kohlensäure schwärzlich gefärbte Blutmenge wirkte bei einigermaassen schneller Injection lebensgefährlich. Schon 50 Grm. mit Kohlensäure gesättigtes Blut von einem Thiere derselben Species tödtete auf der Stelle einen Hund oder ein anderes Säugethier, so wie einen Vogel, wenn es etwas schnell in die Jugularvene injicirt wurde; bei sehr langsamer Injection, während welcher die Kohlensäure durch die Lungen entfernt werden konnte, gelang es dabei noch, die Thiere am Leben zu erhalten. Er constatirte ferner die von Bischoff in seiner letzten Mittheilung *) gemachte Angabe, dass die unmittelbare Lebensgefahr, welche die Injection des

*) J. Müller's Archiv 1838.

Venenblutes eines Wirbelthieres in die Venen eines Thieres einer anderen Art entsteht, durch Anwendung arteriellen oder gequirlten Blutes vermieden werden kann*).

Alle die bisher zur Sprache gebrachten Umstände sprechen somit entschieden für die Anwendung des gequirlten und gegen die Benutzung des frischen, noch flüssigen, Faserstoff enthaltenden Blutes bei der Transfusion. Denn durch Anwendung des vom Faser-

*) In den angeführten Beziehungen kann ich Brown-Sequard's Angaben nur bestätigen. Wenn er aber zugleich die Meinung zu begründen sucht, dass die Kohlensäure des Blutes eine incitirende Wirkung habe, so kann ich diese Angabe nicht constatiren. Die von Brown-Sequard bei Injection kohlensäurereichen Blutes beobachteten Reizungserscheinungen finden ihre Erklärung durch die in meinen Untersuchungen über Embolie mitgetheilten Erfahrungen, denen zufolge eine jede Unterbrechung der arteriellen Blutzufuhr zu den Nervencentren zunächst Reizungserscheinungen hervorruft, denen sehr bald gänzliches Aufhören der Lebenseigenschaften folgt. Sie sind nicht, wie Brown-Sequard meint, durch den positiven Reiz der Kohlensäure, sondern durch den Mangel der zur Unterhaltung der Functionen geeigneten Blutzufuhr, also auf rein negative Weise, hervorgerufen (s. Virchow's Archiv Bd. XXV. S. 320). Die Kohlensäure wirkt, meinen speciell auf diese Frage gerichteten Untersuchungen zufolge, nicht als Reiz, weder auf Muskel noch auf Nerv, auch nicht auf das Herz; sie ruft keine Zuckung hervor, sondern lähmt in sehr kurzer Zeit, ohne vorhergehende Reizung, die Muskeln. Ein Herz in Kohlensäure gebracht pulsirt langsamer, und steht sehr bald, nachdem die Bewegungen immer langsamer und schwächer geworden sind, in der Diastole still. Es ist das Herz dann auch nicht durch galvanische oder elektrische Reizung zur Contraction zu bringen, an die Luft gebracht erholt es sich aber wieder und kann alsdann, nachdem es wieder zu pulsiren anfing, erst durch eine viel länger dauernde Einwirkung der Kohlensäure wieder zum diastolischen Stillstand gebracht werden. Ebensowenig kann ich die Behauptung Brown-Sequard's bestätigen, dass das Blut eines Wirbelthieres kein Gift für eine andere Wirbelthierart sei (bei Injection in die Venen) und dass die toxische Wirkung, wenn sie einträte, wesentlich vom Kohlensäuregehalt des injicirten Blutes abhinge. Die von Bischoff, Prevost-Dumas und Anderen beobachtete unmittelbare Todesgefahr ist nämlich allerdings wesentlich von der Kohlensäure abhängig und kann daher durch Quirlen des Blutes beseitigt werden, aber später, nach Verlauf von Stunden und Tagen, entfaltet das fremde Blut durch seine Zersetzung und Ausscheidung in der That toxische Wirkungen, die um so intensiver sind, je grössere Mengen des fremden Blutes injicirt wurden. Wir werden auf diesen Punkt noch im Verlaufe dieser Untersuchung ausführlich zurückkommen.

stoffe befreiten Blutes beseitigt man nicht nur die zahlreichen und hämischen Gefahren der Embolie, deren grosse Bedeutung durch die bisherigen ärztlichen Erfahrungen keinesweges widerlegt worden ist, sondern auch diejenigen Gefahren, welche von denjenigen flüchtigen Stoffen abhängen, die wie die Kohlensäure bei dem Quirlen entfernt werden; man erzielt dabei zugleich eine kräftigere belebende Wirkung durch das mit Sauerstoff gesättigte gequirlte Blut, während der Mangel des Faserstoffs keinerlei schädliche Wirkung, weder auf die Blutmischung, noch auf die localen Kreislaufs- und Transsudationsverhältnisse hat und binnen kurzer Zeit durch neugebildeten Faserstoff ersetzt wird. Dabei geht nicht nur keine Zeit durch das Defibriniren verloren, sondern die ganze Ausführung der Operation wird durch dasselbe in hohem Grade vereinfacht und gegen alle Eventualitäten, an welchen sie sonst durch den Eintritt der Gerinnung stranden kann, gesichert. Diese technischen Vortheile würden besonders dann an Bedeutung gewinnen, wenn es sich herausstellt, dass man sich nicht immer auf Transfusion minimaler Blutmengen zur Erfüllung der unmittelbaren Indicatio vitalis zu beschränken hat, sondern dass es unter Umständen angezeigt ist, grössere Blutmengen in Anwendung zu bringen, und wenn es, durch Benutzung in Eis conservirten gequirlten Blutes in Feldlazarethen oder durch Anwendung frisch gequirlten Blutes auf dem Schlachtfelde, möglich werden sollte, diese Operation für die Militairchirurgie so nützlich zu machen, wie bei Blutungen Neuentbundener. Während diese Vortheile so gross sind, dass sie es meiner Meinung nach einem Arzte, der eine Transfusion ausführen will, geradezu zur Pflicht machen, das anzuwendende Blut quirlen zu lassen, steht diesem meiner Meinung nach nichts Anderes im Wege, als der alte Schlendrian. Denn dass die Erfahrungen der Aerzte, welche diese Operation bisher ausgeführt haben, in dieser Frage Nichts präjudiciren, ist schon oben dargethan worden. Wenn es sich aber bestätigen sollte, was Brown-Sequard (Journal de physiol. I. p. 671) angiebt, dass auch defibrinirtes Blut dadurch Gefahr bringen kann, dass es eine plötzliche Gerinnung des Blutes des Thieres, in welches man transfundirt, bewirken könnte, so ist es doch gewiss nicht wahrscheinlich, dass der Mangel des Faserstoffs des zur Transfusion verwandten Blutes diese Wirkung haben sollte, und dieses Unglück würde wohl wenigstens ebenso sehr bei Anwendung ungequirlten Bluts zu besorgen sein. Inwiefern es rathsam sein sollte, dieser vermeintlichen Gefahr dadurch zu begegnen, dass $\frac{1}{1000}$ bis $\frac{1}{1500}$ kaustisches Ammoniak dem zu transfundirenden Blute zugesetzt würde, wie Brown-Sequard, auf Richardson gestützt, es empfiehlt, mag einstweilen dahingestellt sein, da das Factum selbst noch durchaus zweifelhaft erscheint, indem alle näheren Data, welche geeignet sein möchten, eine solche Behauptung zu stützen, von Brown-Sequard verschwiegen werden, der überdies immer defibrinirtes Blut bei seinen Versuchen anwendet und es unbedingt vor dem ungeschlagenen Blute empfiehlt.

II.

Die Frage, ob das bei der Transfusion übertragene Blut eines Thieres in den Kreislauf eines anderen Thieres derselben Species (oder vom Menschen zum Menschen) wirklich transplantirt werden, d. h. im neuen Organismus normal fortfunctioniren kann, oder ob das fremde Blut bald zersetzt und ausgeschieden wird, ist noch Gegenstand der Controverse. Dennoch würde die Entscheidung dieser Frage nicht nur von hohem theoretischen Interesse sein, sondern auch sehr wesentlich in die Praxis eingreifen. Denn wenn das fremde Blut bald zersetzt und ausgeschieden würde, so könnte man nur daran denken, durch die Transfusion die unmittelbare Indicatio vitalis zu erfüllen, und es würde rathsam sein, nur so geringe Blutmengen in Anwendung zu bringen, als eben genügen würden, um die Wiederbelebung zu bewirken oder um das Erlöschen der letzten Lebenszeichen zu verhindern, indem man fürchten müsste, dass die Zersetzungsprodukte des fremden Blutes vor oder bei ihrer Ausscheidung dem Organismus gefährlich werden könnten, und zwar um so gefährlicher, je grösser ihre Menge gewesen wäre. Wenn dahingegen das fremde Blut normal fortfunctioniren, und wie das eigene Blut der Respiration und der Ernährung dienen kann, so wird es offenbar indicirt sein, bei der Transfusion die normale Menge des Blutes und der Blutkörperchen durch Anwendung grösserer Blutquanta möglichst vollkommen herzustellen, um dadurch die langwierige Reconvalescenz mit ihren gefährlichen Chancen möglichst abzukürzen, und es würde in Frage kommen können, ob es nicht unter gewissen Umständen indicirt sein könnte, eine fehlerhafte Blutmischung durch einen partiellen Bluttausch zu verbessern. Marfels und Moleschott*) erkannten Blutkörperchen vom Schaaf noch Monate lang im kreisenden Blute der Frösche, nachdem sie Schaafsblut in den Darm derselben gebracht hatten, und sie schlossen daraus auf eine lange Lebensdauer der Blutkörperchen. Brown-Sequard**) erkannte ebenfalls einen Monat lang nach der Transfusion die in den Kreislauf von Gänsen, Hähnen und Hühnern übertragenen Blutkörperchen von Hunden, Kaninchen und Meerschweinchen. Andererseits constatirte Letzterer allerdings die Angabe Magendie's, dass die Blutkörperchen der Vögel im Kreislaufe der Säugethiere verschwinden. Schon nach einer Stunde waren die Blutkörperchen von Hühnern und Tauben im Blute von Hunden, Katzen und Kaninchen nicht mehr aufzufinden, und er schloss, dass sie sich aufgelöst haben müssten, da sie sich $\frac{1}{4}$ Stunde nach der Transfusion allenthalben fanden, also doch die Capillaren hatten passiren können. — Gegen die Beweiskraft dieser Versuche liesse sich indess, abgesehen von der Schwierigkeit, die fremden Blutkörperchen bei der grossen Variation der Grösse der den Thieren eigenen Blutkörperchen ganz sicher zu erkennen, einwenden, dass der Beweis fehlt, dass die so lange conservirten Blutkörperchen auch wirklich normal functionirt haben. In jedem Blute findet man einzelne Blutkörperchen, welche der Auflösung durch Wasser und durch andere Reagentien einen viel stärkeren Widerstand entgegensetzen als andere, und es ist nicht wahrscheinlich, dass diese schwerer zerstörbaren Blutkörperchen besonders gut functioniren sollten. Durch Eintrocknen des Blutes in sehr dünnen Partien kann man bekanntlich, wie Hannover gezeigt hat, die Blutkörperchen so eintrocknen, dass sie ihre Form ziemlich bewahren und schwer löslich werden, und es wäre wohl möglich, dass eine gewisse Anzahl von Blutkörperchen durch die Einwirkung der Luft bei der Transfusion oder im Darmkanal der

*) Untersuchungen zur Naturlehre des Menschen. 1856. I. S. 51—60.

**) Journal de physiologie. I. p. 173—175.

Frösche eine solche Schwerlöslichkeit auf Kosten ihrer Functionsfähigkeit erlangt hätten. Endlich haben aber diese Versuche das sehr Missliche, dass sie nur das Verhalten der Blutkörperchen einer anderen Thierart berücksichtigen. Indem ich die Frage über die Functionsfähigkeit des transfundirten Blutes in Angriff nehmen wollte, stellte auch ich zunächst Versuche an, welche sich an die von Marfels-Moleschott und von Brown-Sequard anschlossen. Es wurde mir aber bald klar, dass auf diesem Wege eine endgültige Entscheidung nicht zu erlangen ist, theils wegen der Schwierigkeit oder Unmöglichkeit, z. B. die kleinsten Blutkörperchen eines Hundes von den grössten eines Schaafes oder Rindes zu unterscheiden, theils weil es sich bald zeigte, dass das Blut einer Thierart in einer anderen Thierart, wenigstens sofern sie nicht sehr nahe verwandt ist, nicht normal fortfunctionirt, sondern in der That zersetzt und ausgeschieden wird. Wenn es sich hierbei nun auch wirklich bestätigen sollte, dass einzelne der fremden Blutkörperchen diesem Schicksale entgehen, so folgt daraus doch nicht, dass sie wirklich und mit Nutzen für das Thier fortfunctionirt haben, sondern nur, dass sie, durch besondere Verhältnisse begünstigt, sich in ihrer äusseren Form und Struktur conservirt haben, etwa wie eine Fischlinse Monate lang in der Pulmonalarterie eines lebenden Hundes conservirt werden kann.

Weit bedeutungsvoller sind einige ältere Versuche, durch welche die in Rede stehende Frage in der That mittels eines möglichst weit getriebenen Bluttausches zwischen Thieren derselben Species in Angriff genommen worden ist. Lower *) öffnete in Gegenwart der Doctoren Wallis, Thomas Millington und anderer Aerzte (1666) einem Hunde von mässiger Grösse die Jugularvene und liess das Blut so lange ausfliessen, bis er matt wurde und nahe daran war, in Krämpfe zu verfallen Hierauf leitete er aus der Cruralarterie eines grösseren Doggen, den man daneben festgebunden hatte, so lange Blut in die geöffnete Vene desselben, bis man aus seiner Unruhe und Beklemmung sehen konnte, dass er mit Blut überfüllt sei. Er hemmte hierauf den Lauf des einflies-

*) Rich. Loweri tractatus de corde. Lond., 1669. 8°. p. 191. Scheel Bd. I. S. 47—49.

senden fremden Blutes und liess von Neuem Blut aus der Vene ausfliessen. Dieses wechselseitige Einzapfen und Auslassen des Blutes wiederholte er so lange, bis zwei grosse Doggen dem kleineren Hunde nach und nach all ihr Blut gegeben und sich verblutet hatten und Lower's Absicht, die ganze Blutmasse umzutauschen, erreicht war. Man vereinigte hierauf die Wunde des kleineren Hundes mit der Heftnadel und band ihn los. Obgleich er nach und nach so viel Blut verloren und wieder erhalten hatte, als er selbst schwer war (?), so sprang er doch sogleich vom Tische herab, schmeichelte seinem Herrn und wälzte sich im Grase, um sich vom Blute zu reinigen, nicht anders, als ob man ihn nur ins Wasser geworfen hätte. Der Versuch hatte auch in der Folge auf sein Wohlbefinden nicht den geringsten übeln Einfluss.

Die philosophische Societät in London nahm auf Robert Bayles Veranlassung die Versuche Lower's auf und die von derselben ernannte Commission, bestehend aus D. und Th. Coxe, Dr. King und Hook, stellte 1666 und 1667 folgende Versuche*) an: Sie zapften einem Schaafe aus der Jugularvene Blut ab, und liessen zu gleicher Zeit das Blut eines anderen Schaafes aus der Carotis in den unteren Theil der Jugularvene einfliessen. Nachdem gegen vier oder fünf Kannen (Pints) Blut aus der Vene abgeflossen waren, fing das Schaaf, dessen Blut man in das andere überfliessen liess, an schwach zu werden. Man band es los und der Eigenthümer desselben schlachtete es auf die gewöhnliche Weise. Es enthielt nicht mehr als gegen eine halbe Kanne Blut. Das andere Schaaf schien sich so wohl zu befinden wie zuvor, und verhielt sich, als ob gar kein solcher Versuch mit ihm vorgenommen wäre. Als man es schlachtete, fand man in ihm die gewöhnliche Blutmenge.

Sie leiteten wie bei dem vorigen Versuche das Blut eines kleinen Bullenbeissers (bull dog) in einen spanischen Hund (spaniel) über und liessen, während dieses fremde Blut überströmte, das eigene Blut des Spaniolen ausfliessen. Letzterer vergoss, bis der Bullenbeisser sich verblutet hatte, gegen 64 Unzen Blut, ohne Nachtheil für seine Gesundheit. Er war am folgenden Morgen sehr

*) Birch, History of the Royal philos. Society 4. Vol. II. 1757. p. 117, 118, 125. Bayles Works V. p. 363. Scheel l. c. p. 56—57.

wohl und munter und blieb es auch fernerhin. Eine Woche nachher wurde dieser Hund der philosophischen Societät vorgestellt, die sein völliges Wohlbefinden constatirte *).

Viel weniger Vertrauen verdienen die von Denis 1667 zum Theil in Verbindung mit Emmerez angestellten Versuche. Es werden 2 Versuche detaillirt beschrieben, bei welchen Hunden resp. 9 und 12 Unzen Hundeblut bei entsprechender Blutentziehung transfundirt wurden und wobei die Thiere, die das Blut empfingen, sich sowohl während des Versuchs als späterhin bleibend wohl befanden **). Am 25. Juni 1667 hatte Denis die Transfusion an 19 Hunden vorgenommen, unter denen kein einziger gestorben sein soll, obgleich bald aus einer Arterie in eine Vene, bald aus einer Vene in eine Vene transfundirt wurde, und obgleich in nicht wenigen Fällen auch das Blut anderer Thiere zur Transfusion benutzt wurde. Es wird dabei z. B. berichtet, dass ein Hund, dem vorher so viel Blut entzogen war, dass er sich kaum regen konnte, durch das transfundirte Kalbsblut selbst mehr Kräfte und Lebhaftigkeit bekam, als er vor dem Blutverluste gehabt hatte! Ein anderesmal erzählt er von einer 12 Jahre alten, sehr altersschwachen Hündin, dass sie eben davon in kurzer Zeit stärker und munterer wurde, als zuvor, ja dass sie 8 Tage darauf sogar brünstig wurde. Analog ist die Geschichte von einem alten 26jährigen Pferde, das durch Transfusion des Blutes von 4 Widdern viel mehr Kräfte wieder bekam und eine ungewöhnliche Esslust***). Diese in Gegenwart verschieden vornehmer (!) Personen vorgenommenen Versuche tragen nicht das objective Gepräge der englischen Forscher, und der persönliche Ehrgeiz des Denis, sowie die Leidenschaftlichkeit, die sich durch den Streit mit Lamy, Moreau und anderen Gegnern der Transfusion entwickelte, erregen grosse Zweifel über die Zuverlässigkeit seiner Angaben.

Mit mehr Vertrauen liest man die Mittheilung des Dominicus Cassini zu Bologna †), der im Mai 1667 einem Lamm so viel

*) Birch l. c. II. p. 123, 125. Scheel l. c. p. 57—58.

**) Scheel I. p. 87—88.

***) Ibid. I. p. 104.

†) Gjornale de' Literati per il Tinassi 1668. No. 7. Scheel II. 9.

Blut aus der Jugularvene ausfliessen liess, als die Ader nur geben wollte, und der darauf das Blut aus der Carotis eines anderen Lammes in dieselbe überfliessen liess. Hierauf unterband er die Vene des Lammes, welches das Blut empfangen hatte, an beiden Enden und schnitt sie durch. Das Thier folgte, wie man es frei liess, den Operateuren, ohne Schwäche zu verrathen, die Wunde heilte in der Folge schnell und es wuchs ferner wie die anderen Lämmer. Als es 6 Monate später plötzlich starb, secirte man es. Man fand den Magen voll von verfaultem Futter. Die zerschnittene Jugularvene fand man verwachsen und ein kleiner Seitenast vermittelte die Verbindung des oberen Theiles mit dem unteren.

Dass diese Versuche nicht die Berücksichtigung gefunden haben, die sie wohl verdient hätten, mag theils davon herrühren, dass sie aus einer so frühen Periode stammen, aus einer Zeit, wo die Fragestellung bezüglich der Transfusion eine so abenteuerliche war und wo Wahrheit und Trug gerade in dieser Angelegenheit so gemischt war, dass es eine nicht leichte kritische Aufgabe ist, das Wahre vom Falschen zu sondern. Auch fehlte in der Regel die Angabe über das Verhalten der Einzelfunctionen. Zum Theil mögen sie auch deshalb der Vergessenheit anheim gefallen sein, weil auf das Verhältniss des transfundirten und des vorher entzogenen Blutquantums nicht die nöthige Rücksicht genommen war, und weil sie mit denjenigen Versuchen zusammengeworfen wurden, bei welchen das Blut von Thieren anderer Art transfundirt wurde. Wenn nämlich ein zu grosses Blutquantum transfundirt wird, oder wenn das Blut eines Thieres in die Adern einer ganz anderen Art transfundirt wird, so treten in der That, wie wir später sehen werden, sehr bedenkliche Symptome auf, welche ganz allgemein zu der Annahme verleitet zu haben scheinen, dass das fremde Blut, auch von Thieren derselben Art, nur ganz vorübergehend functioniren und belebend wirken könne, dann aber zu Grunde gehe und ausgeschieden werde. So hat Nasse*) es für sehr wahrscheinlich erklärt, dass das „fremde“ Blut bald zersetzt und ausgestossen würde, und räth deshalb nur kleine Blutmengen anzuwenden. Der-

*) Rudolph Wagner's Handwörterbuch. Artikel „Blut“.

selbe Gedanke hat auch wenigstens zum Theil die Praktiker geleitet. Denn es kann die unter Umständen allerdings wohl begründete Furcht vor einer Ueberfüllung des Gefässsystems durch eine zu grosse Blutmenge doch unmöglich der Grund sein, warum in der Hälfte der Fälle, wo die Transfusion wegen profuser Blutungen bei Neuentbundenen vorgenommen wurde, nur 4 Unzen Blut oder darunter angewandt wurden. Die praktische Erfahrung hat über die Sache nicht entschieden; denn wenn gleich der Ausgang bei Anwendung von 4 Unzen oder darunter in etwa 17 von 20 Fällen, bei Anwendung von 1—2 Pfund nur in 7 von 10 Fällen glücklich war, so sind einerseits diese Zahlen für eine statistische Begründung noch zu klein, und andererseits ist wohl zu erwägen, dass in allen diesen Fällen ungequirltes Venenblut angewandt wurde, wobei die Gefahren der Embolie und der Intoxication durch die venöse Beschaffenheit des Blutes mit der Menge des angewandten Blutes in einem ausserordentlich starken Verhältnisse steigen. Endlich ist auf die Dauer der Reconvalescenz in den glücklich verlaufenen Fällen keine Rücksicht genommen worden.

Wenn es, wie es aus dem Versuche Lower's und seiner Nachfolger (ihre volle Glaubwürdigkeit vorausgesetzt) hervorzugehen scheint, wirklich möglich ist, dass die Funktionen eines Thieres dauernd normal fortbestehen können, nachdem ein grosser oder gar der grösste Theil seines Blutes gegen das Blut eines anderen Thieres derselben Art vertauscht worden ist, so ist in der That kein anderer Schluss möglich, als dass das fremde Blut nicht in einer abnormen Weise zu Grunde geht und ausgestossen wird, sondern dass es ebenso gut wie das vom eigenen Organismus bereitete Blut fortfunctioniren kann. Es schien mir daher vor Allem nöthig, diese alten Versuche mit genauerer Berücksichtigung der transfundirten und entzogenen Blutmengen und der Einzelfunctionen wieder aufzunehmen, und dabei, anstatt der unmittelbaren Transfusion aus einer Arterie in eine Vene, gequirltes Blut in Anwendung zu bringen.

1. Ein vor dem Fressen 7370 Gramme schwerer Hund wurde am 4. Mai 1861 bei fortwährender reichlicher Fütterung mit Brod und Gedärmen in einen mit Zinkblech ausgekleideten Observationskasten gesetzt, aus welchem der Harn in

eine untergestellte Flasche abfloss. Die Harnblase war unmittelbar vorher entleert worden. Er entleerte nun in 24 Stunden, bis zum 5. Mai 260 Ccm. Harn von 1046 spec. Gew. Darin waren, nach Liebig's Methode, mit Berücksichtigung der Correction für Kochsalz 23,16 Grm. Harnstoff enthalten. Am 6. Mai Morgens hatte er ferner 555 Ccm. Harn von 1037 spec. Gew. entleert und darin wurden 46,287 Grm. Harnstoff gefunden. Am 6. Mai Mittags entleerte er noch 260 Ccm. Harn von 1035 spec. Gew. und mit 15,548 Grm. Harnstoff. In 48 Stunden hatte der Hund also bei reichlicher Fütterung mit Brod und Gedärmen 84,995 Grm. Harnstoff entleert oder in 24 Stunden 42,497 Grm. Das Thier wog nun 7470 Grm. Von nun an wurde ihm alle feste und flüssige Nahrung entzogen. Am 7. Mai Nachmittags 3½ Uhr hatte er noch keinen Harn gelassen. Es wurde ihm nun die Blase durch den Katheter entleert und dadurch 160 Ccm. Harn gewonnen, von 1049 spec. Gew. und mit 14,63 Grm. Harnstoff. Dieses Quantum bezog sich auf die 26 Stunden nach der letzten Mahlzeit. Auf 24 Stunden kommen also 13,5 Grm.

In den darauf folgenden 24 Stunden, während welcher die complete Inanition fortgesetzt wurde, wurden (mittelst 2maliger Katheterisation) 75 Ccm. Harn von 1055 spec. Gew. gewonnen; darin waren 7,5 Grm. Harnstoff enthalten. Nach etwas mehr als 2tägigem Hungern wog der Hund 7½ Uhr Abends am 8. Mai 6900 Grm. Am 9. Mai um 10½ Uhr V. enthielt die am vorigen Abend um 7½ Uhr entleerte Blase 20 Ccm. Harn und der Hund wog 6800 Grm. Er hatte also in 15 Stunden 80 Grm. durch Perspiratio insensibilis verloren, also auf 24 Stunden berechnet c. 130 Grm.

Es wurden ihm nun 100 Ccm. Blut entzogen und dafür 64 Ccm. gequirltes Blut eines anderen Hundes durch die Jugularvene transfundirt. Bei fortgesetzter completer Inanition lieferte er durch Katheterisation in den darauf folgenden 48 Stunden 148 Ccm. Harn von 1055 spec. Gew. mit 14,652 Grm. Harnstoff. Auf je 24 Stunden nach der Transfusion, bei fortgesetzter Inanition also 7,326 Grm. Harnstoff. Der Harn war von gleicher Beschaffenheit mit dem früher entleerten und enthielt namentlich weder Blut noch Eiweiss, war aber, ebenso wie in den vorhergehenden 48 Stunden, so concentrirt, dass salpetersaurer Harnstoff einfach auf Zusatz von Salpetersäure in Menge gefällt wurde. Er wog am 11ten (48 Stunden nach der Transfusion) 6370 Grm. Er hatte also 430 Grm. verloren, davon 148 Harn. Es bleiben also für Perspiratio insensibilis 282 Grm. in 48 Stunden oder 141 Grm. in 24 Stunden.

Nunmehr wurde dem Hunde wieder Nahrung gereicht und zwar zuerst 470 Grm. Lunge und 8 Stunden später noch 200 Ccm. Wasser und 150 Grm. Lunge. In den folgenden 24 Stunden secernirte er 270 Ccm. Harn von 1037 spec. Gew., enthaltend 37,120 Grm. Harnstoff. Die Perspiratio insensibilis betrug während dieser 24 Stunden 144,6 Grm. Schon am 11. Mai Abends, nach der zweiten Mahlzeit, wog er 7130 Grm. und am 20. Mai wog er mehr als vor dem Versuch, nämlich 7480 Grm. Also es wurde die Substitution einer etwa $\frac{1}{100}$ des Körpergewichts entsprechenden Blutmenge nicht nur ohne Schaden ertragen, sondern es wurde auch die, durch eine bis zur Darmleere getriebene Inanition, möglichst gleichmässig gemachte Harnstoffabscheidung, Harnmenge und Perspiration durch diesen Bluttausch nicht irgend merklich alterirt. Die Qualität des Harns und der übrigen Secrete, soweit sie untersucht werden konnten, war unverändert geblieben und die Gewichtsverhältnisse des Thieres entsprachen ganz den bei gesunden Thieren, welche zuerst der Inanition unterworfen und dann wieder gefüttert werden, geltenden Regeln. Namentlich wurde bei Unterbrechung der Inanition mit grösstem Appetit gefressen und so gut verdaut, dass das frühere Gewicht in kurzer Zeit (9 Tagen) wieder erlangt war. Auch die Abhängigkeit der Grösse der Harnstoffausscheidung von der Nahrung zeigte sich in ganz normaler Weise. Dieselbe betrug, wie gesagt, vor der Inanition 42,497 Grm., am ersten Inanitionstage 13,5 Grm., am zweiten 7,5 Grm. Frühere Versuche hatten mir gezeigt, dass vom zweiten Inanitionstage an die ausgeschiedene Harnstoffmenge bei fortgesetzter Inanition mehrere Tage lang ziemlich constant bleibt und nur wenig abnimmt. Dem entsprechend entleerte das hungernde Thier in den nach dem Bluttausche folgenden 48 Stunden 14,652 Grm. oder auf je 24 Stunden 7,326 Grm. Als nun reichliche Nahrung gereicht wurde, stieg die Harnstoffmenge in den folgenden 24 Stunden sogleich auf 37,120 Grm. Die in Rede stehende Blutmenge würde beim Menschen 1—1½ Pfund entsprechen.

2. Derselbe Hund wog am 25. Mai, nachdem der Harn ihm durch Katheterisation entzogen war, 7250 Grm. Er war fortwährend sehr munter und gesund gewesen und die geringe Gewichtsabnahme rührte nur davon her, dass er, an Fleischnahrung gewöhnt, jetzt aber mit Brod gefüttert, weniger gefressen hatte. Es wurden ihm nun 205 Ccm. Blut entzogen und dafür 80 Ccm. gequirltes Blut eines anderen Hundes in die Jugularvene injicirt. Er war wegen des, trotz der Transfusion stattgefundenen, Blutverlustes (125 Ccm.) etwas matt und fröstelte etwas. 6 Stunden später hatte er sich ganz erholt und sprang munter herum. Er wog nun 7070 Grm.; da weder Harn noch Excremente entleert worden waren, hatte er also in diesen 6 Stunden 55 Grm. durch Perspiration verloren. Am 26. Mai um 11 Uhr Vormittags wog er 6990 Grm. Es waren ihm inzwischen 68,4 Grm. Harn mittelst des Katheters entzogen worden. (Dieser Harn war sauer, dunkelgefärbt, mit einem spec. Gew. von 1053 und enthielt weder Eiweiss noch Blut.) In den letzten 16½ Stunden hatte die Perspiration nur 12,6 Grm. betragen, da er keine Excremente und, ausser dem durch Katheterismus entzogenen, keinen Harn entleert hatte. Die in den nach der Transfusion folgenden 24 Stunden entleerte Harnstoffmenge betrug 7,501 Grm. Dieses Quantum entsprach dem im früheren Versuch 24 Stunden nach der letzten Mahlzeit beginnenden Inanitionszustande. Er hatte freilich auch vor und nach der Transfusion nur ein wenig Schwarzbrod gefressen und Wasser getrunken. Dennoch scheint der erhebliche Blutverlust wesentlich dazu beigetragen zu haben, dass die Menge so gering war. Es wurde ihm nun rohe Ochsenmilz, nebst Milch und Brod geboten und er frass davon 430 Grm., so dass sein Gewicht auf 7420 Grm. stieg. Abends frass er wieder 400 Ccm. dünne Reisgrütze und wog darauf 7750 Grm. Von 7 Uhr Abends bis 10½ Uhr am Morgen des 27. Mai hatte er mehr als 272 Ccm. Harn secernirt. Dieses Quantum wurde ihm nämlich am 27sten Morgens entzogen, nachdem seine Blase am 26sten um 7 Uhr Abends durch Katheterismus entleert war. Ausserdem waren aber noch zwei kleine Portionen verloren gegangen, die also ausser Rechnung gelassen werden mussten. Der

durch Katheterismus entleerte Harn war hell, klar, sauer, nicht eiweisshaltig, von 1030 spec. Gew. Die von 7 Uhr Abends bis 10½ Uhr Morgens secernirten 272 Ccm. enthielten 15,29 Grm. Harnstoff. Dies würde für 24 Stunden 23,67 Grm. entsprechen, welche Menge jedoch wegen des stattgehabten Verlustes etwas zu gering sein würde. Die secernirte Harnstoffmenge war somit der Menge der stickstoffreichen Kost entsprechend gestiegen; sie war aber wiederum geringer als den früheren Versuchen mit demselben Hunde gemäss hätte erwartet werden können, was denn dem recht erheblichen Blutverluste des Thieres 205—80 = 125 Ccm. mit Wahrscheinlichkeit zuzuschreiben ist. Abgesehen von den Folgen des Blutverlustes, der dadurch entstanden war, dass dem Hunde viel mehr Blut entzogen worden war als ihm wieder beigebracht wurde, hatte die Transfusion keine merklichen Folgen gehabt, und keine Erscheinung hatte auf eine Zersetzung und Ausstossung des ihm eingeflössten fremden Hundeblutes hingedeutet. Auch in den folgenden Tagen befand er sich vollkommen wohl, bis er einem anderen Versuche geopfert wurde.

3. Ein kleiner, kurzhaariger, männlicher Hund, der am 20. Mai 4080 Grm. wog, wurde am 23. Mai 1861 ohne feste und flüssige Nahrung in den Observationskasten gesetzt. 24 Stunden später, am 24. Mai, wog er 3860 Grm. und hatte 220 Ccm. Harn mit einem spec. Gew. von 1045 entleert. Darin fanden sich 19,58 Grm. Harnstoff. Am 25. Mai, 24 Stunden später, wog der Hund nach Entziehung des Harns 3700 Grm. Die Harnmenge betrug 55 Ccm. mit einem spec. Gew. von 1046. Ausserdem hatte er 20 Grm. feste Excremente entleert. Von den 160 Grm., die er an Gewicht verloren hatte, kamen also 57,5 + 20 = 77,5 Grm. auf Harn und Excremente und 82,5 Grm. auf die Perspiratio insensibilis. In den 55 Ccm. Harn fanden sich 4,776 Grm. Harnstoff.

Es wurden ihm nun 140 Ccm. Blut aus der Carotis entzogen und dafür 96 Ccm. gequirltes Blut eines anderen Hundes in die Jugularvene injicirt. Durch die starke Blutentziehung wurde er zuerst sehr unruhig, dann ohnmächtig und entleerte einige Tropfen Harn. Gleich darauf erfolgte galliges Erbrechen und heftige peristaltische Bewegungen mit Kollern im Leibe; der Puls war sehr schwach geworden und zählte 100 Schläge in der Minute. Die Respiration erfolgte 16mal in der Minute. Nach der Injection des etwa 32° C. warmen, gequirlten Blutes blieb er noch eine Zeitlang sehr matt, aber die Temperatur, die sehr gesunken war, hob sich bald, und 6 Stunden später hatte er sich so vollkommen erholt, dass er, als der Observationskasten geöffnet wurde, kräftig aus demselben heraussprang, gewaltig bellte und sich sträubte, als er wieder ohne feste und flüssige Nahrung in denselben eingesperrt wurde. Die Körpertemperatur war wieder ganz normal geworden. Er wog nun 3630 Grm. Da er weder Harn noch Excremente entleert, aber 44 Grm. Blut mehr verloren als empfangen hatte, betrug die Grösse des Verlustes durch Perspiratio insensibilis während der 6 ersten Stunden nach der Transfusion nur 6 Grm., dieser auf 24 Stunden berechnete Verlust also 24 Grm.

Am 26. Mai war der Hund so munter wie vor der Operation. Er wog nun 3530 Grm., hatte also in den 24 Stunden unmittelbar nach der Transfusion 120 Grm. verloren. Es waren in dieser Zeit 65 Ccm. Harn von 1048 spec. Gew.

secernirt *) worden = 67,4 Grm. Von 6½ Uhr Abends bis 10½ Uhr Morgens oder in 16 Stunden hatte er also 52,8 Grm. durch Perspiration verloren, also erheblich mehr als unmittelbar nach der Transfusion. Der Harn war hellgelb, schwach alkalisch, durch Tripelphosphatkrystalle und phosphorsauren Kalk etwas getrübt, aber frei von Eiweiss. Die in demselben gefundene Harnstoffmenge betrug 6,090 Grm. **), also selbst ein klein wenig mehr als während der Inanition vor der Transfusion. Es wurde ihm nun Nahrung geboten und er frass 70 Grm. Weissbrod mit Butter, 90 Grm. rohe Ochsenmilz und soff 130 Grm. Milch. Er wog nun 3820 Grm. und wurde wieder ohne feste und flüssige Nahrung in den Observationskasten gesetzt. Abends 5½ Uhr hatte er weder Harn noch Excremente entleert und wog nun 3800 Grm. Er hatte in den 6½ Stunden also 20 Grm. durch Perspiration verloren. Am 27sten Morgens um 10½ Uhr wog er 3650 Grm. Er hatte keinen Koth entleert, aber 92 Ccm. Harn von 1050 spec. Gew. secernirt. Derselbe war hell, trübe, schwach alkalisch. Seit gestern Abend um 5½ Uhr hatte er also 150 Grm. verloren, wovon 96,6 Grm. Harn und 53,4 Grm. durch Perspiration (in 17 Stunden). In den letzten 24 Stunden hatte er also 73,4 Grm. durch Perspiratio insensibilis eingebüsst. Im 24stündigen Harn fanden sich 10,405 Grm. Harnstoff.

Darauf wurde er einige Tage lang sich selbst überlassen und befand sich ganz wohl.

4. Am 30. Mai wurden demselben Hunde zuerst 130 Ccm. Blut aus der Carotis entzogen; er war hiernach sehr matt geworden. Nachdem ihm noch 70 Ccm. aus beiden Carotiden entzogen waren, schien er todt zu sein. Cornea und Conjunctiva waren ganz unempfindlich, wie überall der ganze Körper; bei den Hinterbeinen aufgehoben, hing er schlaff nieder ohne die mindeste Bewegung; nur einzelne, mit langen Pausen auftretende krampfhafte Contractionen des Diaphragma wurden noch bemerkt. Es wurden ihm nun mittelst einer 32 Ccm. fassenden Spritze in 5 Portionen 148 Ccm. gequirltes Blut eines anderen Hundes in die Jugularvene injicirt. Er erholte sich danach vollständig und konnte schon sogleich nach Beendigung der Transfusion herumgehen, obgleich er natürlich sehr matt war. Noch am Abend war er matt, als er aus dem Observationskasten herausgenommen wurde; er suchte sogleich sein gewöhnliches Lager auf und widersetzte sich, als man Miene machte, ihn wieder in den Observationskasten zu bringen. Am 31. Mai lief der Hund im Zimmer herum, war aber sehr scheu und wollte nicht fressen. Er wog 3500 Grm., während er nach Beendigung der Transfusion 3610 Grm. gewogen hatte. Der ihm durch Katheterismus entzogene Harn (30 Ccm.) war, wie früher, schwach alkalisch und etwas trübe, aber enthielt weder Blut noch Eiweiss. Das specifische Gewicht desselben betrug 1043. Am 1. Juni schien das Thier munter zu sein. Er hatte sauren und klaren Harn nebst festen Excrementen entleert. Sein Gewicht war auf 3350 Grm. gesunken. Nachmittags frass er Fleisch nebst gekochtem Fisch und trank dazu. Abends war das Befinden unverändert.

*) Vor der Transfusion war die Blase durch Katheterismus entleert worden und dasselbe geschah am 26. Mai 10½ Uhr Vormittags.

**) In allen Versuchen ist die Correction für Kochsalz vorgenommen worden.

Am 2. Juni Morgens war der Zustand ganz anders geworden. Der Hund war sehr unruhig und lief wie toll im Zimmer herum. Der Schaum trat ihm vors Maul und den Schwanz hatte er zwischen den Beinen. Darauf verfiel er in Convulsionen. Diese dauerten bis in die Nacht vom 3. bis 4. Juni fort. Das Thier lag auf der einen Seite und hielt die drei Extremitäten steif gestreckt, den Kopf stark hintenüber gebeugt und den Schwanz gehoben, während die rechte hintere Extremität immer wie beim Laufen bewegt wurde. Die Temperatur sank immer mehr und die Respiration wurde immer beschwerlicher. Es wurden in diesem Zustande c. 55 Ccm. Harn secernirt, der ein specifisches Gewicht von 1055 hatte, dabei alkalisch, dunkel und eiweisshaltig war. Er starb am 4. Juni Morgens.

Bei der am 5. Juni vorgenommenen Section enthielt das Herz und die grossen Gefässe grosse und sehr feste faserstoffige Gerinnsel, welche aber sowohl im linken als im rechten Herzen so geordnet waren, dass die entfärbten Partien den obersten Platz einnahmen. Es waren, da das Thier auf der linken Seite gelegen hatte, diesem entsprechend die beiden Hohlvenen durch diese post mortem entstandenen Gerinnsel prall gefüllt und fest anzufühlen. Diejenigen Partien des Herzens und der grossen Gefässe, welche unten (links) gelegen hatten, enthielten sehr dunkles, fast flüssiges dunkelrothes Blut. Das Herz und die Lungen waren übrigens ganz gesund. Die Lungen waren schön hellroth und zeigten nirgends verdichtete Partien. Die Pulmonalarterie enthielt keine Gerinnsel, welche während des Lebens entstanden sein konnten. Der Magen und Darm war blass und enthielt vielen durch Galle stark gefärbten Schleim. Die Schleimhaut des Dünndarms und Dickdarms war überall blass und gesund, ebenso wie das Peritoneum. An der Magenschleimhaut fanden sich einige runde, ganz blasse Stellen, an welchen die Schleimhaut, wie durch ein Locheisen ausgeschlagen, zu fehlen schien. Die Leber, die Nieren und die Milz waren von völlig gesundem Aussehen; ebenso die Mesenterialdrüsen. Das Pankreas war etwas geröthet. Das Rückenmark war nebst seinen Häuten normal bis in die Gegend der Medulla oblongata. Hier waren aber die Häute sehr stark injicirt, besonders die Pia mater, und von blutig gefärbtem Serum ausgespannt. Auch die Häute des Hirns waren stark injicirt, besonders am Mesencephalon. Die Wunde am Halse war von einer weissen, bröckligen, käseartigen Masse angefüllt; die Nn. vagi waren in dieselbe eingepackt und ihre Stämme waren in der Gegend der Unterbindungsstellen der beiden Carotiden ganz dunkelroth. Es lässt sich diesem Sectionsresultate entnehmen, dass nicht etwa eine Zersetzung des Blutes, sondern Erkrankung des Nervensystems die Symptome und den Tod herbeigeführt hatte. Dieselbe könnte theils abhängen von der Unterbindung beider Carotiden, theils könnte sie von der Erkrankung der den Ligaturen anliegenden Enden der Vagusnerven ausgegangen sein.

5. Einem alten langbeinigen schwarzen Hunde, der 9020 Grm. wog, wurden am 8. Juni 1861 190 Ccm. und am 9. Juni 200 Ccm. Blut entzogen. Er war nach diesem zweiten Aderlasse sehr matt und traurig. Eine Stunde nach demselben wurden ihm 120 Ccm. gequirltes Blut eines anderen Hundes, auf 36° C. erwärmt, durch die Jugularvene injicirt. Er war danach offenbar sehr viel kräftiger und

munterer geworden. Am Morgen des 10. Juni befand er sich vollkommen wohl und frass mit grossem Appetit.

Es wurden ihm nun wieder 140 Grm. Blut entzogen und dafür 120 Ccm. gequirltes Blut eines anderen Hundes durch die andere Jugularvene injicirt. Die durch den Aderlass entstandene Mattigkeit verlor sich durch die Transfusion sogleich und vollständig. Unmittelbar nach derselben frass er mit grossem Appetit Brod und soff Wasser. Gleich danach machte er sich das Vergnügen nach den Fliegen zu schnappen, die im Zimmer umherflogen. Er wog jetzt nur 8520 Grm., hatte also seit dem 8. Juni 500 Grm. verloren; es waren ihm aber auch 290 Grm. Blut mehr entzogen als transfundirt. Bis zum 30. Juni blieb er vollkommen gesund und munter; die Beschaffenheit des Harns blieb normal und er behauptete sein Gewicht. Vor dem Fressen wog er am 11ten 8230 Grm., am 13ten 8250 Grm., am 14ten 8150 Grm., am 15ten 8320 Grm., am 30sten 8250 Grm. Nach dem Fressen wog er am 11ten 8550 Grm., am 26sten 8650 und am 29sten 8700 Grm.

6. Einem jungen weiblichen Hunde grosser Raçe, welcher am 8. Juni vor dem Fressen 9020, am 9. Juni nach dem Fressen 9950 Grm. wog, wurden am 9. Juni 200 Ccm. Blut entzogen und dafür wurden ihm 128 Ccm. gequirltes Blut des vorigen Hundes injicirt. Dieses Blut war dem anderen Hunde bereits vor 24 Stunden (am 8. Juni) entzogen worden, sogleich nachher aber mit dem Cylinder, worin es aufgefangen war, in Eis bis auf 0° abgekühlt gehalten; unmittelbar vor der Injection war dieses Blut dann auf 36° C. erwärmt worden. Unmittelbar nach der Operation war der Hund so munter wie vorher, nachdem der Aderlass ihn zuvor sehr geschwächt hatte. Er wurde in den Observationskasten gesetzt, nachdem er noch vor der Operation sehr stark gefressen hatte. Am folgenden Morgen befand er sich gleichfalls vollkommen wohl und frass mit grossem Appetit. Während der Nacht entleerte er 220 Ccm. Harn, der etwas alkalisch reagirte und ziemlich dunkel gefärbt war, jedoch weder Blut noch Eiweiss enthielt. Das spec. Gewicht desselben betrug 1037.

Es wurden ihm nun am 10. Juni wieder 160 Ccm. Blut entzogen. Dafür wurden ihm 152 Ccm. gequirltes, vom vorigen Tage her in Eis aufbewahrtes, nun aber auf 36° C. erwärmtes Blut des im vorigen Versuche besprochenen schwarzen Hundes in die rechte Jugularvene injicirt. Er befand sich danach vollkommen wohl und frass und soff unmittelbar nachher mit grossem Appetit. Er wog danach 10450 Grm., hatte also an Gewicht erheblich zugenommen. Er wog vor dem Fressen am 11ten 10520 Grm., am 13ten 10670 Grm., am 14ten 10350 Grm., am 15ten 10700 Grm., am 30sten 12430 Grm.; nach dem Fressen wog er am 11ten 11200 Grm., am 26sten 13170 Grm., am 29sten 14300 Grm. Er hatte also stetig und sehr erheblich an Gewicht zugenommen und war fortwährend sehr munter und gesund gewesen.

7. Am 30. Juni, da der sub 5 besprochene Hund 8250 Grm., der sub 6 besprochene 12430 Grm. wog (vor dem Fressen), wurde ein Bluttausch beider Thiere auf folgende Weise bewerkstelligt: Es wurde nämlich beiden Hunden ab-

wechselnd ihr eigenes Blut aus der Art. cruralis entzogen und ihnen dafür gequirltes Blut des anderen Hundes in die Vena cruralis injicirt. Dieses wurde von 12½ Uhr bis 4¼ Uhr in 4 Reprisen so ausgeführt, dass der schwarze, männliche, 8250 Grm. schwere Hund 3 $\times$ 32 = 96 Ccm.

5 $\times$ 32 = 160 -
5 $\times$ 32 = 160 -
5½ $\times$ 32 = 176 -

zusammen 592 Ccm. gequirltes Blut des braunen, jungen, weiblichen Hundes erhielt, während letzterer 2 $\times$ 32 = 64 Ccm.

4½ $\times$ 32 = 144 -
4 $\times$ 32 = 128 -
5¾ $\times$ 32 = 184 -

zusammen 520 Ccm. gequirltes Blut des erstgenannten älteren, schwarzen, männlichen Hundes bekam.

Beide Hunde hatten etwas mehr Blut verloren, als für die Transfusion in die Venen des anderen Thieres verwandt wurde; vom Blute des schwarzen Hundes waren 22,5 Grm., von dem des braunen 35 Grm. noch nach Beendigung der Transfusion übrig. Der schwarze Hund hatte also wenigstens 542,5 Ccm. Blut verloren, also 47,5 Ccm. weniger als er erhielt; der braune 627 Ccm., also 107 Ccm. mehr als er erhielt.

Nach beendigter Operation waren beide Thiere matt und steif in ihren Bewegungen, was sehr wohl auf Rechnung des langdauernden Anbindens in gezwungener Stellung, der Verwundung und der Angst gebracht werden konnte, zeigten aber sonst gar keine auffallenden Symptome. Auch während der Injectionen wurden nur unbedeutende Erscheinungen wahrgenommen, nämlich bisweilen abwechselnde Contraction und Dilatation der Pupillen, bei schnellem Injiciren Unruhe der Athembewegungen, und als das Blut kalt geworden war, Frösteln. Es waren nämlich bei diesen Versuchen gar keine Vorkehrungen getroffen, das Blut warm zu halten. Unmittelbar nach der Operation wollten die Thiere nicht fressen, aber schon um 8 Uhr Abends hatten sie nicht nur das ihnen vorher hingeworfene Futter verzehrt, sondern sie frassen noch eine grosse Menge ihnen ferner dargebotenes Fleisch (vom Pansen eines Ochsen) und schienen sich vollkommen wohl zu befinden. Auch an den folgenden Tagen befanden sie sich sehr wohl und frassen mit grossem Appetit, besonders der junge Hund. Der von ihnen secernirte Harn war fortwährend nach der Operation klar, sauer, ohne Spur von Blut oder Eiweiss und überhaupt von normaler Beschaffenheit. Die Gewichtsverhältnisse stellten sich folgendermaassen: Der alte schwarze Hund, der vor der Operation 8250 Grm. gewogen hatte, wog gleich nach derselben 8170 Grm.; am 1. Juli nach dem Fressen 8020 Grm., am 2ten vor dem Fressen 7720 Grm., am 3ten vor dem Fressen 7775 Grm., am 4ten vor dem Fressen 7774 Grm., nach demselben 8190 Grm., am 7ten nach 36stündigem Hungern 7850 Grm. Der junge braune Hund, der vor der Transfusion 12430 Grm. wog, wog gleich nach derselben 12200 Grm.; am folgenden Tage (dem 1. Juli) nach dem Fressen 14450 Grm.; am 2. Juli vor dem Fressen 12760 Grm., am 3. Juli vor dem Fressen 13120 Grm., nach demselben

14000 Grm.; am 4. Juli vor dem Fressen 12650 Grm., nach demselben 14200 Grm.; am 7. Juli nach 36stündigem Hungern 12150 Grm. Es hatte also der Bluttausch das Wohlsein beider Hunde nicht gestört, und es war bei dem jungen Hunde nicht einmal die stetige Gewichtszunahme durch Wachsthum beeinträchtigt worden. Auch späterhin blieb ihr Wohlbefinden ungestört und am 13. August wog der junge braune weibliche Hund 16480 Grm. nach dem Fressen und am 15ten vor der Mahlzeit 15640 Grm. Der alte schwarze Hund wog nach dem Fressen am 13. August 8820 Grm. und am 15. August nüchtern 8490 Grm. Beide hatten also an Gewicht zugenommen.

Selbst bei einem ganz vollständigen Austausche des Blutes zweier etwa gleich grosser Hunde kann aber doch nur erreicht werden, dass etwa die Hälfte des Blutes eines jeden Hundes durch das Blut des anderen substituirt werde, während er immerhin die Hälfte seines eigenen Blutes bewahrt. Deshalb beschloss ich den Versuch so abzuändern, dass das Blut eines kleineren Hundes durch gequirltes Blut eines anderen oder mehrerer anderer grösserer Hunde verdrängt würde. Zugleich schien es aber für die bessere Beurtheilung der Rolle des fremden Blutes sehr wünschenswerth zu sein, dass Analysen der verschiedenen Blutarten neben den Transfusionen vorgenommen würden. Dieses geschah nun in den folgenden Versuchen. Dabei wurde der **Faserstoffgehalt** in folgender Weise bestimmt: Das in einem gewogenen Glase aufgefangene Blut wurde nach sicherem Verschluss des Glases stark und anhaltend geschüttelt, dann mit dem Glase gewogen und durch ein weisses Atlasfilter filtrirt. Der gesammelte Faserstoff wurde darauf mit Wasser ausgewaschen, bis er weiss war, auf dem Atlasfilter zwischen Fliesspapier ausgepresst, bis das Papier nicht mehr feucht wurde, und dann mit einer Mischung von Alkohol und Aether ausgekocht, vollkommen getrocknet und gewogen. Da es nur darauf ankam, das **relative** Verhältniss des **Wasser- und Blutkörperchengehalts** der verschiedenen Blutarten zu erfahren, konnte ich mich für diese Bestimmungen darauf beschränken, das specifische Gewicht des gequirlten Blutes und des Serums zu bestimmen und die jedesmalige Differenz der specifischen Gewichte dieser Flüssigkeiten als relativen Ausdruck für den Reichthum des Blutes an Blutkörperchen zu benutzen. Für die Bestimmung des specifischen Gewichts des Serums und des gequirlten Blutes bediene ich mich ganz kleiner Piknometer, die nur etwa 4 Gramm Blut fassen und welche immer sehr sorgfältig gereinigt werden, um das Adhäriren von Luftbläschen zu verhindern. Nach Brücke's Angabe spüle ich dieselben zu dem Ende zuerst mit concentrirter Schwefelsäure aus und dann mit Alkohol, bis dieser nicht mehr sauer reagirt; dann wird das Glas getrocknet und nun legt sich das Blut oder Serum dem Glase ganz glatt an. Es versteht sich von selbst, dass man bei dem Einfüllen des gequirlten Blutes einerseits dafür sorgen muss, dass die Blutkörperchen durch Schütteln gleichmässig vertheilt sind, andererseits aber auch, dass nicht durch zu starkes Schütteln Schaum gebildet werde. Die im gequirlten Blute durch das Schütteln immerhin suspendirten Luftblasen entfernt man, indem man das Piknometer bei dem Eingiessen überfüllt und die nach oben steigenden Luftbläschen wegstreicht, bevor man den Stöpsel aufsetzt. Bei sorgfältiger Ausführung wiederholter Versuche mit demselben Blute erhält man Resultate, die bis auf kleine Abweichungen in den Decimalstellen übereinstimmen und durchaus nicht grössere Unübereinstimmung zeigen, als bei wiederholten Analysen desselben Blutes nach anderen Methoden. Bis auf die für Versuchsreihen zu mühsame, langsame und dadurch für solche Versuche wegen Mangels an Zeit unausführbare Zählmethode, liefern auch alle die andern Methoden ja eben nur relative Ausdrücke für die Blutkörperchenmenge. Ich habe unter denselben folgende vergleichend geprüft: 1) Die Methode der Blutkörperchenbestimmung aus der Differenz des festen Rückstandes des Serums und des gequirlten Blutes; 2) aus der Differenz der Menge der Eiweissstoffe im Serum und im gequirlten Blute; 3) aus einer bestimmten Färbung eines bestimmten Wasserquantums durch verschiedene Blutquanta; 4) aus der Differenz der specifischen Gewichte des Serums und des gequirlten Blutes. Alle diese Methoden geben, sorgfältig ausgeführt, brauchbare Resultate, wenn man nur beabsichtigt, mehrere Blutproben bezüglich ihres Reichthums an Blutkörperchen mit einander zu vergleichen; denn es ist mir niemals vorgekommen, dass die eine Methode ein Puls, die andere ein Minus angegeben hätte, wenn die Differenzen über die Decimalstellen hinausgingen, also gross genug waren, um überhaupt in Betracht gezogen zu werden.

Da man, wie gesagt, doch dabei auf die Bestimmung der absoluten Blutkörperchenmenge verzichten muss, kann man gern die bekannten, auf eine solche absolute Bestimmung dennoch ganz vergeblich hinzielenden Rechnungen unterlassen, indem diese den relativen Maassstab nur trüben, ohne den absoluten zu erreichen. Ich werde später bei Gelegenheit der Untersuchungen über die Blutmenge und über die Veränderungen des Blutes bei der Inanition auf diesen Punkt zurückkommen, und will hier nur noch ein Beispiel der Vergleichbarkeit der drei Hauptmethoden der relativen Blutkörperchenbestimmung anführen, welches das Blut dreier junger Hunde betrifft, deren Ernährungsverhältnisse verschieden gewesen waren. Ich will sie als A, B und C bezeichnen und die Resultate tabellarisch zusammenstellen:

	A.	B.	C.
Specifisches Gewicht des Serums	1021,8	1020,08	1017,8
Specifisches Gewicht des gequirlten Blutes . .	1033,06	1045	1035,4
Fester Rückstand in 1000 Th. Serum	63,061	55,39	48,26
Fester Rückstand in 1000 Th. gequirltes Blut .	109,7	152,97	113,82
Differenz der specifischen Gewichte des Serums und des gequirlten Blutes	11,26	24,92	17,6
Differenz der festen Rückstände in 1000 Theilen Serum und 1000 Theilen gequirltes Blut .	46,64	97,58	65,56
Zur Erzielung einer gleichen Färbung gleicher Wassermengen verbrauchte Blutquanta in Grm.	0,3525	0,1625	0,237
Verhältniss der Blutkörperchenmenge in den Blutarten A, B und C, berechnet aus der Differenz der specifischen Gewichte	46,9	100	73,3
Verhältniss der Blutkörperchenmenge in den Blutarten A, B und C, berechnet aus der Differenz der festen Rückstände	47,8	100	67,2
Verhältniss der Blutkörperchenmenge in den Blutarten A, B und C, berechnet aus der Differenz der für gleiche Färbung gleicher Wassermengen verbrauchten Blutquanta	47,7	100	73,9

Es dürfte hiernach schon einleuchtend sein, dass die Bestimmungen der specifischen Gewichte des Serums und des gequirlten Blutes für unseren Zweck hier genügend sind.

Die Versuche, die nun mit den oben angeführten Rücksichten ausgeführt wurden, waren folgende:

8. Ein kleiner, nur 2 – 3 Monate alter, langhaariger, weiblicher Hund, welcher am 13. August 1861 2620 Grm. wog, hatte, im Observationskasten eingesperrt,

sehr getobt und gelärmt und sich gewaltig abgearbeitet. Am 15. August wog er nur 2460 Grm. Ich beabsichtigte nun das Blut dieses kleinen Hundes durch das Blut der beiden grossen, im vorigen Versuche verwandten Hunde zu verdrängen. Zu diesem Ende wurden ihm aus der Art. carotis 122,4 Ccm. Blut entzogen. Nach dieser für den kleinen Hund sehr starken Blutentziehung floss kein Blut mehr aus der geöffneten Carotis, das Thier bekam Krämpfe und war sehr matt. Als ihm aber $3 \times 32 = 96$ Ccm. gequirltes Blut vom schwarzen männlichen Hunde (Versuch 7) durch die Jugularvene injicirt wurde, erholte er sich völlig. — Gleich nachher wurden dem kleinen Hunde wieder 100 Ccm. Blut entzogen, wonach er noch mehr angegriffen war, als vorhin nach Entziehung der 122,4 Ccm. Während der Vorbereitungen zur Injection des fremden Blutes, worüber 5—10 Minuten vergingen, hörten unversehens die Athembewegungen ganz auf, und bevor nun die Injection vollzogen werden konnte, war auch die Empfindung und willkürliche Bewegung, sowie eine jede Spur von Reflexbewegungen, namentlich sowohl bei Berührung der Hornhaut als der Conjunctiva vollständig verschwunden. Der todte Hund wurde dessenungeachtet durch die Transfusion des gequirlten Blutes vom schwarzen Hunde wieder zum Leben gebracht. Nach Injection der ersten 32 Ccm. stellten sich zuerst einzelne langsame und tiefe Athemzüge ein, die aber bald häufiger wurden; während der Injection der folgenden 32 Ccm. wurden die Athemzüge regelmässig, doch blieben sie anfangs noch sehr tief, so lange die Berührung der Hornhaut und Conjunctiva keine Bewegungen der Augenlider auslöste; darauf aber, gegen Ende der Injection dieser 32 Ccm. kehrten die Reflexbewegungen der Augenlider und die Empfindung wieder und zugleich wurden die Athemzüge sehr beschleunigt, unter Beibehaltung des regelmässigen Rhythmus. Es wurden ihm nunmehr noch 16 Ccm. erwärmtes gequirltes Blut des schwarzen Hundes in die Jugularvene eingeflösst und hiernach erfolgten auch wieder willkürliche Bewegungen. (Die zuerst injicirten $32 + 32 = 64$ Ccm. waren nicht erwärmt worden.) Für die ihm entzogenen $122,4 + 100 = 222,4$ Ccm. Blut hatte der Hund somit $96 + 80 = 176$ Ccm. wieder erhalten, also im Ganzen 46,4 Ccm. verloren. An festen Blutbestandtheilen hatte der Hund dabei jedoch kaum Etwas eingebüsst, denn das ihm zuerst entzogene, ihm ursprünglich eigene Blut hatte, nachdem es gequirlt war, nur ein spec. Gew. von 1041,7 und das spec. Gew. seines Serums betrug nur 1019, während das spec. Gew. des ihm eingeflössten gequirlten Blutes des schwarzen Hundes 1062,8 betrug. Dessenungeachtet war der kleine Hund sehr krank nach der Transfusion. Er war so matt, dass er nicht auf den Beinen stehen konnte und es stellte sich nach einiger Zeit Würgen (doch ohne Erbrechen) ein, wobei ihm eine dunkle, blutige, schaumige Flüssigkeit vors Maul trat. Es waren nunmehr etwa 2 Stunden seit Anfang des Versuchs verstrichen. $\frac{3}{4}$ Stunde nach der letzten Transfusion wurden ihm dann wieder 40 Ccm. Blut aus der Carotis entzogen und dafür 32 Ccm. gequirltes Blut des grossen, braunen weiblichen Hundes, das vorher erwärmt war und dessen spec. Gew. 1052 betrug, durch die Jugularvene injicirt. Während der Injection war die Respiration sehr beschleunigt und es floss ihm danach eine braunrothe Flüssigkeit aus dem Maul. Auch aus dem After wurde mit Blut tingirter Schleim entleert. Mit Rücksicht auf den schlechten Zustand des Thieres, das ganz still, ziemlich schnell respirirend dalag, wurden weitere Operationen einstweilen eingestellt. Um $1\frac{1}{2}$ Uhr erbrach es eine beträchtliche Menge einer blutig gefärbten Flüssigkeit.

Um $2\frac{3}{4}$ Uhr hatte sich der Zustand merklich gebessert, obgleich die willkürlichen Bewegungen noch sehr matt waren. Es wurden ihm nun nochmals (zum 4ten Male) aus der Carotis 63,4 Ccm. Blut entzogen und dafür 32 Ccm. gequirltes Blut injicirt. Es trat danach aber Erbrechen schwarzer blutiger Massen auf, die Respiration wurde langsam und unregelmässig, die Hornhaut wurde unempfindlich, die Herzbewegungen sehr schwach und um 3 Uhr erfolgt der Tod.

Das Blut des kleinen Hundes hatte durch die Operationen folgende Veränderungen der Zusammensetzung erfahren: Das ursprüngliche Blut enthielt in 1000 Theilen 151,5 pr. m. feste Theile und 2,666 pr. m. Fibrin. Das spec. Gewicht des gequirlten Blutes betrug 1041,7, das des Serums 1019, die durch die Blutkörperchen bedingte Differenz der spec. Gewichte des gequirlten Blutes und des Serums also 22,7. Das bei der 2ten Blutentziehung ihm entnommene Blut enthielt 212 pr. m. feste Theile und 0,108 pr. m. Fibrin; das spec. Gewicht des gequirlten Blutes betrug 1057,6. In der letzten Portion des demselben entzogenen Blutes waren 222 pr. m. feste Theile und es enthielt 0,71 pr. m. Fibrin. Das spec. Gewicht des gequirlten Blutes betrug 1059,5.

Bei Berücksichtigung der früheren Erfahrungen schien es mir nun sehr wahrscheinlich zu sein, dass die höchst bedenklichen, mit dem Tode endigenden Erscheinungen, die Entleerungen blutiger Flüssigkeiten aus Schnauze, Maul und After inbegriffen, nur in Folge der ausserordentlich heftigen Erschütterungen des Nervensystems eingetreten seien, dessen Functionen wiederholt ganz oder fast ganz durch die Blutentziehungen aufgehoben und durch die Transfusionen wieder hergestellt waren. Diese Erschütterungen mussten um so heftiger wirken, als das Thier sehr jung war und sich durch das Toben, während es im Kasten eingesperrt war, sehr abgearbeitet hatte. Die Blutungen könnten dann ihre Erklärung finden durch eine, in Folge der Störungen der Herzthätigkeit eingetretene höhere Spannung des Blutes im Venensystem. Wenn nämlich der Blutdruck in den Arterien durch die Schwäche der Herzthätigkeit sinkt, so muss er, indem er sich gleichmässiger auf das ganze Gefässsystem verbreitet (als Druck des ruhenden Blutes) in den Venen steigen, und wenn dann ab und zu die Herzthätigkeit vorübergehend energischer wird, muss auch in den Capillaren der Druck über das gewöhnliche Maass steigen, da alsdann nahezu die gewöhnliche Blutmenge in dieselben aus den Arterien einströmt, während der erhöhte Venendruck dem Abfliessen hinderlich ist.

Diese Betrachtungen veranlassten mich, den Versuch so zu modificiren, dass ich die starken Erschütterungen des Nervensystems durch die übermässigen Blutentziehungen vermied und den Bluttausch durch oft wiederholte kleinere Dosen zu bewerkstelligen suchte.

9. Am 18. August 1861 wurde ein dem im vorigen Versuche ganz gleiches, weibliches, ebenfalls 2—3 Monate altes Hündchen von derselben Mutter, das ebenfalls 24 Stunden lang im Observationskasten gesessen und hier sehr getobt hatte, zum Versuche verwandt. Es wurde ihm 5mal nacheinander aus der einen Carotis Blut in mässiger Quantität entzogen und jedesmal unmittelbar danach gequirltes Blut eines anderen Hundes in die Jugularvene injicirt. Die numerischen Resultate dieses Experiments habe ich in folgender Tabelle zusammengestellt, welche zugleich die Veränderungen der Zusammensetzung des Blutes überblicken lässt:

	Gefundenes Gewicht des Thieres in Grm.	Supponirtes Gewicht des darmreinen Thieres.	Berechn. Blutm., abgesehen v. d. Veränderungen ders. durch Endosmose während d. Versuchs u. unter Annahme v. einer $\frac{1}{13}$ d. Gew. d. Thiers entsprech. norm. Blutm.	Entleerte Blutmengen in Grm.	Menge des injicirten fremden, gequirlten Blutes in Grm.	Berechnete Menge d. restirenden ursprüngl. Blutes, unter d. vorhin genannt. Voraussetzung. in Grm.	Dieselbe in Procenten ausgedrückt.	Specifisches Gewicht des gequirlten Blutes.	Specifisches Gew. des Serums.	Differenz der specifischen Gew. d. Serums u. des gequirlten Blutes.	Fibrinmenge pro mille.	Absolute Menge des entfernten Fibrins.	Restirende Fibrinmenge, berechnet durch Subtraction, die ursprüngliche Menge = 2,4 p. m. in 182 Grm. Blut = 0,436 Grm	Fibrinmenge, berechnet nach dem Verhältniss des restirenden ursprünglichen Blutes mit 2,4 p. m.	Restirende Fibrinmenge, berechnet aus den gefundenen Procenten und den berechneten Mengen des nach jeder Blutentleerung noch restirend. Gesammtblutes.	Fibrinm. vor jeder Blutentleerg., berechn. a. d. Summe d. entleert. u. im restir. Blutzurückgebl. Fibr.
Am 18. August 1861.	2420 v. 2550 n. d. Fress.	2366	182	—	—	—	—	—	—	—	—	—	0,436	0,436	0,436	0,436
10 Uhr 30 Min. 1te Portion	—	—	183,99	64,95	—	117,05	64,3%	1041	1019,2	21,8	2,4	0,156	0,280	0,280	0,280	0,436
Dafür	—	—		—	66,94	—		(1045,9*)						in 117,05 u. Bl.	in 117,05 G. Bl.	
11 Uhr 2te Portion	—	—	190,3	60,9	—	77,22	42,3	1042,2	1019,9	22,3	1,7	0,103	0,177	0,185	0,209	0,312
Dafür	—	—		—	66,94	—		(1045,9*)						in 77,22 u. Bl	in 123,09 G. Bl.	
11 Uhr 40 Min. 3te Portion	—	—	173,07	83,9	—	43,12	23,1	1042,4	1020,1	22,3	0,827	0,069	0,108	0,103	0,088	0,157
Dafür	—	—		—	66,94	—		(1045,9*)						in 43,12 u. Bl.	in 106,4 G. Bl.	
12 Uhr 30 Min. 4te Portion	—	—	153,36	86,65	—	21,6	11,8	1039,8	1020,4	19,4	0,745	0,064	0,044	0,052	0,064	0,128
Dafür	—	—		—	66,94	—		(1045,9*)						in 21,6 u. Bl.	in 86,46 G. Bl.	
1 Uhr 5te Portion	—	—	152,77	34	—	16,82	9,24	—	1020,4	—	—	0,0205				
Dafür	—	—		—	33,47	—		(1045,9*)								
Endresultat	2460	—	152,77	330,8	301,3	16,82	9,24	—	—	—	—	0,4125				

*) Das fremde defibrinirte Blut rührte von dem grossen, jungen, weiblichen Hunde her, welcher in Versuch 6 und 7 besprochen worden ist.

Es trat während dieser Operationen keine merkliche Störung des Wohlbefindens bei dem Hunde ein. Nach der dritten Transfusion hatte er jedoch eine halbflüssige durch Galle braun gefärbte Kothentleerung. Letztere wiederholte sich nach gänzlicher Beendigung des Versuchs und es war der entleerte Koth nicht nur flüssig, sondern auch blutig gefärbt. Abgesehen hiervon blieb er aber fortwährend vollkommen munter und schien sich in jeder Beziehung wohl zu befinden. In den Observationskasten gesetzt, verhielt er sich, so lange es Tag war, ziemlich ruhig, Abends soff er Milch und während der Nacht lärmte und tobte er, wie Nachts vorher, bevor ihm Etwas geschehen war, um aus dem Kasten befreit zu werden. Auch am folgenden Tage war er ganz munter. Während seines nächtlichen Aufenthalts im Kasten hatte er 117 Ccm. Harn und 17 Grm. ziemlich flüssige Excremente entleert. Der Harn war dunkel gefärbt, enthielt ein wenig Blut und reagirte alkalisch. Er war reich an Harnstoff und hatte ein spec. Gewicht von 1048. Der gleich nachher, am Morgen des 19. August entleerte Harn war sauer, klar und enthielt keine Spur von Blut oder Eiweiss.

Unsere Vermuthung, dass der im vorigen Versuche beobachtete unglückliche Ausgang nicht etwa durch irgend welche Zersetzung des massenhaft übergeführten defibrinirten Blutes eines anderen Hundes herbeigeführt, sondern nur dadurch bewirkt war, dass auf einmal zu viel Blut entzogen wurde, wodurch die Ernährung des Nervensystems so gestört wurde, dass es sich später, trotz der Gegenwart einer reichlichen Menge functionsfähigen Blutes, nicht wieder erholen konnte, war durch diesen Versuch glänzend bestätigt worden. Denn diesmal war einem ebenso kleinen Hunde noch mehr Blut allmälig entzogen und durch gequirltes Blut eines anderen Hundes ersetzt worden, ohne dass irgend ein bedenkliches Symptom aufgetreten wäre. Nur unbedeutende Unregelmässigkeiten in den Verhältnissen des Blutdruckes waren während der Operationen nicht ausgeblieben, und ihnen glaube ich, wie im vorigen Falle, die ganz vorübergehende blutige Beschaffenheit der Excremente und des Harnes zuschreiben zu müssen. Die nähere Betrachtung der numerischen Resultate, welche in vorstehender Tabelle zusammengestellt sind, bietet mehrere bemerkenswerthe Verhältnisse dar. Während der $2\frac{1}{2}$ stündigen Dauer des Versuches hatte der Hund 90 Grm. an Gewicht verloren, wovon 29,23 Grm. auf Rechnung des ihm mehr entzogenen als transfundirten Blutes kommen, der Rest auf die Perspiration, Koth- und Harnentleerung. Seine Blutmenge war nach der 2. Transfusion um etwa 8 Grm. über die

Norm gestiegen und nach der 5. Einspritzung um reichlich 29 Grm. unter die Norm gesunken. Nach den respectiven Blutentziehungen war aber die restirende Blutmenge für kurze Zeit allerdings noch tiefer gesunken, am tiefsten nach der 4ten, wo ihm unserer obigen Annahme zufolge nur noch 86,42 Grm. Blut verblieben waren, bis ihm das neue Blut hinzugegeben wurde. Diese Schwankungen der Blutmenge und die in Folge derselben aufgetretenen Schwankungen des Blutdruckes konnten nicht ohne Wirkung bleiben auf die von der Aufsaugung und dem Lymphstrom abhängige Zufuhr von Flüssigkeit zum Blut. Man findet einen Ausdruck hierfür in den Fibrinbestimmungen, wenn man einerseits die Fibrinmengen berechnet, welche mit dem ursprünglichen 2,4 pr. m. haltigen Blute zurückbleiben mussten, und andererseits die wirklich entleerten und zurückgebliebenen Mengen dieses Stoffes damit vergleicht. Durch die 1. Blutentziehung wurden nämlich 0,156 Grm. Fibrin entfernt; von den ursprünglich wahrscheinlich etwa vorhandenen 0,436 Grm. restirten also 0,280 Grm. in 117,05 Grm. Blut. Diese Blutmenge wurde dann durch Transfusion gequirlten Blutes auf 183,99 Grm. gebracht und diese sollten nun also auch 0,280 Grm. Fibrin enthalten. Durch die 2. Blutentziehung wurden von diesen 183,99 Grm. Blut 60,9 Grm. mit 0,103 Grm. Fibrin entleert; in den restirenden 123,09 Grm. Blut würden also 0,209 Grm. Fibrin zurückgeblieben sein, und im Ganzen würde das Blut also vor der 2. Blutentziehung 0,312 anstatt 0,280 Grm. Fibrin enthalten haben. Es würden also zwischen der 1. und 2. Blutentziehung 0,032 Grm. Fibrin dem Blute mit dem Lymphstrom zugeführt oder auch im Blute gebildet worden sein. Durch die 3. Blutentziehung wurden von den da vorhandenen 190,3 Grm. Blut 83,9 Grm. mit 0,069 Grm. Fibrin entleert. Von den 0,209 Grm. des nach der 2. Blutentziehung vorhandenen Fibrins sollten also nach der 3. Blutentziehung oder vor der 4ten 0,140 Grm. Fibrin restiren; da aber von jenen 190,3 Grm. 106,4 Grm. mit 0,088 Grm. Fibrin zurückgeblieben sein müssten, waren also 0,157 anstatt 0,140 Grm. Fibrin vorhanden, und es mussten mithin zwischen der 2. und 3. Blutentziehung 0,017 Grm. Fibrin dem Blute zugeführt sein. Waren dann vor der 4. Blutentziehung 0,157 Grm. Fibrin in 173,07 Blut vorhanden und wurden davon 0,064 Grm. in 86,65 Grm. Blut entleert, so sollten 0,093 Grm. Fibrin restiren. Da aber in den restirenden 86,46 Grm. Blut 0,064 Grm. Fibrin vorhanden sein mussten, so würde also nach der 4. Blutentziehung wirklich 0,128 anstatt 0,093 Grm. Fibrin vorhanden gewesen, also zwischen der 3. und 4. Blutentziehung 0,035 Grm. Fibrin dem Blute zugeführt sein. Dass zwischen der 2. und 3. Blutentziehung dem Blute weniger Faserstoff neu zugeführt worden war, als zwischen der 1. und 2. und zwischen der 3. und 4. Blutentziehung würde dadurch erklärt werden können, dass die Blutmenge nach der 2. Transfusion höher war (190 Grm.) und durch die 2. Blutentziehung weniger tief sank (auf 123) als bei den anderen Versuchen, indem anzunehmen ist, dass sich um so mehr Lymphe in das Blut ergossen haben wird, je geringer der Blutdruck geworden.

Die Veränderungen des specifischen Gewichts des gequirlten Blutes verdienen in dieser Beziehung ebenfalls Beachtung. Man müsste nämlich erwarten, dass dasselbe in den folgenden Portionen immer höher würde, da das transfundirte gequirlte Blut des anderen Hundes ein specifisches Gewicht von 1045,9 hatte, während das ursprüngliche gequirlte Blut unseres Hundes nur 1041 gezeigt hatte. In der That war nun allerdings auch das bei der 2. Blutentziehung gewonnene gequirlte Blut etwas schwerer (1042,2), und das bei der 3. Blutentziehung erhaltene war noch etwas schwerer geworden (1042,4), aber diese Zunahmen waren offenbar geringer, als sie es hätten sein müssen, wenn das Blut nicht anderweitig verdünnt worden wäre. Ganz evident war aber diese anderweitige Verdünnung bei der 4. Blutentziehung, bei welcher das specifische Gewicht des gequirlten Blutes, anstatt höher, merklich niedriger gefunden wurde, als bei der vorhergehenden Blutentziehung, ja selbst niedriger als bei dem ursprünglichen Blute. Es war also offenbar die Zufuhr der verdünnenden Flüssigkeit zwischen der 3. und 4. Blutentziehung stärker gewesen, als vorhin, und aus dem Obigen geht hervor, dass neben dieser Verdünnung dem Blute auch 0,035 Grm. Faserstoff zugeführt worden war. Hieraus folgt, dass sich in der That während der 2½ stündigen Dauer des Versuches ein merkliches Quantum faserstoffhaltiger Lymphe in die Blutgefässe hinein ergossen hatte, und zwar mehr, als durch Exosmose in der gleichen Zeit aus denselben entfernt worden war. Hieraus folgt nun aber wiederum, dass die in der Tabelle angegebenen Veränderungen der Blutmengen nicht ganz streng richtig sind, sondern dass die Schwankungen in der That wahrscheinlich geringer waren, als sie in der Uebersicht erscheinen. Dennoch wird hierdurch aber die Gültigkeit der Berechnungen über die Reduktion des Quantums des ursprünglichen Blutes nicht wesentlich alterirt; denn wenn man annimmt, dass die normale Blutmenge 182 Grm. sich jedesmal vor der neuen Blutentziehung vollständig wiederhergestellt hätte, so ergeben sich doch ganz entsprechende Zahlen, nämlich 77,9 anstatt 77,22, 42 anstatt 43,12, 22 anstatt 21,6 und 18 anstatt 16,82 Grm. Demnach ist jedenfalls von dem ursprünglichen Blute nur etwas über 9 pro Cent. nach Beendigung des Versuches dem Thiere verblieben, immer vorausgesetzt, dass die Blutmenge ursprünglich $\frac{1}{13}$ des Körpergewichts betrug.

10. Am 20. August wurde der so eben beschriebene Versuch mit demselben Hunde wiederholt. Derselbe hatte seitdem durchaus keine abnorme Erscheinung dargeboten und war so munter wie vor dem ersten Versuche. Am 19ten wog er vor dem Fressen 2350 Grm., nach demselben 2450 Grm. Am 20sten vor dem Fressen 2210 Grm., nach demselben 2400 Grm. Das Blut wurde ihm nunmehr, in ähnlichen Portionen wie bei dem vorigen Versuche, aus der Art. carotis entzogen und das gequirlte Blut eines anderen Hundes jedesmal gleich nachher durch die Cruralvene injicirt. Die numerischen Resultate dieses Experiments übersieht man in folgender Tabelle:

	Gewicht des Hundes.	A. Blutm. ohne Rücksicht auf ihre Veränder. durch Endosmose seit dem 18ten u. während d. Vers.	B. Blutm., unter der Annahme, dass sie zu Anfang d. Vers. die norm. Höhe v. 182 Grm. wieder erreicht hatte, während d. Vers. aber nicht durch Endos- u. Exosmose verändert wurde.	Entzogene Blutmenge. Grm.	Injicirte Blutmenge. Grm.	Menge des ursprünglichen Blutes unter der Annahme A. Grm.	Menge des ursprünglichen Blutes unter der Annahme B. Grm.	Specifisch. Gewicht des gequirlten Blutes.	Specifisches Gewicht des Serums	Differenz.	Fibrinmenge u. s. w.
Den 20. August.	2210 vor 2400 nach d. Fressen.	152,77	182	—	—	16,82	20,04				
1te Portion	—	161,15	190,38	59,1	—	10,32	13,533	1036,5	1017,1	19,4	2,528
Dafür	—			—	67,48	—	—	(1054,39*)			
2te Portion	—	170,43	199,66	58,2	—	6,60	9,403	1040	1019,2	20,8	0,56
Dafür	—			—	67,48	—	—	(1054,39*)			
3te Portion	—	166,09	196,32	70,82	—	3,86	6,069	1044,7	1020,4	24,3	0,51
Dafür	—			—	67,48	—	—	(1054,39*)			
4te Portion	—	140,75	169,92	76,95	—	2,09	3,439	1046,4	1020,2	26,2	0,34
Dafür	—			—	50,61	—	—				
Endresultat	—	140,75	169,92	265,07	253,05	2,09 od. 1,14 %	3,433 od. 1,88 %				

*) Das zur Transfusion benutzte gequirlte Blut war dem alten schwarzen, männlichen Hunde entzogen worden, der bei dem 5ten und 7ten Versuche benutzt worden war. Derselbe hatte sich seit dem letzten Bluttausche, am 30. Juni, vollkommen wohl befunden. Nach Injection der 3ten Portion war das dem schwarzen Hunde zuerst entzogene Blut verbraucht worden und es musste eine zweite Blutentziehung bei demselben aus der Cruralarterie vorgenommen werden. Es konnten hierbei nur noch 60 Ccm. gewonnen werden, wenn man ihn nicht tödten wollte. Er war hiernach so schwach, dass er nur mit Mühe stehen konnte und beim Gehen stark taumelte. Der am 18. August benutzte braune grosse Hund war nach seinem Blutverluste so schwach, dass er jetzt noch nicht wieder Blut hergeben konnte.

Es traten während des ganzen Versuchs, der diesmal in etwa 1½ Stunden beendigt wurde, gar keine krankhaften Erscheinungen auf und unmittelbar nachher lief der Hund sehr behende und munter im Zimmer herum, soff Milch und frass rohe Lunge. Er war nur etwas scheu geworden und lärmte nicht mehr so wie vorher. Auch am folgenden Tage befand er sich ganz wohl, nur dass die Wunden am Halse und in der Leistengegend ihn natürlich etwas genirten. Am nächstfolgenden Tage, dem 22sten, war sein Wohlbefinden unverändert; die Wunde in der Leistengegend genirte ihn aber offenbar mehr, als die am Halse. Sein Gewicht, das vom 18. bis zum 20. August etwas abgenommen hatte, wahrscheinlich weil die Einsperrung im Observationskasten, wie gewöhnlich bei Hunden, seinen Appetit herabgesetzt hatte, nahm in den folgenden Tagen eher zu als ab, indem er am 21. August Vormittags vor dem Fressen 2290, nach demselben 2470 Grm. wog. Der Harn, den er diesmal nach dem Versuch gelassen hatte, war immer klar geblieben und hatte (auch nicht vorübergehend) weder Blut noch Eiweiss enthalten. Auch die Excremente verblieben von normaler Färbung, aber der Genuss der Milch machte sie wiederum dünnflüssig. Am Nachmittage des 21sten wog er nach dem Fressen 2600 Grm., am 22sten nach dem Fressen 2480 Grm. und am 23sten vor dem Fressen 2300 Grm., nach demselben 2520 Grm. Er hatte somit nicht an Gewicht verloren und sein Wohlbefinden war vollkommen ungestört geblieben; auch die Wunden heilten gut.

Berücksichtigt man, dass durch diesen Versuch das dem Hunde ursprünglich eigenthümliche Blut bis auf 2 oder wenigstens bis auf 3½ Grm. entfernt und durch das Blut eines anderen Hundes ersetzt worden war *), so ist es bei der unveränderten Weise, in welcher alle Functionen dessenungeachtet vollzogen wurden, klar, dass das fremde Blut in seinem Körper functioniren musste, als ob es sein eigenes wäre; denn Niemand wird wohl meinen, dass ein Thier, dem nur 1,14—1,88 pro Cent. functionsfähiges Blut verblieben wäre, so in normaler Weise fortleben könnte, als wäre ihm gar Nichts geschehen. — Bezüglich der während des Versuches wahrgenommenen Veränderungen des Blutes ist hier nur die sehr starke Abnahme des Faserstoffgehalts von der 1. bis zur 2. Blutentziehung auffallend. Wenn das Thier in 182 Grm. Blut 0,460 Grm. Fibrin enthielt, so sollten nach Entziehung von 59,1 Grm. Blut noch 0,320 Grm. zurückbleiben, die dann auf 190 Grm. Blut

*) Ich bin hierbei, wie gesagt, immer von der Voraussetzung ausgegangen, dass die Blutmenge normal $\frac{1}{13}$ des Körpergewichts ausmacht. Dass diese Voraussetzung nicht weit von der Wahrheit abweichen kann, geht aus der folgenden Untersuchung über die Mengenverhältnisse des Blutes hervor.

vertheilt, bei dem 2. Aderlass einen Faserstoffgehalt von 1,68 pro mille erwarten liessen, anstatt der gefunden 0,56 p. m. Es scheint demnach, dass inzwischen Faserstoff aus dem Blute verschwunden ist, oder dass das defibrinirte Blut sich noch nicht vollständig mit dem übrigen Blute vermischt hat. Bei den folgenden Blutentziehungen wird dahingegen dieselbe langsame Abnahme des Faserstoffgehalts beobachtet, die im vorigen Versuche uns zu der Annahme nöthigte, dass während des Versuches namhafte Fibrinmengen mit der Lymphe dem Blute zugeführt worden wären. Das starke Steigen des specifischen Gewichtes des gequirlten Blutes, die schwächere Zunahme des specifischen Gewichtes des Serums und die aus der Differenz erkennbare starke Zunahme der Blutkörperchen erklärt sich vollkommen aus dem hohen specifischen Gewichte des zur Transfusion verwandten gequirlten Blutes des alten Hundes.

Dieser Versuch ist aber besonders darum von Interesse, weil er die Veränderungen zeigt, welche das Blut vom 18. bis zum 20. August erlitten hatte. Dieselben betrafen 1) den Faserstoffgehalt, 2) den Gehalt des Serums an Wasser und festen Theilen und 3) den Gehalt an Blutkörperchen.

Am 18. August war der Fibringehalt des Blutes bei der 4. Blutentziehung auf 0,745 pro mille reducirt. Am 20sten enthielt die erste Portion des entleerten Blutes 2,528 pro mille, also selbst ein klein wenig mehr als in der 1. Portion des am 18ten entleerten Blutes (2,4 pr. m.). Es hatte sich mithin der normale Fibringehalt im Laufe der beiden Tage vollständig wieder hergestellt, ohne dass dabei das Wohlbefinden des Thieres irgend gestört gewesen wäre. Die Abwesenheit des Faserstoffs im gequirlten Blute bei Anwendung desselben bei der Transfusion für Heilzwecke erscheint hiernach ganz unbedenklich.

Für die Zusammensetzung des Serums haben wir einen allerdings etwas unvollkommenen Ausdruck im specifischen Gewichte des Serums. Für die Beurtheilung des Wassergehaltes des Serums dürfte dieser Ausdruck indess ziemlich genügen, wie hierauf bezügliche Versuche von Nasse und von mir darthun. In der letzten Portion des am 18ten entleerten Blutes hatte das Serum ein spec. Gewicht von 1020,4, in der 1. Portion des am 20sten demselben entzogenen Blutes zeigte das Serum ein specifisches Gewicht von 1017,1. Es hätte hiernach der Gehalt desselben an festen Theilen erheblich abgenommen, oder es wäre, wie man auch sagen kann, der Gehalt an Wasser grösser geworden. Dieses erklärt sich leicht daraus, dass dem Thier am 18ten in Summa ein grösseres Quantum Blut entzogen, als injicirt wurde; denn es hatte 330,8 Grm. verloren und nur 301,3 Grm. wieder bekommen, oder es war sein Blutquantum, 182 Grm. als das ursprüngliche Quantum angenommen, auf 152,77 Grm. gesunken.

Die als Ausdruck für die Blutkörperchenmenge dienende Differenz der specifischen Gewichte des gequirlten Blutes und des Serums betrug am 18. August in der 4. Portion des entleerten Blutes 19,4 und in der 1. Portion des am 20. August entleerten Blutes ebenfalls 19,4. Es würde sich demnach der Blutkörperchengehalt im Laufe der beiden Tage gar nicht geändert haben. Die Veränderung des Blutes, welche dadurch erkannt wird, dass das specifische Gewicht des Serums am 18ten in der 4. und 5. Portion des entleerten Blutes 1020,4, am 20sten in der 1. Portion 1017,1 betrug, während das specifische Gewicht des gequirlten Blutes in der 4. Portion des am 18ten entleerten Blutes 1039,8 betrug, in der 1. Portion des am 20sten entleerten Blutes nur 1036,5, würde demnach nur von einer Verdünnung des Serums abhängen. Hierbei ist freilich zu bemerken, dass das Blut noch am 18ten in seiner Zusammensetzung dadurch verändert wurde, dass die 4. Portion gequirlten Blutes injicirt, die 5. Portion ihm entzogen und dafür die 5. Portion gequirlten Blutes ihm wieder injicirt wurde. Dieser Umstand kann aber die Schlussfolgerung, dass vom 18ten bis zum 20sten keine irgend bemerkenswerthe Decomposition der transplantirten fremden Blutkörperchen stattgehabt habe, nicht wesentlich alteriren. Denn das am 18ten zur Transfusion in der 4. und 5. Portion benutzte gequirlte Blut war dasselbe, das für die Transfusion der 1., 2. und 3. Portion benutzt wurde, und durch welches das specifische Gewicht des Serums von 1019,2 auf 1019,9, 1020,1 und 1020,4 stieg, während das specifische Gewicht des gequirlten Blutes zuerst von 1041 auf 1042,2 und dann auf 1042,4 stieg, dann wieder auf 1039,8 sank. Die

Differenz der specifischen Gewichte des Serums und des gequirlten Blutes war dabei von 21,8 zuerst auf 22,3 gestiegen und dann auf 19,4 gesunken. Hieraus folgt, dass das zur Transfusion benutzte gequirlte Blut ein etwas concentrirteres Serum hatte und an Blutkörperchen ein wenig reicher war, als das ursprüngliche Blut des Thieres, dass diese Unterschiede aber nur gering waren, und dass also ein irgend massenhaftes Zugrundegehen der transplantirten Blutkörperchen vom 18. bis zum 20. August nicht stattgehabt haben kann. Dieses wird besonders bemerkenswerth, wenn man berücksichtigt, dass das Thier am Ende des Versuches nur 2,09 bis 3,439 Grm. oder 1,14—1,88 pCt. seines ursprünglichen Blutes besass, und seinen Haushalt somit wesentlich mit dem fremden, in gequirltem Zustande transfundirten Blute besorgte, von welchem am Schlusse des Versuches etwa 166,481 Grm. in seinem Körper circulirten.

11. Am 23. August wurden die am 18. und am 20. August vorgenommenen Operationen mit demselben kleinen Hunde, der sich mittlerweile, wie bereits oben bemerkt wurde, ganz wohl befunden hatte, wiederholt, indem dabei die Arteria und Vena cruralis der anderen Seite benutzt wurde. Die numerischen Resultate dieser dritten Transfusionsreihe übersieht man in folgender Tabelle:

	Gewicht des Hundes. Grm.	A. Blutmenge ohne Rücksicht auf ihre Veränderung durch Endosmose seit dem 18. und 20. August und während des Versuchs.	B. Blutmenge, unter der Annahme, dass sie zu Anfang des Versuches die normale Höhe von 182 Grm. wieder erreicht hatte, während des Versuchs aber nicht durch Endos- und Exosmose verändert wurde.	Entzo Blutm
Am 21. August	2290 vor 2470 nach dem Fressen, später 2600.			
Am 22. August	2480 nach dem Fressen.			
Am 23. August	2300 vor 2520 nach dem Fressen.	140,75	182	–
1ste Portion	—	141,21	182,46	6
Dafür	—			–
2te Portion	—	127,57	168,82	8
Dafür	—			–
3te Portion	—	129,33	170,58	6
Dafür	—			–
4te Portion	—	139,09	180,34	5
Dafür	—			–
Endresultat	—	—	—	261

Am 24. August wog der Hund 2250 Grm. vor, 2320 Grm. nach dem Fressen
- 25. - - 2200 - - 2290 - -
- 26. - - 2170 - - 2290 - -
- 27. - - 2160 -
(Amputation) - 2050 - - 2150 - -
Das Bein wog . . . . 44,5 -

Am 28. August wog der Hund 2104 Grm.; nach Abzug des Darminhalts 1958 Grm. das Bein mit 44,5 Grm. giebt 2002,5 Grm. Durch Ausfliessen und Ausst ohne Auswaschen wurden 153,2 Grm. Blut gewonnen. $\frac{153,2}{1958,0} = \frac{10}{127}$ des gewichts. Das Blut hatte, gequirlt, ein spec. Gewicht von 1028,2; das sp wicht des Serums war = 1020,8, die Differenz also nur 7,4. Die Fibri betrug 4,53 pro mille. — 1000 Theile des gequirlten Blutes hinterliessen Theile festen Rückstand; 1000 Theile Serum 67,5 Theile festen Rückstand

…tirte …enge. …m.	Menge des ursprünglichen Blutes unter der Annahme A. Grm.	Menge des ursprünglichen Blutes unter der Annahme B. Grm.	Specifisches Gewicht des gequirlten Blutes.	Specifisches Gewicht des Serums.	Differenz des spec. Gewichts als Ausdruck für die relative Menge der Blutkörperchen.	Fibrinmenge pr. m.
–	2,09	3,68				
– 6,56	— —	— —	1043,8 (1040 *)	1019,9 (1023,6 *)	23,9 (16,4 *)	2,57
– 6,56	— —	— —	1043,2 (1040 *)	1021,4 (1023,6 *)	21,8 (16,4 *)	1,869
– 6,40	— —	— —	1040,9 (1037,5 **)	1021,3 (1023,4 **)	19,6 (14,1 **)	1,179
– 6,40	— —	— —	1037,5 (1037,5)	1021,1 (1023,4)	16,4 (14,1)	0,47
5,92	0,139 Grm. od. 0,076 %.	0,548 Grm. od. 0,3 %.				

Das bei den beiden ersten Transfusionen benutzte gequirlte Blut war dem grossen, jungen, braunen Hunde entzogen worden, der schon in Versuch 6 und 7 besprochen wurde und der am 18. August über 300 Grm. Blut hergegeben hatte, dessen specifisches Gewicht damals nach dem Quirlen 1045,9 betrug.

Das Blut, das bei den letzten Transfusionen benutzt wurde, war demselben Hunde später entzogen worden, da er jetzt nicht mehr vertragen konnte, auf einmal so viel Blut zu verlieren. Es war dabei die Menge der Blutkörperchen bei der letzten Blutentziehuug merklich geringer als bei der ersten, während das Serum sein specifisches Gewicht so ziemlich behauptet hatte.

Es war die Operation diesmal sehr schmerzhaft und das Thier war nach der 3ten Transfusion etwas schwach geworden. Dieses hatte seinen Grund darin, dass ein Ast des N. cruralis aus Versehen mit in die Ligatur gefasst worden war; denn als er aus derselben entfernt war, hörten diese Erscheinungen sogleich auf. Uebrigens traten während der Operation gar keine bedenklichen Erscheinungen auf und unmittelbar nach Beendigung des ganzen Versuches lief der Hund munter im Zimmer umher und soff Milch, als diese ihm geboten wurde. Auch am folgenden Tage zeigte das Thier durchaus nichts Auffallendes, nur war sein Appetit etwas geringer als früher. Am 25sten fieberte es und die Wunde schmerzte sehr; das Gewicht war etwas, doch nicht bedeutend gesunken. Am 26sten war der Schenkel sehr schmerzhaft und wurde beim Umherlaufen in die Höhe gehoben. Der Appetit war gering und das Thier wollte am liebsten liegen. Am 27sten war der ganze Schenkel und Fuss sehr geschwollen und höchst schmerzhaft. Am unteren Ende des Unterschenkels wurde eine Solutio continuitatis und bei Bewegung Reibung zweier Knochenenden gegen einander bemerkt. Durch einen Einschnitt am Unterschenkel wurde viel Eiter entleert und in der Tiefe ein entblösster Knochen mittelst der Sonde gefühlt. Es wurde nunmehr die Extremität in der Mitte des Unterschenkels amputirt, wobei nur sehr wenig Blut verloren ging. Vor der Amputation wog das Thier 2160 Grm., nach derselben 2050 Grm. Das amputirte Bein wog 44,5 Grm.; die übrigen 65,5 Grm. kamen fast ganz auf Rechnung des ausgeflossenen Eiters. Bei der Untersuchung fand sich, dass das Fussgelenk zerstört und dass die unteren Hälften der Tibia und Fibula vom Periost entblösst, von Eiter umgeben waren. Es war somit eine weit verbreitete Nekrose der Unterschenkelknochen mit Entzündung der umliegenden Theile die Ursache der Erscheinungen gewesen. Nach der Amputation schien der Hund sich viel besser zu befinden als vorher und er verzehrte 100 Grm. Fleisch und Milch. — Am folgenden Tage, den 28. August, hatte die Wunde ein gutes Aussehen und der Hund lief munter auf seinen drei Beinen umher. Nachdem er normalen Harn entleert hatte, wog er 2104 Grm. Da ich nun den Versuch wegen einer längeren Reise beendigen musste, tödtete ich das Thier, indem ich ihm aus der Art. carotis und der V. jugularis das Blut abfliessen liess. Als das Blut nicht mehr fliessen wollte, wurde durch Streichen der Extremitäten und des Rumpfes und dann nach dem Oeffnen des Unterleibes und des Thorax und Einschneiden des Herzens noch ein Rest gesammelt. Das Auswaschen des noch restirenden Blutes musste wegen Mangels an Zeit unterlassen werden. Obgleich somit nicht alles Blut gewonnen wurde, ist diese Bestimmung nicht ganz werthlos, indem die gewonnene Blutmenge doch 153,2 Grm. betrug, somit $\frac{1532}{19360}$ oder $\frac{10}{127}$ des Körpergewichts. Diese Menge aber entspricht, wie später in einer folgenden Abhandlung gezeigt werden wird, etwa der normalen Blutmenge eines gesunden jungen Hundes; da aber in diesem Falle nicht alles Blut gewonnen wurde, erscheint die Blutmenge in demselben eher vermehrt als vermindert.

Dieser Versuch zeigt nun einerseits die Veränderungen, die das Blut vom 20. bis zum 23. August, zwischen der 2. und 3. Transfusionsreihe, erfuhr und andererseits die Veränderungen desselben nach der 3. Transfusionsreihe vom 23. August bis zum Tode am 28sten.

Bezüglich des Faserstoffgehalts wiederholte sich am 23sten die Erscheinung, die schon am 20sten wahrgenommen war, dass nämlich die Menge des bei der Transfusion auf ein Minimum herabgebrachten Faserstoffs sich auf das normale Maass wieder erhoben hatte. Es war nämlich die Faserstoffmenge am 20. August in der 4. Portion des entleerten Blutes auf 0,34 pro mille gesunken, und durch die nachfolgende Injection gequirlten Blutes musste dieselbe noch weiter herabgekommen sein. Dennoch fand sich in der 1. Portion des am 23. August entleerten Blutes 2,57 pr. m. Fibrin, was fast genau mit der in der 1. Portion am 20sten gefundenen Menge (2,528 pr. m.) und mit der im ursprünglichen Blute, in der 1. am 18ten entleerten Portion, vorhanden gewesenen (2,4 pr. m.) übereinstimmt. Nachdem darauf der Faserstoffgehalt in der 4. Portion des am 23sten entleerten Blutes wieder auf 0,47 pr. m. herabgebracht war und durch die darauf injicirte Quantität des gequirlten Blutes noch weiter gesunken sein musste, wurde am 28sten 4,53 pr. m. gefunden. Der Faserstoffgehalt war also diesmal über die Norm gestiegen, was durch die hinzugetretene Entzündung im Umfange der nekrotisch gewordenen Knochenpartien und dann durch die Amputationswunde vollkommen erklärt wird, da ja durch die Blutuntersuchungen von Andral-Gavaret und von Becquerel-Rodier die Vermehrung des Faserstoffs des Blutes bei allen irgend umfangsreichen Entzündungen nachgewiesen worden ist. — Dieser Versuch hat also wiederum dargethan, dass der Faserstoff des Blutes eine Substanz ist, deren Abwesenheit ebenso wenig irgend welche merkliche Störung mit sich führt, als eine Vermehrung desselben dies zu thun scheint, und welche sich jedenfalls so schnell reproducirt, dass die Anwendung gequirlten Blutes bei der Transfusion auch dann unbedenklich erscheinen würde, wenn man geneigt sein möchte, ihm eine grössere Bedeutung zuzuschreiben, als er uns unseren Versuchen und manchen anderweitigen Beobachtungen zufolge zu haben scheint.

Die Menge der Blutkörperchen hatte allerdings vom 20. bis

zum 23. August etwas abgenommen, die Abnahme war jedoch so gering, dass das Blut in der 1. Portion am 23. August immerhin noch reicher an diesem Bestandtheil war, als es in der 1. Blutportion am 20sten und in der 1. Blutportion am 18ten, also im ursprünglichen Blute gewesen war. Die Differenz des specifischen Gewichts des gequirlten Blutes und des Serums, welche uns hier als relativer Ausdruck für den Reichthum an Blutkörperchen dient, betrug nämlich am 18ten in der 1. Portion 21,8, am 20sten in der 1. Portion 19,4. Durch die Anwendung eines sehr reichen Blutes stieg dieselbe während des Versuches am 20sten so, dass dieselbe in der 4. Portion des an diesem Tage entleerten Blutes 26,2 betrug, und durch die darauf folgende 4. Transfusion desselben, an Blutkörperchen so reichen, gequirlten Blutes wird der Gehalt am Ende des Versuches wahrscheinlich noch etwas höher gestiegen sein. Während man also in der 4. Portion des am 20sten entleerten Blutes für das gequirlte Blut 1046,4, für das Serum 1020,2 als specifisches Gewicht fand, also die Differenz 26,2, zeigte das Blut der 1. Portion, welche am 23sten entleert wurde, für das gequirlte Blut ein specifisches Gewicht von 1043,8, für das Serum von 1019,9, also die Differenz 23,9. Es war also das Serum durch Wasseraufnahme nur wenig verdünnt worden, was der Annahme entspricht, dass die durch den Versuch am 20sten auf 169,92 Grm. gesunkene Blutmenge sich durch Wasseraufnahme wieder auf die Norm (182) erhoben hätte, wobei also nur etwa 12 Grm. Wasser aufgenommen wären. Der nicht sehr erhebliche Schwund der Blutkörperchen von 26,2 auf 23,9, also um 8—9 pCt., findet seine Erklärung wohl durch den Umstand, dass ein so blutkörperchenreiches Blut der Individualität des Thieres nicht entsprach, indem ursprünglich, am 18ten, der Blutkörperchengehalt noch um 8 bis 9 pCt. geringer war als am 23sten, also etwa 17 pCt. geringer als in der 4. Portion des am 20sten entleerten Blutes. Ich habe nämlich mehrfach, unter anderen bei dem schwarzen und dem braunen Hunde, die bei diesen Versuchen als Blutspender dienten und welche früher zu verschiedenen Transfusionsversuchen benutzt waren, die Beobachtung gemacht, dass sich das ursprüngliche, den Thieren individuell eigenthümliche specifische Gewicht des Blutes und der ursprüngliche Gehalt an Blutkörperchen nach Verlauf einiger, meist freilich längerer Zeit so ziemlich wieder herzustellen pflegt. Wie die dabei zu reichlich vorhandenen Blutkörperchen zu Grunde gehen, und was aus ihnen wird, ist mir bisher noch unbekannt; dass sie jedoch nicht, einfach aufgelöst, durch den Harn unzersetzt abgehen, das geht daraus hervor, dass der Harn nicht eiweiss- oder bluthaltig wird. Auch in dem hier in Rede stehenden Falle blieb die Beschaffenheit des Harnes vom 20. bis zum 23. August normal. — Dass jedoch die fremden Blutkörperchen nicht als solche binnen kurzer Frist zu Grunde gehen und ausgeschieden werden, ging schon daraus hervor, dass die Menge der Blutkörperchen vom 18. bis zum 20. August unverändert blieb, obgleich mehr als 90 pCt. des in dieser Periode im Thiere kreisenden Blutes fremdes, dem anderen Hunde ursprünglich angehöriges war. Noch evidenter wird dieses aber durch den jetzt vorliegenden Versuch, indem am 20. August vom ursprünglichen Blute nur 2—3½ Grm. noch übrig waren, während 166½—168 Grm. fremdes Blut in demselben circulirte. Da nun das Verhältniss der ursprünglich vorhandenen zu den fremden oder transplantirten Blutkörperchen höchst wahrscheinlich noch schwächer war, weil das transfundirte Blut an Blutkörperchen bedeutend reicher war als das ursprüngliche, so beweist der Umstand, dass der Blutkörperchenreichthum des Blutes vom 20sten bis zum 23sten nur um 8—9 pCt. sank, dass wenigstens die überwiegende Mehrzahl der transplantirten fremden Blutkörperchen noch im Thiere kreiste und normal functionirte.

Dahingegen nahm nun allerdings der Gehalt des Blutes an Blutkörperchen vom 23. bis zum Tode am 28. August sehr stark ab; aber dieses erklärt sich vollkommen einerseits dadurch, dass das am 23. August zur Transfusion angewandte Blut so arm an Blutkörperchen war, andererseits durch die umfangreiche Periostitis, die sich entwickelt hatte und durch die dadurch nothwendig gewordene Amputation des Schenkels. Wenn nämlich 23,9 der relative Ausdruck für den Gehalt des Blutes unseres Hundes an Blutkörperchen in der 1. Portion des am 23. August entleerten Blutes war, so war der entsprechende Ausdruck für den Blutkörperchengehalt des transfundirten fremden Blutes (vom grossen rothen Hunde) nur

14,1; das Verhältniss war also wie 100:59. Hierdurch sank der Gehalt des Blutes unseres kleinen Hundes an Blutkörperchen schon während des Versuches so, dass die Differenz der specifischen Gewichte des gequirlten Blutes und des Serums in der 4. Portion des entleerten Blutes nur 16,4 betrug. Schon hiermit war also ein Sinken um 31,4 pCt. gegeben. Ein ferneres Sinken musste demnächst noch daraus resultiren, dass die 4. Portion des dünnen gequirlten Blutes injicirt wurde. Da jedoch beim Tode am 28sten die Differenzzahl bis auf 7,4 herabgekommen war, so muss noch eine andere Ursache hinzu gekommen sein, durch welche der Blutkörperchengehalt wesentlich herabgesetzt wurde. Als diese Ursache tritt uns aber sogleich die starke Entzündung im ganzen Umfange der grossen nekrotisch gewordenen Knochenpartien, die Amputation und die dieser folgende Eiterung entgegen. Denn es war schon längst durch die Untersuchungen Andral-Gavaret's und ihrer Nachfolger bekannt, dass die Blutkörperchenmenge durch Entzündungen und Eiterungen mächtig herabgesetzt wird. Wodurch dieses geschieht und was dabei aus den rothen Blutkörperchen wird, ist in solchen einfachen Fällen ebenso unbekannt wie in unserem complicirteren Falle. Die vermehrte Harnstoffausscheidung, die Abnahme des Körpergewichts, die Verminderung der Nahrungszufuhr und die Eiterbildung dürften hierbei wesentlich in Betracht kommen, ohne dass es aber zur Zeit möglich wäre, den specielleren Zusammenhang anzugeben. Soviel steht jedoch fest, dass weder bei der Abnahme des Blutkörperchengehalts des Blutes in unserem Falle vom 23. bis zum 28. August, noch bei der Abnahme desselben in anderen Fällen einfacher Entzündungen und Eiterungen eine solche Zersetzung der Blutkörperchen statthatte, dass sie in einfach aufgelöstem Zustande, als Eiweissstoffe, durch den Harn ausgeschieden wurden. Ferner ist es aber klar, dass die vom 23. bis zum 28. August beobachtete bedeutende Abnahme des Blutkörperchengehalts durch die angeführten Umstände hinreichend erklärt ist, und dass durchaus kein Grund ist anzunehmen, dass ihre Eigenschaft als „fremde“ oder transplantirte Blutkörperchen ihr Zugrundegehen befördert oder beschleunigt habe. Es ist vielmehr auch durch die Lebenserscheinungen des

Thieres vom 23. bis zum 28. August und durch den Befund bei dem Tode zur Evidenz erwiesen, dass die fremden, transplantirten Blutkörperchen bleibend und wie die dem Thiere ursprünglich eigenen Blutkörperchen functionirt haben müssen, da dem Thiere nach Beendigung der Operation am 23sten nur etwa ½ Grm. oder 3 pro mille seines ursprünglichen Blutes verblieben war. Eine andere Frage ist es, in welcher Beziehung die Knochennekrose nebst der Entzündung im Umfange der nekrotisirten Partien zur Transfusion stand? Da weder diese noch eine analoge Erscheinung in den vorhergehenden Fällen zur Beobachtung gekommen war, wird man gewiss mit mir geneigt sein, dieselbe als rein accidentell, durch Nebenumstände herbeigeführt, zu betrachten. Hierfür spricht sehr entschieden auch noch der Umstand, dass die Affection sich an dem Beine entwickelte, dessen Vena und Art. cruralis zuletzt bei der Transfusion benutzt wurde. Es ist möglich, dass ein zu starker Druck bei dem Festhalten der Extremität während des Versuches am 23sten die Localerkrankung veranlasst haben mag; es ist auch möglich, dass die anfängliche Einschliessung des Nerven in die Ligatur daran Antheil gehabt habe. Am allerwahrscheinlichsten ist es aber wohl, dass die Nekrose embolischen Ursprunges war, und dass die Entzündung der umliegenden Theile dann secundär hinzutrat. Indem nämlich die Art. cruralis unterbunden wurde, ist es leicht begreiflich, dass sich, von der Ligaturstelle aus, Pfröpfe gebildet haben, die durch Druck oder Bewegung von dem Orte ihrer Bildung entfernt und mit dem Blutstrom in die Art. nutritiae hineingetrieben wurden. Dass aber die Verstopfung der Art. nutritiae der Knochen die Nekrose derselben veranlassen kann, geht aus früheren, direct auf diesen Punkt gerichteten Experimenten, unter Anderen von Hartmann, hervor.

III.

Bei den älteren Versuchen über Transfusion, welche namentlich im 17. Jahrhundert eifrig angestellt wurden, ward die Frage über den Einfluss der Anwendung des Blutes derselben oder einer anderen Thierart nicht zum Gegenstande experimenteller Untersuchungen gemacht. Es wurde bald Blut derselben Thierspecies, bald dasjenige einer anderen Species und Ordnung zu den Versuchen benutzt, ohne dass ein Unterschied in der Wirkung den Beobachtern auffiel. Bei den Mittheilungen von Denis und Consorten ist es freilich keineswegs befremdend zu lesen, dass er in Gegenwart eines Herzogs und anderer vornehmer Personen einem alten Pferde durch Transfusion von Widderblut neue Kräfte und vortrefflichen Appetit verlieh, kurz es verjüngte u. dergl. Sehr auffallend und bemerkenswerth ist es dahingegen, dass die zum Theil vortrefflich beobachteten, von Lower, Thomas Coxe, King und Hook unter Mitwirkung von Robert Boyle vor der philosophischen Facultät in London angestellten Versuche mit so erstaunlicher Leichtigkeit über diesen wichtigen Punkt hinwegkamen. Ihre Experimente wurden ohne Unterschied mit dem Blute von Thieren derselben oder einer anderen Art angestellt und es ist nur auffallend, dass die Referate derjenigen Fälle, wo das Blut ferner stehender Thiere angewandt wurde, grösstentheils sehr unvollständig sind. Es wird z. B. berichtet, dass einem Bullenbeisser das Blut eines Schaafes eingeflösst wurde und dass er sich darnach recht wohl befunden habe *). Es heisst ferner, dass einem Schäferhunde Schaafblut in gleicher Weise beigebracht wurde, dass aber die Gerinnung des Blutes machte, dass dieser Versuch nicht so leicht vor sich ging wie die vorhergehenden **). Ueber das endliche Schicksal dieser beiden Hunde liegen keine näheren Angaben vor. Auch über das Resultat eines Versuches, bei welchem King einem spanischen Hunde 15 Unzen Blut entzog, und demselben darauf wenigstens 17 Unzen Blut aus der Art. cruralis eines Schaafes einflösste, fehlen die näheren Angaben ***). Dass sie indess hierbei nicht absichtlich ungünstige Resultate haben verhehlen wollen, das scheint aus den ausführlicheren Berichten über das Schicksal eines Fuchses dem Lammblut, eines Schaafes dem Hundeblut und eines anderen Schaafes dem Kalbsblut transfundirt wurde, hervorzugehen. Da diese Berichte in mehrfacher Beziehung interessant sind, glaube ich sie hier nach Scheel wiedergeben zu dürfen.

*) Birch l. c. II. S. 123 u. 125 und Scheel l. c. S. 57—58.
**) Birch l. c. II. S. 133. Scheel l. c. S. 59.
***) Scheel l. c. S. 62.

„King *) liess aus der zur Transfusion präparirten Vene eines sehr kleinen und mageren Fuchses Blut abfliessen und zwar wegen seiner Magerkeit nur 5 Unzen. Er zapfte hierauf so lange das Blut eines Lammes in ihn über, bis er sehr kurzathmig wurde, worauf King, aus Besorgniss er möchte ersticken, das Ueberströmen des Blutes aus dem Lamme unterbrach. Da er dennoch ebenso kurzathmig blieb, so liess King noch 4 Unzen Blut mehr aus ihm abfliessen, welches jetzt viel heller roth war, als vor der Vermischung mit dem Blute des Schaafes. Der Fuchs schien nach diesem Blutverluste aber noch schwächer, als zuvor; man flösste ihm daher von neuem so lange Blut aus dem Lamme ein, bis man ihn unfähig glaubte, ohne Gefahr mehr zu empfangen. Dennoch fuhr er fort, sich sehr übel zu befinden, war scheuer wie zuvor und liess sein gewöhnliches Fressen und Getränk stehen, doch bellte er und schnappte mit grosser Wuth in einen ihm vorgehaltenen Stecken. Nach 24 Stunden überfiel ihn ein Zittern, er wurde schwächer und starb. Nach seinem Tode floss ihm etwas Blut aus der Nase. Seinen Brustkasten und Unterleib fand man halb voll von blutigem Wasser, oder vielmehr von Blut; alle Gefässe waren sehr ausgedehnt und die Gedärme schienen entzündet zu sein."

„Einem Schaaf entzog King **) Blut, bis es schwach wurde und leitete hierauf das Blut eines Hundes so lange in dasselbe über, bis es seiner Rechnung nach ebenso viel Blut und mehr erhalten hatte, als ihm abgelassen war und bis es äusserst krank schien. Er setzte es hierauf auf die Füsse, es wollte aber nicht stehen, sondern legte sich nieder und war in solcher Beängstigung (agony), dass man fürchtete, es werde sterben. Da man aus dem heftigen Schluchzen (clapping of the diaphragm) schloss, dass es zu viel Blut von dem Hunde erhalten habe, so liess man ihm zehn bis zwölf Unzen abfliessen, worauf das Schluchzen sich legte und das Athemholen viel freier wurde; doch befand das Thier sich noch 2—3 Stunden lang übel. Am nächsten Morgen befand es sich erträglich wohl und frass Heu. Wie man es auf die Weide schickte,

*) Birch l. c. II. S. 190. Scheel l. c. S. 67—69.
**) Birch l. c. S. 166, 167. Scheel l. c. S. 66, 67.

frass es und schien sich 6—7 Tage lang wohl zu befinden, doch hielt es sich nicht zur übrigen Heerde; 3 oder 4 Tage später starb es. Die Wunde am Halse fand man, weil sie vernachlässigt war, von der Hitze des Wetters und von den Verletzungen der Fliegen sehr übel zugerichtet. Das transfundirte Blut war anfangs der V. jugularis des Hundes entnommen, als es aber aus dieser nicht mehr fliessen wollte, war man genöthigt gewesen, das Blut aus der Art. carotis zu nehmen. Der Sectionsbefund fehlt bis auf jene Angaben bezüglich der Halswunde.“

„King hatte einem Schaafe *) aus der V. jugularis 49 Unzen Blut entzogen und ihm aus der V. jugularis eines Kalbes eine vermeintlich entsprechende Quantität Kalbsblut eingeflösst. Es hatte das Schaaf hiernach seine völligen Kräfte wie zuvor, und ging umher, als man es auf die Erde setzte. Gleich darauf hatte man es aber geschlachtet und es war gestorben, nachdem 65 Unzen ausgeflossen waren. Dieser Versuch wurde dem Wunsche der Societät gemäss so wiederholt **), dass man das Thier nachher am Leben zu erhalten suchte. Einem kleineren Schaafe wurden mehr als 45 Unzen Blut entzogen, wodurch es in den Zustand der grössten Schwäche gerieth und ohne Rettung verloren schien. Hierauf leitete King aus der Vene eines grossen Kalbes das Blut 7 Minuten lang in das Schaaf über, so dass es nach seiner Rechnung mehr Blut erhielt, als es verloren hatte. Als man es nach dem Versuche losband, war es so muthig, dass es auf der Stelle den zufälliger Weise gegenwärtigen Hund, dem Dr. King Schaafsblut eingeflösst hatte, sehr nachdrücklich angriff. Man schickte es hierauf auf die Weide ins Gras, es befand sich 3 Wochen lang vollkommen wohl, dann aber wurde es krank, zehrte ab und starb.“

Die genannten Forscher, deren volle Wahrheitsliebe man nicht in Zweifel ziehen kann, hatten sich bei ihren zahlreichen Versuchen von den Gefahren überzeugt, welche durch die Gerinnung des Blutes, durch zu schnelles Einspritzen und durch Transfusion zu grosser Blutmengen entstehen und sie schrieben daher die unglücklichen Fälle, die sie bei Anwendung verschiedener Blutarten

*) Birch l. c. S. 164. Philos. Trans. No. 25. Scheel l. c. S. 63, 64.
**) Birch l. c. II. S. 166—169. Scheel l. c. S. 65.

wahrnahmen, diesen Umständen, nicht aber der Fremdartigkeit des Blutes zu. Dieser Gedanke lag ihnen, so wie allen anderen Experimentatoren jener Zeit vielmehr so fern, dass sie gar kein Bedenken trugen, Lammblut, Hammelblut oder Kalbsblut dem Menschenblute bei der Transfusion an Menschen entschieden den Vorzug zu geben. Mehrere dieser Fälle sind in der That so interessant und merkwürdig, dass sie in kurzem Auszuge hier Platz finden mögen.

Ein närrischer, übrigens körperlich gesunder Baccalaureus der Theologie, Arthur Coga, liess sich von Lower und King*) für eine Guinee (!) 6—7 Unzen Blut entziehen und sich dafür etwa 10—11 Uncen Blut aus der Carotis eines Lammes einflössen. Als man ihn fragte, warum er sich vorzugsweise das Blut eines Lammes habe einflössen lassen, antwortete er auf Latein mit komischer Ernsthaftigkeit: Quia sanguis agni habet symbolicam quandam facultatem cum sanguine Christi. Christus enim est ovis Dei. Er rauchte danach Tabak und trank Wein. In der Folge schwitzte er ein Paar Stunden lang, hatte im Laufe des Tages 3 bis 4 Stuhlgänge, befand sich aber dabei so wohl, dass er sich erbot, die Operation noch einmal an sich vornehmen zu lassen, was auch etwa 3 Wochen später geschah. Es wurden ihm bei diesem zweiten Versuche 8 Uncen Blut entzogen und dafür 14 Uncen Lammblut transfundirt. Hiernach litt er an einem vorübergehenden fieberhaften Zustande, den man aber dem Weine zuschrieb, den er genossen hatte. Uebrigens befand er sich bleibend körperlich wohl, blieb aber so närrisch wie vorher. Zum dritten Male hatte er jedoch keine Lust, die Operation an sich vollziehen zu lassen und er pflegte sich in der Folge den Märtyrer der philosophischen Facultät zu nennen.

Auch bei den in Frankreich und in Italien in dieser Periode ausgeführten Transfusionsversuchen fiel es Niemanden ein, die Frage zu verfolgen, ob das Blut derselben oder einer anderen Thierspecies bei der Transfusion besser vertragen würde, und man verwandte für die Transfusion bei Menschen immer das Blut von Wiederkäuern. So wurde in Italien die Transfusion 3 mal von Riva und einmal von Manfred ausgeführt, indem man das Blut

*) Scheel l. c. I. 170—177.

aus der Carotis eines Hammels oder Widders in die Armvene kranker Menschen überströmen liess. Von Diagnose und Indication war dabei kaum die Rede und bezüglich des Erfolges scheint nur so viel festzustehen, dass die betreffenden Patienten weder starben noch einen merklichen Schaden von der Operation hatten. Dennoch wurde dieselbe von Rom aus 1668 förmlich verboten, offenbar aber aus geistlichen, nicht aus medicinischen Rücksichten. Unter den in Italien um diese Zeit an Thieren angestellten Versuchen verdienen einige von Ippolito Magnani*) hier genannt zu werden, weil bei ihnen ein Symptom notirt wurde, das in der Folge wichtig erscheint. Ein Hund, dem er Hammelblut transfundirt hatte, entleerte nämlich blutigen Harn und starb. Nach dem Tode fand man die Adern sehr mit Blut angefüllt und die Harnblase voll Blut. Magnani vermuthete deshalb, dass zu viel Blut transfundirt sei und warnte sehr hiergegen. — Ein zweiter (krätziger und stumpfsinniger) Hund, der unmittelbar nach der Operation umherging, viel munterer schien als vorher, und sich mehrere Male schüttelte, harnte Blut und starb, wie man meinte, weil er sich unversehens mit den Pfoten die Vene aufgerissen hatte, an Verblutung. Wie viel Blut diesen beiden Hunden entzogen und wieder eingeflösst wurde, ist nicht angeführt. Einem dritten Hunde, dessen Blut vorher durch Transfusion in einen anderen hinübergeleitet war, wurde von einem Hammel so viel Blut beigebracht, dass er nach der Operation zwar wieder zu Kräften kam, sich aber wunderlich gebehrdete, indem er immer im Kreise herumlief und sich darauf in eine Ecke des Zimmers hinlegte. In der Nacht und am ganzen folgenden Tage entleerte er viel blutigen Harn; dabei trabte er mit schnellen Schritten im Kreise herum und man hörte dann in den Gedärmen ein Geräusch, wie wenn Wasser in einem Gefässe geschüttelt wird. Er starb am nächstfolgenden Morgen. Den Unterleib fand man dann von einer dunkelrothen, serösen Flüssigkeit angefüllt; eine ähnliche, aber dunklere, etwas grünliche Materie fand sich im Magen; die Gedärme und Nieren enthielten ebenfalls eine blutähnliche, seröse Flüssigkeit. Im Herzen, in der Blase und in der linken Hälfte des

*) Scheel l. c. II. S. 10—14.

Craniums war ein ähnliches blutiges, aber mehr dickliches Fluidum. Auch in diesem Falle erklärte Magnani die Erscheinungen aus der zu grossen eingeflössten Blutmenge. Endlich wird ein Versuch angeführt, wo man einem alten, sehr mageren Windspiel auf gewöhnliche Weise Hammelblut eingeflösst hatte, ohne dass irgend einer der obigen Zufälle entstand; dasselbe bekam, heisst es, vielmehr neue Kräfte und befand sich fortdauernd wohl. Magnani schrieb dies dem Umstande zu, dass man sich vor Blutüberfüllung gehütet hatte. Wie viel Blut aber eingebracht wurde, ist nicht angegeben. Die von Denis, Carassini, Harwood und Anderen mitgetheilten zahlreichen Versuche an Thieren sind ebenso werthlos als die in dieser Angelegenheit von der Königl. Societät zu Paris angestellten Versuche, da sie nicht sowohl zum Zweck wissenschaftlicher Forschung angestellt wurden, als vielmehr um vorgefassten oder angeblichen Meinungen zur scheinbaren Stütze zu dienen und von persönlichem Ehrgeiz, Habsucht und Animosität diktirt wurden. Es kann daher unter solchen Verhältnissen nicht befremden, dass von diesen Experimentatoren nicht nur keine schädlichen Folgen von der Uebertragung des Blutes von Wiederkäuern in Hunde oder umgekehrt berichtet werden, sondern sogar Heilungen der wunderbarsten Art erdichtet wurden. Nur in 2 unter mehr als 50 Versuchen, die Denis an Thieren, meist Hunden, anstellte, und welchen meist Kalbs- oder Lammblut transfundirt wurde, wird des Blutharnens erwähnt, aber als eines Symptoms, dem man durch gehörige Präparation mit Sicherheit vorbeugen könne*). Bezüglich dieses Symptoms verdienen dahingegen die von Gurye angeführten Versuche eines Ungenannten bemerkt zu werden, indem es heisst: „dass die Hunde nach einer reichlicheren Transfusion immer Blut pissten**).“ Ob dabei jedoch Blut derselben oder einer fremden Art transfundirt wurde, ist nicht bemerkt. Bemerkenswerther als seine Experimente an Thieren, sind die von Denis an Menschen, immer mit Lamms- oder Kalbsblut vorgenommenen Transfusionsversuche, weil diese der Controle seiner eifersüchtigen Collegen nicht entzogen werden konnten. Dies gilt freilich weniger

*) Scheel l. c. I. S. 131.
**) Scheel l. c. I. S. 119.

von seinen beiden ersten Versuchen. Der erste wurde nämlich an einem in Folge grosser Anämie schlafsüchtigen Menschen, den er in seinen Dienst genommen hatte, ausgeführt, und der zweite an einem dazu für Geld gemietheten, übrigens gesunden Menschen. Beiden wurde arterielles Lammsblut unmittelbar aus der Art. carotis eines Lammes in eine Armvene eingeflösst. Im ersteren Falle wurden dem Betreffenden 3 Uncen Blut entzogen und dafür etwa 9 Uncen Lammsblut beigebracht; im letzteren Falle wurden dem Menschen 10 Uncen Blut entzogen und ebenso viel eingeflösst. Beide Subjecte sollen sich unmittelbar nach der Operation sehr wohl befunden haben und scheinen auch später keinen Schaden von derselben gehabt zu haben. Der Diener verlor jedoch einige Stunden nach der Operation einige Tropfen Blut aus der Nase. Beide scheinen überdies nach der Operation etwas unruhig gewesen zu sein, was jedoch, besonders bei dem schlafsüchtigen Diener, als Besserung gedeutet wurde. Seine dritte Transfusion unternahm Denis an einem vornehmen Fremden, einem Baron Bond aus Schweden. Die Prognose wurde hier sehr ungünstig gestellt und Denis entschloss sich nur widerstrebend, auf das Andringen anderer Aerzte und der Verwandten des doch aufgegebenen Kranken zur Operation. Die Transfusion, welche mit circa 6 Uncen Kalbsblut vorgenommen wurde, schien den Zustand des Kranken vorübergehend zu bessern. Als derselbe wieder schlechter wurde, wiederholte man am folgenden Tage die Transfusion, aber 12 Stunden später starb der Kranke. Bezüglich der Diagnose heisst es, dass der Kranke an einem „Fluxus hepaticus und lientericus mit galliger Diarrhoe und heftigem Fieber“ gelitten habe. Nach der Transfusion ist ebenfalls von Entleerungen des Darmkanals wiederholt die Rede. Bei der Leichenöffnung fand man eine Intussusception des Ileums nebst Verhärtung und Vergrösserung des Pankreas, der Milz und der Leber. — Bei weitem wichtiger als diese 3 Fälle erscheint uns der 4te. Derselbe betraf einen Kammerdiener Mauroy, der mehrmals wahnsinnig gewesen war und bei dem letzten Anfalle, ein Paar Monate lang im Freien umherirrend, viel von Hunger und Kälte ausgestanden hatte. Angeblich um ihn zu heilen, wurden ihm 10 Uncen Blut entzogen und ihm dafür 5—6 Uncen Blut aus der Art. cruralis eines Kalbes in eine Armvene transfundirt. Man unterbrach die Operation, weil der Kranke ausrief, er falle in Ohnmacht. Nachher ass und trank er, war aber verrückt wie vorher. Da Denis ihn jedoch etwas weniger verrückt fand, als gewöhnlich, wurde die Operation am folgenden Tage wiederholt, indem ihm diesmal nur 2—3 Uncen Blut entzogen und dafür wenigstens 1 Pfd. Kalbsblut eingeflösst wurde. Hierbei hob sich sein Puls; darauf brach starker Schweiss im Gesicht aus, der Puls wurde unregelmässig und der Kranke klagte über Schmerzen in der Nierengegend, sowie über grosse Athemnoth. Während des Verbindens trat Erbrechen, Drang zum Harnen und zur Stuhlentleerung ein. Er erbrach sich zwei Stunden lang und fiel darauf in Schlaf. Beim Erwachen klagte er über Schmerz und Müdigkeit in allen Gliedern und entleerte eine grosse Menge Harn, der so schwarz war, als ob man Russ darunter gemischt hätte. Uebrigens war er ruhig und vernünftig (!?) geworden. Er schlief am folgenden Tage und in der Nacht viel. Am nächstfolgenden Tage entleerte er wieder ein grosses Quantum Urin, der beinahe ebenso schwarz war wie der vorige. Auch blutete er reichlich aus der Nase. Es wurde ihm ein kleiner Aderlass gemacht. Der Harn nahm nun nach und nach ein helleres Aussehen an, sein Zustand besserte sich und er war wieder so vernünftig geworden, wie früher in den freien Perioden. Der Kranke lebte in 2 darauf folgenden Monaten keineswegs vorsichtig. Seine Ehefrau, die seiner überdrüssig war, versuchte mehrmals ihn durch Arsenik zu vergiften und veranlasste schliesslich durch vieles Bitten und Drängen Denis dazu, die Transfusion zum dritten Male vorzunehmen. Während der Vorbereitungen zur Operation starb aber M., höchst wahrscheinlich durch das ihm von seiner Frau beigebrachte Gift, bevor noch die Arterie des mitgebrachten Kalbes geöffnet war*). Nach dem Berichte Lamy's dahingegen soll M. während der Transfusion gestorben sein und seine Angaben über den Erfolg der Operation weichen wesentlich von denen des Denis ab. In Folge dieses Todesfalles wurde Denis in einen Process verwickelt. Da er inzwischen Doctor der Facultät und Leibarzt des Königs wurde,

*) Scheel l. c. I. S. 123—157.

setzte er die Transfusion später nicht fort, und diese Operation verlor ganz ihren Credit in Frankreich, obgleich ein eigentliches Verbot gegen dieselbe, Scheel's Untersuchungen zufolge, daselbst nicht erlassen zu sein scheint.

Der Gedanke, dass es für den Ausfall der Operation von Wichtigkeit sei, die Verwandtschaft der Thiere, mit deren Blut experimentirt wird, zu berücksichtigen, scheint zuerst durch die Experimente, welche Rova mit Scarpa 1783—1785 anstellte, und welche ganz den Charakter wissenschaftlicher und glaubwürdiger Untersuchungen tragen, angeregt worden zu sein. Bemerkenswerth ist hierbei, dass sich das Blut von Kälbern für Lämmer vollkommen brauchbar erwies, und dass weder Blutharnen noch andere bedenkliche Erscheinungen bei diesen Thieren auftraten, obgleich grosse Blutmengen entzogen und transfundirt wurden (bei 40—50 Pfund schweren Lämmern 20—28 Uncen, bei Hammeln 61 Uncen bis 3 Pfd.). Die Lämmer wurden in ihrem Wachsthum nicht beeinträchtigt und wurden selbst ausnehmend fett und kräftig. Auch diese Forscher heben übrigens die Gefahren der Transfusion einer grösseren Blutmenge, als derjenigen, die den Thieren vorher entzogen wurde, stark hervor. — Mit diesem Resultate stimmt ein neuerer Versuch von Milne Edwards gut überein, der einen Esel, der durch Blutung getödtet war, durch Transfusion von Pferdeblut wieder belebte.

Mit voller Schärfe wurde aber erst von Prevost und Dumas, ihren Experimenten zufolge, die Behauptung vorgebracht, dass das Blut eines Wirbelthieres für ein Wirbelthier einer anderen Ordnung und Familie unter Umständen wahrhaft giftig sei, und dass man nur bei Anwendung des Blutes derselben Art günstige Resultate erwarten dürfe. Besonders gefährlich zeigte sich das Blut von Vögeln im Kreislauf der Säugethiere.

Dieses Resultat wurde von Rayer, Leecock und Anderen bestätigt, aber durch die späteren Untersuchungen von Bischoff und von Brown-Sequard wieder zweifelhaft gemacht. Bischoff kam zuerst freilich zu dem Resultate, dass der fremde Faserstoff Träger des Giftes sei, da das gequirlte Blut nicht dieselben schädlichen Wirkungen hervorbrachte *). Als er sich aber später

*) Müller's Archiv für Anatomie und Physiologie. Jahrg. 1835. S. 347—377.

überzeugte, dass arterielles Blut bei direkter Transfusion, obgleich es den Faserstoff enthielt, ebenso wenig schädlich wirkte, wie das geschlagene Blut, während venöses Blut die von Prevost-Dumas, Dieffenbach und ihm selbst beobachteten Erscheinungen und den Tod herbeiführte, gab er diesen Gedanken auf und schrieb der venösen Beschaffenheit des fremden Blutes die giftige Wirkung zu. Er warf hierbei die Frage auf, ob es vielleicht die „Thier-Schlacken" des venösen Blutes seien, die so tödtlich seien?*)

Am eingehendsten hat sich jedoch Brown-Sequard**) mit hierher gehörigen Experimenten beschäftigt. Er kam, wie schon oben p. 36 bemerkt, zu dem Resultate, dass es der Kohlensäurereichthum des venösen Blutes sei, der die giftigen Wirkungen desselben bedinge. Er fand nämlich, dass Hunde, Katzen, Kaninchen, Meerschweinchen und Vögel auch durch Injection ihres eigenen Blutes getödtet werden, wenn es stark mit Kohlensäure imprägnirt ist. Die tödtliche Wirkung erfolgte, wenn die Menge des Kohlensäure gesättigten Blutes mehr als $\frac{1}{300}$ des Körpergewichts betrug, einerlei, ob dasselbe von demselben Thiere, von einem anderen Thiere derselben Art oder von einem Thiere einer anderen Art herrührte. Die Krämpfe bei der Asphyxie, welche selbst nach Durchschneidung des Rückenmarks auch im Hinterkörper auftraten, leitete Brown-Sequard vom Kohlensäuregehalt des Blutes her. Ebenso erklärte er diejenigen Krämpfe, die er in einzelnen Theilen des Körpers durch Injection kohlensäurereichen Blutes in die betreffenden Arterien hervorbrachte. Wenn er z. B. den Unterleib eines lebenden Thieres öffnete und schwarzes Blut von der Aorta aus, oberhalb des Abganges der Nierenvene injicirte, so traten Krämpfe des Hinterkörpers ein, welche durch Injection von rothem, arteriellem oder mit Luft geschütteltem geschlagenen Blute wieder verschwanden. Je reicher das Blut dabei an Kohlensäure war, desto heftiger wurden die Krämpfe, und je reicher es an Sauerstoff war, desto schneller hörten sie auf. Wenn er ferner einer trächtigen Hündin oder einem trächtigen Kaninchen kurz vor dem Werfen,

*) Ibid. Jahrg. 1838. S. 357.

**) Comptes rendus 1851. T. 32. p. 855 u. 897; 1855. T. 41. p. 629; 1857. T. 45. p. 562 u. 925. Journal de physiol. I. p. 95—122.

nach Aufhebung aller Verbindungen mit dem Nervensystem, venöses Blut in die Aorta injicirte, so contrahirte sich der Uterus und oft erfolgte Austreibung einer oder mehrerer Früchte. Die Uterincontractionen hörten augenblicklich auf, wenn er arterielles Blut injicirte. Ebenso verhielten sich die Muskeln des animalen Lebens, wenn sie durch die Durchschneidung ihrer motorischen Nerven gelähmt waren, aber ihre Contractionen waren weniger kräftig. Brown-Sequard fügt hinzu, dass alle durch schwarzes (kohlensäurereiches) Blut hervorgebrachten Contractionen intermittirend sind, oft mit regelmässigen Intervallen. Je schneller das kohlensäurereiche Blut injicirt wurde, desto heftiger und tödtlicher war die Wirkung, und bei sehr langsamer Injection, wobei die Kohlensäure durch die Lungen entfernt werden konnte, gelang die Injection bisweilen, ohne dass der Tod erfolgte. Auf diese Weise getödtete Thiere konnten bisweilen durch künstliche Respiration wieder belebt werden. Hieraus schliesst er, dass das schwarze, kohlensäurereiche oder venöse Blut für die Nervencentra einen sehr starken, für die Nerven und die contractilen Gebilde einen schwächeren Reiz abgebe, und dass es unfähig sei, die Lebenseigenschaften zu bewahren und noch mehr unfähig, sie zurückzurufen. Aus den schon bei einer früheren Gelegenheit bemerkten Gründen kann ich den Schlussfolgerungen nicht beitreten, die Brown-Sequard aus seinen Versuchen bezüglich der reizenden Eigenschaften der Kohlensäure abgeleitet hat. Dahingegen ist es ganz gewiss richtig, dass das schwarze, kohlensäurereiche oder venöse Blut unfähig ist, die Lebenseigenschaften zu erhalten und zurückzurufen.

Ueberdies kam aber Brown-Sequard zu dem Resultate, dass das Blut eines Wirbelthieres, sofern es nicht mit Kohlensäure imprägnirt sei, kein Gift für ein anderes Wirbelthier, ja dass es sogar vollkommen tauglich sei, die durch Blutung erloschenen Lebenskräfte wieder hervorzurufen, und zwar um so tauglicher, je mehr es mit Sauerstoff gesättigt sei. Durch Schütteln mit atmosphärischer Luft hellroth gemachtes Blut eines jeden Wirbelthieres, kann nach Brown-Sequard ohne Gefahr in die Venen eines jeden Wirbelthieres injicirt werden, vorausgesetzt, dass nicht zu viel injicirt wird. Geschlagenes Blut von Kaninchen, von Meerschweinchen, vom Hahn, von der Taube, Ente, Schildkröte, vom Frosch und Aal wurde Hunden durch die Vena jugularis injicirt, ohne andere Störung, als eine momentane Einwirkung auf Respiration und Kreislauf, die auch bei Anwendung des Blutes derselben Thierspecies eintritt — wahrscheinlich durch die Ausdehnung des rechten Vorhofes. 20—40 Gramm fremdes Blut wurde Hunden ohne vorhergehende Blutentziehung ohne wesentlichen Schaden für ihre Gesundheit injicirt. Wurde aber vor der Transfusion soviel Blut entzogen, als wieder injicirt wurde, so konnten ohne Schaden 100, ja selbst 150 Gramm Vogelblut den Hunden injicirt werden. In gleicher Weise konnte Brown-Sequard den Kaninchen ungestraft Hühner- und Taubenblut transfundiren, und Hühner, Hähne und Tauben ertrugen es sehr gut, wenn ihnen, nach Entziehung von 10—20 Gramm Blut, eine gleiche Menge Hunde-, Meerschweinchen- oder Kaninchenblut injicirt wurde. Nur wenn zu schnell oder zu viel geschlagenes Blut injicirt ward, traten, besonders bei Vögeln, heftige und selbst tödtliche Störungen des Kreislaufes und der Respiration auf; dieselben Erscheinungen kamen aber zum Vorschein, wenn ihr eigenes, wie wenn fremdes Blut injicirt war. Mittels des Mikroskopes will er die Blutkörperchen von Hunden und Kaninchen noch einen Monat lang nach der Injection bei Vögeln wieder aufgefunden haben; dahingegen konnte er die Blutkörperchen der Vögel, nachdem sie in den Kreislauf der Säugethiere gebracht waren, nicht wieder auffinden, nachdem 1 Stunde verstrichen war, während sie ¼ Stunde nach der Injection allenthalben aufzufinden waren. Er schloss daraus, dass die Blutkörperchen der Vögel sich im Kreislaufe der Säugethiere schnell auflösen. Ich glaube nicht, dass dieser Schluss berechtigt ist, da das allmälige Verschwinden im Laufe einer Stunde davon abhängen könnte, dass die grösseren ovalen Blutkörperchen der Vögel allerdings manche Capillaren passiren können, in anderen aber stecken bleiben. Bevor nun sämmtliche Blutkörperchen des Vogelblutes in den engen Capillarnetzen stecken bleiben, muss eine gewisse Zeit verstreichen. Besonders aus dem Mangel auffallender durch die Embolie bedingter Erscheinungen scheint er, wie vor ihm Magendie, geschlossen zu haben, dass sie nicht in den Capillaren stecken geblieben sein könnten, sondern aufgelöst sein müssten. Dieses Argument ist aber den in Virchow's und meinen Untersuchungen über Embolie mitgetheilten Erfahrungen gegenüber durchaus nicht stichhaltig, da solche kleine Pfröpfe, wenn sie nicht ganze Gefässbezirke verstopfen, sehr oft keine merklichen Störungen hervorbringen. Es würde die Auflösung der Blutkörperchen der Vögel im Kreislaufe der Säugethiere überdies auffallend sein, wenn es wahr ist, dass die Blutkörperchen der Säuger sich im Kreislaufe der Vögel so gut conserviren, wie Brown-Sequard angiebt und wie auch Marfels und Moleschot*) es constatiren. Die Erkennung der Blutkörperchen eines Thieres im Kreislaufe eines anderen ist indess meinen Erfahrungen zufolge keineswegs so leicht und sicher, wie man es theoretisch erwarten möchte. Die ovalen Blutkörperchen der Vögel und Frösche sind freilich den runden der Säuger gegenüber leicht genug zu erkennen, aber schon die Blutkörperchen vom Hunde einerseits und vom Schaafe oder Kalbe andererseits sind, obwohl in ihren Mittelgrössen wesentlich verschieden, nicht immer mit einiger Sicherheit zu erkennen, da im Hundeblute kleinere Blutkörperchen vorkommen, welche von den grössten Exemplaren der Blutkörperchen jener Wiederkäuer an Grösse übertroffen werden.

Wie dem nun auch sei, so würde es von theoretischem und auch von praktischem Interesse sein, wenn die Blutkörperchen einer Thierspecies in einer anderen funktioniren und fortbestehen könnten, sofern ihre Grösse kein Hinderniss abgäbe. Die Menschen sind ja jetzt vieler Orten, und nicht ohne guten Grund, so wenig geneigt, ihr Blut zum Besten Anderer herzugeben, dass es ganz angenehm sein würde, wenn man unbedenklich Thierblut zu Transfusionen benutzen könnte, und nach Brown-Sequard's Darstellung scheint dieser Anwendung kein Bedenken weiter entgegen zu stehen, vorausgesetzt, dass dasselbe durch Quirlen gehörig mit Sauerstoff imprägnirt ist. Falls man endlich daran denken möchte, einen grossen Theil des Blutes eines Individuums durch anderes Blut zu substituiren, wie es obigen Versuchen zufolge ja möglich ist das Blut eines Hundes durch das gequirlte Blut eines anderen Hundes zu

*) Untersuchungen zur Naturlehre des Menschen. I. S. 51—60. 1856.

verdrängen und zu substituiren, so wäre es in den meisten Fällen völlig unmöglich, das nöthige Quantum menschlichen Blutes aufzutreiben. Es stehen einer solchen für die Praxis verwerthbaren Schlussfolgerung indess zwei gewichtige Bedenken entgegen. Einerseits nämlich hat Brown-Sequard — die volle Zuverlässigkeit seiner Angaben vorausgesetzt — die Nothwendigkeit der Imprägnation des Blutes mit Sauerstoff und die Schädlichkeit der Imprägnation desselben mit Kohlensäure so stark betont, dass seine fernere Behauptung, dass das Blut eines Wirbelthieres für ein anderes keineswegs giftig sei, sondern nur durch Mangel an Sauerstoff und durch Ueberfluss an Kohlensäure dieselben giftigen Eigenschaften annehme, die auch an dem Blute derselben Species unter gleichen Voraussetzungen wahrnehmbar wären, vielleicht nicht so ganz strenge zu verstehen ist, sondern nur jene Aufstellungen gewissermaassen bestärken soll. — Andererseits sind die älteren Mittheilungen, denen zufolge arterielles Blut eines Thieres, in den Kreislauf eines Thieres einer anderen Art gebracht, schädlich wirkte, und zur Wiederbelebung durch Transfusion ungeeignet befunden wurde, indem die Thiere sich wohl anfangs erholten, aber bald nachher unter heftiger Erkrankung starben, dadurch keineswegs entkräftet. Selbst ein von Brown-Sequard mitgetheilter Fall erscheint sehr verdächtig, indem ein krankes Pferd, dem man 120 Gramm Vogelblut injicirt hatte, nach 5 Tagen unter Beschleunigung des Pulses und der Respiration starb. Allerdings könnte die vorher schon vorhandene Erkrankung des Pferdes hieran Schuld sein, und allerdings könnte möglicher Weise die Ueberfüllung des Gefässsystems in anderen Fällen, wo das fremde Blut schädlich gewirkt hatte, ohne dass der Kohlensäuregehalt oder die Sauerstoffarmuth desselben angeschuldigt werden konnte, den unglücklichen Ausgang veranlasst haben. Immerhin aber schienen mir fernere Versuche nöthig zur Entscheidung der Fragen, ob das fremde Blut auch unabhängig von dem Gehalte desselben an Kohlensäure und Sauerstoff schädlich wirke, und ob man das Blut einer Thierspecies mit bleibendem Erfolge zur Wiederbelebung von Thieren einer anderen Species, die durch Blutverlust dem Tode nahe gebracht waren, benutzen kann oder nicht?

Folgende Versuche, die ich über diese Fragen angestellt habe, ergeben ein der von Brown-Sequard angebahnten Meinung ungünstiges Resultat, wenigstens für die Verwerthung des Blutes der Kälber und der Lämmer im Kreislauf der Hunde:

1. Einem gesunden 7800 Gramme schweren Hunde wurden 100 Ccm. Blut aus der Jugularvene entzogen und dafür 64 Ccm. so eben entleertes, noch warmes defibrinirtes Kalbsblut injicirt. Die Injection wurde langsam ausgeführt und es traten bei derselben keinerlei bemerkenswerthe Symptome auf. Danach war aber eine grosse Niedergeschlagenheit und Appetitlosigkeit des sonst munteren und gefrässigen Thieres auffallend. Ueberdies stellte sich eine sehr hartnäckige und schwer zu stillende Nachblutung aus den kleinen Hautgefässen der Halswunde ein, welche sonst nach einer solchen Operation, auch bei fast ganz defibrinirten Thieren, niemals zu bluten pflegen. Er entleerte überdies einen stark blutig gefärbten Harn, der auch noch erhaltene Blutkörperchen, nebst vielem Eiweiss enthielt und stark alkalisch reagirte. Diese Beschaffenheit des Harns erhielt sich am folgenden Tage unverändert, nur dass Blutkörperchen nicht mehr mit Sicherheit in demselben aufzufinden waren. Im Laufe von 4 Tagen nach der Injection des gequirlten Kalbsblutes wurde der Harn nach und nach heller und weniger eiweisshaltig, bis er am Ende des 4ten Tages seine normale Beschaffenheit wieder angenommen hatte. Dabei verlor sich die blutige Färbung früher als der Eiweissgehalt. In demselben Verhältnisse, als der Harn wieder normaler wurde, kehrte auch der Appetit und die frühere Munterkeit zurück. Am 5ten Tage schien er bis auf eine ziemlich bedeutende Abmagerung wieder hergestellt zu sein; er hatte bei dem Versuche 750 Gramme an Gewicht verloren.

2. Derselbe Hund wurde nun 2 Monate lang reichlich gefüttert und es wurde ab und zu seine 24stündige Harnstoffmenge bestimmt. Um die 24stündige Harnmenge vollständig zu sammeln, wurde er nach Entleerung des Harns mittelst eines elastischen Katheters in den Observationskasten gesetzt, der mit Zinkblech ausgekleidet den inzwischen entleerten Harn sogleich in eine darunter gestellte Flasche abfliessen liess. Am Ende der 24stündigen Periode wurde der noch in der Harnblase befindliche Harn durch den Katheter entleert und mit der in die Flasche abgeflossenen Menge vereinigt. So secernirte der Hund, bei gemischter Kost in beliebiger Menge, in 300—400 Ccm. Harn durchschnittlich 42,5 Grm. Harnstoff in 24 Stunden. In den einer solchen reichlichen Fütterungsperiode folgenden 24 Stunden, während deren er keine Nahrung erhielt, secernirte er 13—14 Grm. Harnstoff, und in den darauf folgenden 24 Hungerstunden des nunmehr als darmleer zu betrachtenden Thieres durchschnittlich 7,5 Grm. Harnstoff. Am 26. Mai 1861 wog er nach 48stündigem Hungern 6990 Grm., am 27. Mai nach dem Fressen 7650 Grm. Am 28. Mai wurden ihm nun 400 Ccm. Blut aus der Carotis entzogen, bis alle Lebenszeichen verschwunden waren. Es wurde dabei die Oberfläche der Hornhaut und der Conjunctiva unempfindlich bevor die Respirationsbewegungen aufgehört hatten. Darauf wurden ihm nach und nach 320 Ccm. so

eben entleertes, noch warmes, gequirltes Lammsblut in die Jugularvene injicirt. Bei der 2ten Spritze, deren jede 32 Ccm. fasste, traten krampfhafte Zwerchfellzuckungen auf. Bei der 3ten Spritze wurden die Respirationsbewegungen regelmässig. Bei der 4ten wurden die Augen empfindlich und allmälig kehrte die Empfindung sowohl als die willkürliche Bewegung zurück, und die Empfindlichkeit schien selbst grösser geworden zu sein, als normal. Nach beendigter Injection bellte der Hund mit sehr kräftiger Stimme, aber ohne äussere Veranlassung. Dabei sah er wild aus und bewegte Kopf und Nacken mit grosser Kraft, wohingegen die Extremitäten so schwach waren, dass er nicht auf den Beinen stehen konnte. Es traten bald nachher ausserordentlich heftige Nachblutungen aus ganz kleinen Gefässen der Schnittwunde ein, und es gelang erst nach mehr als einer Stunde die Blutung durch Knopfnaht und Tamponade zu stillen. Ferner wurde der Liquor aqueus beider Augen stark blutig gefärbt, wodurch die Augen ein sehr eigenthümliches Aussehen bekamen. Dabei hatte sich die Temperatur, welche nach der Verblutung und anfangs nach der Injection sehr gesunken war, sehr auffallend gehoben, so dass die Leistengegend sich ganz warm anfühlte. Der Puls war sehr kräftig, ziemlich beschleunigt und die Respiration schien normal zu sein. Noch 2 Stunden nach der Operation bellte er unaufhörlich, mit eigenthümlichem, aber sehr kräftigem und gleichsam muthigem Ton und sah sehr wild aus. Dann sanken seine Kräfte immer mehr, der Puls wurde schwach und um 8½ Uhr, 3½ Stunden nach der Operation starb er. — Bei der Section ergab sich Folgendes: In der einen Lunge fand sich eine kleine, mit schwärzlichem Blute infiltrirte Stelle. Im Magen sah man starke Sugillationen der Muskelhaut und 3—4 Unzen Schleim von saurer Reaction und von sehr dunkler, schwärzlicher, chokoladeartiger Färbung. Auch im Darm fand sich blutiger Schleim mit Injection und Imbibition der Schleimhaut. In der Leber sah man viele kleine petechienartige Ecchymosen. Die Gallenblase war voll von dunkler Galle. Das Pankreas war blass. Die Nieren hatten durch enorme Injection ein fast ganz schwarzes Aussehen angenommen. Die Harnblase war contrahirt; die Schleimhaut derselben war durch Bluterguss im submucösen Bindegewebe in grossem Umfange abgehoben. Das Aussehen der Milz war normal. Das Hirn war überall blutreich und weich. Die graue Masse war, besonders stellenweise, sehr stark geröthet und erweicht und zeigte viele kleine Extravasate. Die Cerebrospinalflüssigkeit war blutig gefärbt. Der grösste Theil des Blutes war bei der Section ziemlich dünnflüssig, dunkel und röthete sich kaum an der Luft, gerann aber nachträglich. Es konnten nur einzelne Blutkörperchen von solcher Grösse aufgefunden werden, dass sie unzweifelhaft als dem Hundeblut angehörig erkannt werden konnten. Die Muskeln waren ungewöhnlich dunkel gefärbt. Fett war ziemlich reichlich im Unterhautbindegewebe und im Netz vorhanden. — Im blutigen Mageninhalte waren keine Blutkörperchen zu erkennen. Im Harn konnten einzelne aufgefunden werden, der Hauptsache nach rührte aber die dunkle Färbung desselben von gelöstem Blutroth her; er enthielt viel Eiweiss, aber nur Spuren von Harnstoff. — Der Liquor aqueus des Auges war stark blutig gefärbt, aber es waren durchaus keine Blutkörperchen in demselben zu entdecken.

3. Ein 15130 Grm. schwerer, fetter Hund, dem vor 10 Tagen 200 Ccm. Blut entzogen und der nur mit Brod und Wasser gefüttert worden war, wurde darauf mehrere Tage lang der Inanition unterworfen, um das Maass seiner Harnstoffsecretion während der completen Inanition zu bestimmen. Nach 24stündigem Hungern lieferte er in den darauf folgenden 24 Stunden 7,227 Grm. Harnstoff; in den nächstfolgenden 7,42 Grm. und in den dann folgenden 24 Stunden 7,3535 Grm. Sein Perspirationsverlust betrug dabei resp. 225 Grm., 195 Grm. und 175 Grm. Darauf wog er am 21. Mai 13710 Grm. Es wurden ihm nun, nach Entleerung der Harnblase mittelst des Katheters, um 5 Uhr Nachmittags 200 Ccm. Blut entzogen und dafür 160 Ccm. so eben entleertes, noch warmes, defibrinirtes Kalbsblut in die Jugularvene injicirt. Während der Injection traten dabei gar keine Symptome auf. Später erfolgte eine Nachblutung aus den kleinen Hautgefässen der Wunde. In Folge derselben war der Observationskasten, in welchem das Thier eingesperrt worden war, am folgenden Tage inwendig mit Blut besudelt. Das unter dem Kasten zur Aufsammlung des Harns hingestellte Glas enthielt c. 30 Ccm. einer ziemlich dicken, blutigen Flüssigkeit, die jedoch weder Gerinnsel enthielt, noch an der Luft gerann. Die chemische Untersuchung derselben ergab viel Eiweiss und Blutroth, aber k e i n e n H a r n s t o f f. Das Thier war am Tage nach der Operation sehr matt und konnte nur mit Mühe auf den Beinen stehen. Die Pupille war dilatirt, der Puls etwas beschleunigt, die Respiration natürlich. Die Blase enthielt nur etwa 10 Ccm. einer sehr blutigen Flüssigkeit, in welcher k e i n H a r n s t o f f nachgewiesen werden konnte. Die Temperatur im Rectum betrug 36° C. Die Lippen, die Haut und die Extremitäten waren kalt anzufühlen. Die alte Wunde am Halse war ganz bläulich gefärbt. Abends lebte er noch, lag aber ganz still und war sehr schwach. In der Nacht starb er, etwa 30 Stunden nach der Injection des Kalbsblutes. Weder das Glas noch die Blase enthielten Flüssigkeit. Es war somit in den 30 letzten Lebensstunden des Thieres gar kein Harnstoff secernirt worden.

Bei der Section waren die Lungen normal, bis auf etwas dunklere Färbung der linken Lunge, die durch die Lage des Thieres auf der linken Seite ihre Erklärung fand. In den Gefässen fand sich viel flüssiges Blut, besonders in der linken Kammer. Der Magen enthielt 100 Ccm. einer sauren, gelblichen, mit braunen Flocken versetzten Flüssigkeit. Die Magenschleimhaut war an den Falten roth infiltrirt, sonst blass. Im übrigens blassen Dünndarm fanden sich einige blassrothe Streifen und Flecken und an den Falten der Uebergangsstelle des Dünndarms in den Dickdarm, sowie an den Längsfalten des Dickdarms, waren sehr dunkle Sugillationen zu erkennen. Der Dickdarm war leer, e b e n s o d i e s t a r k c o n t r a h i r t e H a r n b l a s e. Die Nieren waren sehr hyperämisch. Die Milz erschien normal, das Pankreas blass. Die Leber war stellenweise gelb gefleckt. Die Gallenblase war mit dunkler Galle erfüllt. Im Unterhautbindegewebe und im Netz fand sich noch viel Fett. Die Muskeln waren auffallend dunkel.

Aus den vorstehenden Versuchen geht hervor, dass das Blut der Wiederkäuer (Schaaf und Kalb) durch Transfusion in die Venen eines Hundes allerdings das durch Hämorrhagie erloschene Leben wieder zurückrufen, die Nerven- und Muskelthätigkeit, sowie die Respiration und Wärmeproduction wieder beleben kann — aber nur für kurze Zeit. Das injicirte fremde Blut erregt zwar bei der Injection keine besonderen Symptome, wird aber wieder ausgestossen, theils durch Hämorrhagie, theils durch Auflösung der Blutkörperchen. Die Zersetzungsprodukte, unter denen sich nicht Harstoff befindet, bringen ernstliche Störungen hervor, die bei Anwendung geringer Mengen des fremden Blutes und bei hinreichender Menge des eigenen überstanden werden können, die aber bei grösseren Mengen fremden und bei grösserem Mangel eigenen Blutes zum Tode führen, bald unter Erscheinungen eines stillen Hinsterbens, bald unter denen der Hirnreizung. Remplacement von etwa $\frac{1}{6}$—$\frac{1}{7}$ der Blutmasse bewirkte den Tod nach circa 30 Stunden, die Substitution von etwa $\frac{3}{5}$ der Blutmasse führte schon in $3\frac{1}{2}$ Stunden zum Tode, $\frac{1}{9}$—$\frac{1}{10}$ der Blutmasse rief zwar ernstliche Erkrankung hervor, ohne indessen einen tödtlichen Ausgang zu bedingen. Weder Kohlensäurereichthum und Armuth an Sauerstoff (venöse Beschaffenheit des Blutes), noch Ueberfüllung des Gefässsystems, noch der Faserstoff, noch irgend welche andere abnorme Beschaffenheit des Blutes, als eben die, dass es von einer anderen Thierart herrührte, konnte bei diesen Versuchen als Ursache der krankhaften Symptome und des tödtlichen Ausganges in Betracht kommen.

Die durch vorstehende Untersuchung gewonnenen Resultate lassen sich in zwei Klassen bringen, nämlich in solche, die für die Physiologie von Bedeutung sind, und in solche, die für die Praxis Interesse haben.

In physiologischer Beziehung dürften die wichtigsten Resultate dieser Untersuchungsreihe folgende sein:

1. Die Entfernung des Faserstoffs oder die Defibrination des Blutes hat an und für sich keine merklichen Störungen zur Folge, selbst wenn das ursprüngliche, faserstoffhaltige Blut durch gequirltes Blut eines anderen Individuums derselben Art substituirt wird. Die Defibrination an und für sich ruft namentlich nicht die

von Magendie angegebenen Blutstockungen und Ausschwitzungen hervor, die diesen Forscher zu dem Schlusse veranlassten, dass der Faserstoff den Durchgang des Blutes durch die Capillaren befördere. Es müssen also bei Magendie's Versuchen besondere Nebenumstände zu diesem irrigen Resultate geführt haben.

2. Die Entfernung eines grossen Theiles des normal im Blute vorhandenen Faserstoffs hat keinen merklichen Einfluss auf die Grösse der Harnstoffausscheidung. Also ist die Hypothese, der zufolge der Faserstoff des Blutes das Material für den Harnstoff abgeben sollte, unbegründet.

3. Der Faserstoff wird bald vollständig reproducirt, und wenigstens 48 Stunden nach Entfernung der grössten Menge dieser Substanz aus dem Blute ist die normale Menge desselben wieder vorhanden; bei accidentell hinzutretender Entzündung wird aber in gleicher Zeit ein Quantum gebildet, welches das normale Maass weit übersteigt. Diese Reproduction des Faserstoffes wird nicht dadurch beeinträchtigt, dass der grösste Theil des dem Thiere ursprünglich eigenen Blutes durch gequirltes Blut eines anderen Individuums derselben Art substituirt wird.

4. Da das seines Faserstoffes beraubte Blut nicht nur die durch Blutverlust verloren gegangenen Lebenseigenschaften des Nervensystems vollständig und bleibend zu restituiren und zu erhalten vermag, sondern auch (bezüglich der Ernährung der Gewebe, selbst des Wachsthums bei jungen Thieren, sowie bezüglich der Verdauung, der Respiration, der Wärmebildung und der Absonderungen) das ursprüngliche, faserstoffhaltige Blut vollkommen zu ersetzen vermag, so kann der Faserstoft für diese Functionen keine wesentliche Rolle spielen. Die von mir schon 1851 ausgesprochene und später besonders durch Virchow, zur Geltung gebrachte Ansicht, dass der Faserstoff nur ein Nebenprodukt der Zellenbildung und Gewebsernährung sei, der secundär ins Blut hineinkomme, nicht aber, wie z. B. Vogel wollte, das Material sei, woraus die Gewebe gebildet werden, scheint somit durch diese ganze Versuchsreihe wesentlich gestützt zu werden.

5. Die im gequirlten Blute enthaltenen, mit Sauerstoff gesättigten Blutkörperchen vermögen, auch wenn sie von einem anderen

Individuum derselben Species herrühren, die durch Blutverlust verloren gegangenen Lebenseigenschaften des Nervensystems vollständig zu restituiren, wenn nur kurze Zeit nach dem Erlöschen der Lebenserscheinungen durch den Blutverlust verstrichen ist.

6. Da es möglich ist, die ganze Blutmasse eines Thieres, wenigstens bis auf etwa 3 pro mille, durch gequirltes Blut eines anderen Thieres zu verdrängen und zu ersetzen, ohne dass die normalen Functionen des Organismus dadurch aufgehoben, ja ohne dass sie wesentlich gestört werden, so können also auch die für diese Functionen jedenfalls sehr wesentlichen rothen Blutkörperchen in einen anderen thierischen Organismus derselben Art transplantirt, d. h. so in denselben übertragen werden, dass sie in normaler Weise fortfunctioniren, wie die eigenen, dem Thiere ursprünglich angehörigen Blutkörperchen.

7. Das transplantirte, fremde Blut vermag nicht nur das dem Thiere ursprünglich angehörige Blut bezüglich aller Functionen, der Erhaltung der Nerven- und Muskelthätigkeit, der Ernährung, der Verdauung, der Respiration, der Wärmebildung und der Absonderungen vollkommen zu substituiren, sondern es scheint sich auch ebenso lange lebensfähig zu conserviren, wie das normale Blut und schliesslich in derselben normalen Weise wie dieses zu zerfallen. Dieses lässt sich aus dem Umstande schliessen, dass keinerlei abnorme Ausscheidungsprodukte das normale Fortbestehen der gewöhnlichen Absonderungen und der übrigen Functionen stört, und bezüglich der rothen Blutkörperchen auch aus dem Umstande, dass der Gehalt des transplantirten Blutes an rothen Blutkörperchen durchaus nicht grösseren Schwankungen zu unterliegen scheint, als wenn das Thier mit den ihm ursprünglich eigenen Blutkörperchen fortfunctionirt, ja dass dieser Gehalt, nachdem der grösste Theil des Blutes durch fremdes gequirltes Blut substituirt ist, sich mehrere Tage lang unverändert erhalten kann.

8. Die Verminderung der ursprünglichen, normalen Blutmenge durch Blutentziehungen oder durch einen Bluttausch, bei welchem mehr Blut entleert als wieder injicirt wird, gleicht sich sehr bald aus, theils durch den Lymphstrom, theils durch Aufsaugung von Wasser vom Darm aus.

9. Das Maass der durch längere Inanition auf eine für mehrere Tage ziemlich constante Grösse herabgebrachten Harnstoffsecretion wird nicht dadurch verändert, dass ein grosser, ja der grösste Theil des dem Thiere ursprünglich eigenen Blutes durch gequirltes Blut eines Thieres derselben Art substituirt wird, und die von der Diät abhängigen Veränderungen der Harnstoffausscheidung treten in derselben Weise und in demselben Umfange ein, nachdem der grösste Theil des Blutes durch fremdes gequirltes Blut eines Thieres derselben Art verdrängt und ersetzt ist, wie vorher.

10. Auch das Maass der Perspiratio insensibilis scheint nicht durch die Substitution eines grossen Theiles des Blutes durch fremdes gequirltes Blut eines Thieres derselben Art alterirt zu werden, doch sind die Untersuchungen noch specieller auf diesen Punkt zu richten.

11. Durch das gequirlte Blut der Wiederkäuer (Schaaf oder Kalb) ist man allerdings im Stande, die durch Verblutung aufgehobenen Functionen des Nervensystems, der Respiration und der Wärmebildung bei Hunden wieder hervorzurufen, aber nur vorübergehend, indem das transplantirte, fremde Blut im Organismus der anderen Thierart zerfällt und in aufgelöstem Zustande wieder durch den Harn und Darm, sowie in das Parenchym und in die serösen Höhlen des Körpers ausgeschieden wird.

12. Zu den Zersetzungsprodukten des Blutes der Wiederkäuer im Kreislaufe eines Fleischfressers zählt nicht der Harnstoff, ja die Harnstoffsecretion wird durch dieselben ganz unterdrückt. Die Meinung Bischoff's, dass der Harnstoff nicht direkt aus dem Blute, sondern aus den Geweben des Körpers gebildet werde, scheint durch diese ganze Versuchsreihe wesentlich gestützt zu werden.

Für die praktische Anwendung der Transfusion als Heilmittel bei Menschen glaube ich folgende Resultate aus der vorliegenden Untersuchung ableiten zu dürfen:

1. Gequirltes Blut verdient bei der Transfusion unbedingt den Vorzug vor dem ungequirlten venösen Blute, a) weil die offenbaren und verborgenen Gefahren der Uebertragung von Gerinnseln bei der Transfusion dadurch vermieden werden, b) weil das gequirlte Blut

durch seinen grösseren Sauerstoffgehalt wirksamer ist, als venöses Blut, c) weil diejenigen Gefahren, welche der grössere Kohlensäurereichthum des venösen Blutes bedingt, dadurch vermieden werden, d) weil bei Anwendung des gequirlten Blutes, ohne in der Ausführung irgend welchen Zeitverlust zu verursachen, die Vollendung der Operation niemals durch zu frühzeitige Gerinnung des Blutes vereitelt wird, selbst wenn man grössere Blutmengen anwenden will, und endlich e) weil die Anwendung des gequirlten Blutes durch die Abwesenheit des Faserstoffs durchaus nicht besondere, etwa durch Anwendung venösen Blutes zu vermeidende Gefahren bedingt.

2. Es ist nur statthaft gesundes Menschenblut zur Transfusion bei Menschen zu verwenden. Denn obgleich ältere Versuche darzuthun scheinen, dass das Blut nahe verwandter Thierarten mit Erfolg transplantirt werden und bleibend im neuen Organismus fortfunctioniren kann, z. B. Kalbsblut im Lamm (Rosa) und Pferdeblut im Esel (Edwards), und obgleich die durch Blutung erloschenen Lebenseigenschaften eines Säugethieres auch durch Transfusion des gequirlten Blutes einer anderen, demselben ferner stehenden Säugethierart wieder hervorgerufen werden können, so steht doch sehr zu befürchten, dass dieser Erfolg, wie bei Hunden durch das Blut von Lämmern oder Kälbern, nur ganz vorübergehend sein würde, und dass die Zersetzung und Ausscheidung des fremden Blutes secundär wiederum Gefahr bringen und den Tod zur Folge haben würde.

3. Auch durch Eis gleich nach der Entleerung abgekühltes und kalt gehaltenes gequirltes Blut, das unmittelbar vor der Anwendung wieder zur Körpertemperatur erwärmt wurde, erwies sich zur Transfusion vollkommen brauchbar. Es könnte daher z. B. in der Militairchirurgie vielleicht in Frage kommen, ob diese Conservationsmethode nicht in Betracht kommen könnte, obgleich man natürlich ganz frisch entleertem, gequirltem Blute den Vorzug geben würde.

4. Man braucht, wenn die Zeit drängt und eine Verzögerung Gefahr droht, nicht ängstlich bemüht zu sein, das zur Transfusion anzuwendende Blut vollkommen zur Körpertempe-

ratur zu erwärmen, da das gequirlte Blut, selbst bei mässig warmer Lufttemperatur, die Thiere ohne schädliche Nachwirkung ebenso gut restituirt. Erst wenn die Temperatur des Blutes etwa unter 16° R. (20° C.) gesunken ist, tritt bei der Transfusion Schüttelfrost auf, der jedoch bald und, wie es scheint, ohne schädliche Folgen vorübergeht.

5. Bei der wegen starker Blutverluste vorgenommenen Transfusion braucht man sich nicht immer darauf zu beschränken, die Indicatio vitalis zu erfüllen, indem man nur so geringe Blutmengen transfundirt, dass die Lebenskräfte nur eben wiederkehren, sondern man kann wohl in den meisten Fällen die Reconvalescenz mit ihren Gefahren durch Anwendung einer grösseren Blutmenge bedeutend abkürzen. Denn die erloschenen oder beinahe erloschenen Kräfte steigen in dem Maasse, als die Blutmenge und der Reichthum an Blutkörperchen sich der Norm nähert; das transfundirte Blut wird ferner wirklich transplantirt und functionirt im neuen Organismus derselben Art ebenso gut und ebenso lange, wie das ursprüngliche Blut, ohne abnorme Zersetzungsprodukte zu liefern, deren Folgen zu befürchten wären; der Uebertragung einer beliebig grossen Blutmenge steht aber (sofern dieselbe zu haben ist) bei Anwendung gequirlten Blutes auch kein Hinderniss bezüglich der Ausführung entgegen.

6. Indem man jedoch durch Anwendung einer grösseren Blutmenge sich bemüht, das Maass und den Reichthum des Blutes möglichst zur Norm zurückzuführen, und dadurch die Kräfte des Kranken möglichst vollständig zu restituiren, muss man sich sehr sorgfältig hüten a) dass man nicht das Gefässsystem über die Norm hinaus fülle und b) dass man nicht die Herzthätigkeit durch zu schnelles Injiciren störe. Die Ueberfüllung des Gefässsystems, deren Gefahren schon die ältesten Beobachter erkannten, macht sich besonders im Venensystem und in den Capillaren bemerkbar, wenn zugleich die Herzthätigkeit gestört wird. Durch Ueberfüllung und Ausdehnung des rechten Atriums kann leicht Herzlähmung und Tod erfolgen, und die Steigerung des Blutdruckes in den Venen kann bei gestörter Herzthätigkeit auch alsdann zu Blutungen in den inneren Organen führen, wenn

der arterielle Druck (durch Schwächung oder Unregelmässigkeit der Herzthätigkeit) stark gesunken ist, oder starken Schwankungen unterliegt. Um sich hiergegen möglichst zu sichern, muss man sehr langsam injiciren, dabei den Puls, namentlich bezüglich seiner Spannung, genau beobachten und es ist überdies rathsam, am anderen Arm eine Vene zu öffnen, aus der das Blut bei steigender Spannung im Venensystem frei abfliessen kann. Dieses ist besonders alsdann wichtig, wenn die Transfusion wegen mehr chronischer Blutungen vorgenommen wird, weil alsdann die Blutmenge durch den Lymphstrom und durch Wasseraufnahme wieder nahezu normal geworden sein wird, und weil man alsdann durch die Transfusion nicht sowohl die Indication hat, das normale Quantum des Blutes bezüglich seines Volums, als vielmehr den durch die Blutung ausserordentlich gesunkenen Gehalt des Blutes an rothen Blutkörperchen wieder herzustellen. Man hat somit bei chronischen, langsam erfolgenden Verblutungen nicht einfach das Quantum des Blutes durch Injection von neuem, gequirltem Blute eines anderen Menschen zu vermehren, sondern vielmehr eine Substitution des Blutes vorzunehmen, indem man das eigene, durch die Blutung an Blutkörperchen viel zu arm gewordene Blut in demselben Verhältniss abfliessen lässt, als man das neue, gequirlte, bezüglich seines Blutkörperchengehalts reiche und normale Blut in den Körper überströmen lässt. Nur bei sehr acuten Blutungen ist die einfache Injection ohne gleichzeitige Blutentziehung indicirt, weil nur da wirklich die Blutmenge und nicht, wie bei den langsamen Blutungen, nur die Blutkörperchenmenge vermindert ist. Selbst bei sehr acuten Blutungen dürfte es jedoch zweckmässig sein, sich gegen Ueberfüllung der Venen durch Oeffnen einer Vene am anderen Arm zu sichern, weil die Wiederanfüllung des Gefässsystems mit einer wässrigen Flüssigkeit durch die Aufsaugung und durch den Lymphstrom so überaus rasch erfolgt.

7. Man darf nicht den letzten Augenblick für die Ausführung der Transfusion abwarten, weil die Erschütterung, welche die Störung der Ernährung des Nervensystems bei den Ohnmachten und Krämpfen bewirkt, die grössten Gefahren bedingt. Während die Substitution des fremden Blutes an sich gefahrlos ist und all-

mälig, in kleineren Reprisen bis auf die letzten Blutreste bei Thieren ohne irgend welche Störung ausgeführt werden kann, wird die Herstellung bei zu starken, auf einmal erfolgten Blutentziehungen und Blutverlusten immer zweifelhafter je weiter sie gehen und je öfter sie wiederkehren. Eine jede Ohnmacht und eine jede Erschütterung des Nervensystems vermindert in starkem Maasse die Hoffnung eines günstigen Erfolges.

8. Die Gefahren der Transfusion oder Substitution frischen, gesunden, gequirlten Blutes eines Individuums derselben Art, anstatt des verloren gegangenen Blutes, und namentlich anstatt der verloren gegangenen Blutkörperchen, hängen allerdings nur von Nebenumständen, nicht von der Substitution des fremden Blutes an und für sich und von dem früher so gefürchteten Zerfall desselben im neuen Organismus ab; es ist aber diese Operation eben wegen der zahlreichen bedenklichen Nebenumstände doch keineswegs ganz gefahrlos. Die Hauptgefahren, welche von zu schneller Injection, von Ueberfüllung und Ausspannung des Gefässsystems, besonders des rechten Vorhofs, der Venen und Capillaren, und von den zu starken Erschütterungen des Nervensystems durch zu starke, auf einmal vorgenommene Blutentziehungen abhängen, lassen sich zwar, wenigstens grösstentheils, vermeiden; ebenso ist Einspritzung von Luft bei vorsichtigem Operiren nicht zu besorgen; es bleiben aber doch noch immer nicht nur die Gefahren einer Phlebitis, die wohl nicht gerade sehr gross sind, sondern auch wohl noch andere, bisher nicht näher gekannte Umstände übrig, welche einen unglücklichen Ausgang herbeiführen können. Es ist daher die Substitution des Blutes schon in solchen Fällen nicht ohne Bedenken anzuwenden, wo die Ursache des Mangels rother Blutkörperchen in irgend einem Fehler der Blutbereitung liegt, und noch weniger in solchen Fällen zu empfehlen, wo das Blut durch irgend einen Krankheitsstoff abnorm geworden ist, der immer wieder, z. B. von den Geweben her reproducirt wird, und der daher das neue, substituirte Blut binnen kurzer Frist wieder verunreinigen würde. Dass aber weder die Transfusion allein (ohne Blutentziehung), noch die Substitution desselben (mit Blutentziehung) in denjenigen Fällen Anwendung findet, wo ein scheinbarer Blut- und Blutkörperchenmangel durch Inanition entstanden

ist, das geht zur Genüge aus der nachfolgenden Untersuchungsreihe hervor. Bei grosser Verarmung des Blutes durch Eiterungen würde man durch einfache Einspritzung des neuen Blutes eine gefährliche Ueberfüllung des Gefässsystems zu besorgen haben, wenn man nicht gleichzeitig einen entsprechenden Theil des an Blutkörperchen viel zu arm gewordenen Blutes entzöge, die grosse und langdauernde Schwächung und Erschöpfung des Nervensystems würde aber den Erfolg in diesen Fällen gewiss immer sehr zweifelhaft machen. Vorzugsweise oder ausschliesslich scheint mir daher die Anwendung dieser Operation auf direkte starke Blutungen zu beschränken zu sein. Nur bei sehr acuten Blutungen, wie sie bei Entbindungen und in der Militairchirurgie vorkommen, kann man sicher sein, dass das Quantum des Blutes quoad spatium wirklich vermindert ist, und nur in diesen Fällen darf man sich damit begnügen, das neue Blut einfach einzuspritzen. Bei langsamer erfolgender Verblutung und bei chronischen Blutverlusten ist es, um eine Ueberfüllung des Gefässsystems zu verhindern, durchaus indicirt, gleichzeitig mit der Transfusion einen der zu injicirenden Blutmenge entsprechenden Antheil des durch die Verdünnung und namentlich durch den enormen Verlust an Blutkörperchen zur Unterhaltung der Functionen untauglich gewordenen eigenen Blutes zu entleeren. Da man also wohl niemals Blut transfundiren darf, ohne dass absichtlich oder, wie es gewöhnlich geschieht, unabsichtlich ein wenigstens ebenso grosses Quantum des eigenen Blutes entleert wird, so wäre es eigentlich am richtigsten, die in Rede stehende Operation Substitution des Blutes zu nennen, anstatt wie bisher nur von der Transfusion zu reden.

III.

Experimentelle Untersuchungen über die Veränderungen der Mengenverhältnisse des Blutes und seiner Bestandtheile durch die Inanition.

Bei den Untersuchungen über die Physiologie des vegetativen Lebens im gesunden und kranken Zustande genügt es meist nicht, die Verhältnisse in einer einzelnen Beziehung an einigen Individuen und in einer anderen Beziehung an anderen Individuen zu verfolgen, weil eben die individuellen Compensationsverhältnisse hier so mannigfaltig variabel sind, dass die Gesetze des Stoffwechsels sich bei einer solchen Untersuchungsweise der Wahrnehmung des Forschers meist ganz entziehen. Die Harnanalysen z. B. bekommen erst ihre volle Bedeutung, wenn man sie in ihrem Verhältniss zur Nahrungsaufnahme, zur Respiration, zur Gewebsernährung, zu den übrigen Secretionen, zur Zusammensetzung des Blutes und zur Blutmenge gleichzeitig bei demselben Individuum untersucht. Da es aber für den einzelnen Forscher nicht möglich ist, den Einzelfall nach allen diesen Seiten hin vollständig zu bearbeiten, weil die Zeit dafür immer viel zu kurz wird, so muss man, sofern man nicht seine Kräfte durch Association tüchtiger und zuverlässiger Mitarbeiter verstärken kann, theils suchen die Complication geringer zu machen, z. B. indem man das Moment der Nahrung dadurch ausschliesst, dass man die Thiere durch eine bestimmte, mehr oder weniger lange Inanitionsdauer darmleer macht, theils muss man aber seine Untersuchung auf solche Verhältnisse beschränken, die zunächst mit einander in solidarischem Zusammenhange stehen. So ermöglichte z. B. in neuerer Zeit bekanntlich die Berücksichtigung des solidarischen Zusammenhanges der Harnstoffsecretion mit der Nahrungsaufnahme und mit der Gewebsernährung die Feststellung sehr wichtiger Gesetze des allgemeinen Stoffwechsels. Ja schon durch die Berücksichtigung der 24stündigen Harnmenge neben der quantitativen Untersuchung des Harnstoffs im Harn unter bestimmten Lebensverhältnissen und bei verschiedenen Krankheiten wurden wichtige Verhältnisse aufgedeckt, die früher, als man sich mit der procentischen Analyse begnügte, nicht an den Tag kommen konnten.

In einem ganz ähnlichen solidarischen Zusammenhange wie die Menge des in 24 Stunden ausgeschiedenen Harns zur procentischen Zusammensetzung dieses Secrets, steht nun aber offenbar die Blutmenge zur quantitativen Blutanalyse. Denn wenn man bei der Analyse ein concentrirtes, an Blutkörperchen reiches Blut findet, so könnte dieses entweder nur von einer reichlichen Wasser- oder Serumabscheidung und einer dadurch bewirkten Verminderung der Blutmenge abhängen, oder aber es könnte das Blut wirklich und absolut reicher geworden sein, wenn nämlich die Blutmenge unverändert geblieben wäre — und umgekehrt: ein an festen Bestandtheilen armes Blut könnte diese Beschaffenheit entweder dem Umstande verdanken, dass die Blutmasse durch Wasseraufnahme vermehrt wurde, bei gleich gebliebener absoluter Menge der festen Theile, oder aber es könnte wirklich die Menge der festen Theile geringer geworden sein, bei gleich gebliebener Blutmenge. Der Werth aller quantitativen Blutanalysen für Theorie und Praxis ist somit ganz und gar von der Frage über die Grösse der Schwankungen der Blutmenge unter den verschiedenen Lebensverhältnissen abhängig. Da man nun aber a priori vermuthen kann, und manche Erfahrungen wirklich dafür zu sprechen scheinen, dass die bedeutendsten Schwankungen der Blutmenge durch die Verhältnisse der Nahrungsaufnahme bedingt werden, namentlich dass sie durch die Inanition sehr sinkt, und da ferner ein ähnlicher Einfluss der Nahrungsaufnahme und der Inanition auf die quantitative Zusammensetzung des Blutes a priori vermuthet werden kann und durch manche Erfahrungen wahrscheinlich gemacht zu werden scheint, so ist es durchaus nöthig, vor Allem gerade diesen Einfluss der Nahrungsaufnahme auf die Blutmenge und auf die Zusammensetzung des Blutes in Angriff zu nehmen, wenn man sich der Hoffnung hingeben will, auf diesem Wege zu einer wesentlichen Ausbeute zu gelangen. Gewiss wäre es nun auch sehr wünschenswerth in den Einzelfällen die Verhältnisse der Harnstoffausscheidung, der Respirationsverhältnisse und der übrigen Ausscheidungen zugleich zu verfolgen, aber andererseits liegen, namentlich bezüglich der Harnstoffausscheidung, so wohl constatirte Resultate des Einflusses der Inanition vor, dass der Ausfall dieser Seite der Untersuchung weniger wesentlich erscheint.

Berücksichtigt man nun zunächst das bisher schon vorliegende wissenschaftliche Material, so stösst man auf die grössten Widersprüche, die durchaus nicht durch eine einfache Kritik zu beseitigen sind, und zwar sowohl bezüglich der quantitativen Veränderungen der einzelnen Blutbestandtheile durch die Inanition, als auch bezüglich der normalen Blutmenge und endlich bezüglich des Einflusses der Inanition auf die Blutmenge:

Chossat*) gibt freilich nur im Allgemeinen, ohne Analysen mitzutheilen, an, dass er das Blut verhungernder Thiere sehr dünn und serös gefunden habe. Hiermit stimmen die Angaben von Andral-Gavaret und von Delafond**) gut überein, denen zufolge der Blutkörperchenreichthum bei den kräftigsten Thieren durchschnittlich am grössten ist. Wenn im Mittel als Ausdruck für die Blutkörperchenmenge im Schafblut 93 gefunden wurde, so ergab sich im Blute recht schöner und kräftiger Schafe 101 — 110 und für das schönste Schaf der ganzen Heerde wurde 123 gefunden. Bei einem sehr kräftigen Hunde wurde als Ausdruck für die Blutkörperchenmenge 176 gefunden, während sonst bei Hunden 136 bis 165 als Ausdruck für die Blutkörperchenmenge gefunden wurde. Auch die klinischen Blutuntersuchungen haben, besonders bei Berücksichtigung der ausserordentlichen Uebereinstimmung der Symptome bei Verdünnung des Blutes durch Blutentziehungen und vieler bei der Inanition zu beobachtenden Erscheinungen, allgemein die Meinung

*) Recherches expérimentales sur l'inanition. Mémoires de l'académie royale des sciences T. VIII des savants étrangers. Paris, 1843.

**) Annales de chimie et de phys. 1842; 3e série. T. 5.

begründet, dass das Blut bei der Inanition ausserordentlich arm an festen Bestandtheilen, besonders aber an Blutkörperchen werde, Besonders stark scheint dieses in ein Paar von Andral und Gavaret *) mitgetheilten Analysen ausgesprochen zu sein, welche Kranke mit Cancer ventriculi betrafen. Bei einem solchen Kranken, der Alles erbrach, ohne jedoch Blutbrechen gehabt zu haben, fanden sich nur 125 pr. m. feste Theile und darin nur 49,1 pr. m. Blutkörperchen, während Andral-Gavaret's Normalzahl für die Blutkörperchen 127 pr. m. ist. Die organischen Stoffe des Serums waren in fast normaler Menge vorhanden. Bei einem zweiten Kranken mit Cancer ventriculi, der fast Alles erbrach, fanden sich 76,7 pr. m. Blutkörperchen. Der Einfluss der Nahrungsentziehung scheint noch dadurch stärker hervorzutreten, dass die Krankheit an und für sich nicht diese Wirkung auf das Blut zu haben schien, da die Untersuchung des Blutes eines dritten Kranken mit Cancer ventriculi, der aber nicht Alles erbrach, 219,2 pr. m. feste Theile und 130,6 pr. m. Blutkörperchen ergab, also mehr als das normale Mittel. Für die Meinung, dass die Menge der Blutkörperchen durch langdauernde Inanition sehr stark abnehme, spricht dann auch noch eine Mittheilung von Vierordt **), der bei einem Murmelthiere während des Winterschlafes die Menge der Blutkörperchen nach der von ihm angegebenen Zählungsmethode bestimmte. Er fand nämlich die Zahl der Blutkörperchen in 1 Cubikmillimeter Blut am 1. November = 7748000, am 5. Januar = 5100000 und am 4. Februar = 2355000. Inwiefern aber dieses Verhältniss bei dem winterschlafenden Murmelthier und den Winterschläfern überhaupt constant ist oder von zufälligen Nebenumständen abhing, und inwiefern man ferner berechtigt ist bei dem Winterschlaf, der doch in so vielfachen Beziehungen ein Ausnahmszustand ist, gerade die Inanition als das für eine solche Abnahme der Blutkörperchen maassgebende Moment zu betrachten, das Alles wird freilich nicht erörtert.

*) Annales de chimie 1840. 2e série. T. 75.

**) Vierordt, Beiträge zur Physiologie des Blutes. Archiv für physiologische Heilkunde 1854. T. XIII. S. 409.

Mit diesen Angaben und mit der durch dieselbe begründeten Annahme stimmen aber die von Magendie, Simon, Collard de Martigny und Arnold mitgetheilten Analysen durchaus nicht überein.

Magendie*) liess eine 9jährige, mit Rotz behaftete Stute zu Tode hungern, indem ihr alle feste Nahrung vollständig entzogen ward, während ihr nur alle 24 Stunden 6 Litres Wasser gereicht wurden. Sie erlag am 24. Tage. Die Blutanalyse während dieses Versuches ergab in 1000 Theilen:

	nach 6tägigem Hungern.	nach 8tägigem Hungern.	nach 15tägigem Hungern.	nach 17tägigem Hungern.
an festem Rückstand . .	178,33	191,120	197,08	244,479
an trockenen Blutkörperchen	86,96	86,51	97,61	161,89
an Fibrin	3,45	2,23	6,91	6,09
an Eiweiss und Salzen . .	87,92	102,46	92,79	76,81

Diese Analysen wurden von dem Chemiker Leconte ausgeführt.

Ein von Simon **) ebenfalls an einem mit Rotz behafteten Pferde angestellter Versuch ergab ebenfalls eine Zunahme der festen Theile und namentlich der Eiweissstoffe des Serums, aber eine Abnahme der Blutkörperchenmenge, die freilich nach der Simon eigenthümlichen, sehr unvollkommenen Methode bestimmt wurde. Er fand nämlich:

	festen Rückstand	Fibrin	Albumin	Hämatoglobulin
zu Anfang	182,1	5,1	62,14	96,1
nach 4tägigem Hungern	191,191	9,011	103,74	58,96

in 1000 Theilen Blut. — Collard de Martigny***) fand bei seinen Untersuchungen an 3 Kaninchen desselben Wurfes in 119 Gran Blut:

*) Leçons faites au Collège de France pendant le semestre d'hiver 1851—1852. Paris, 1852. p. 29—33.

**) Simon, Physiologische und pathologische Anthropochemie. Berlin, 1842. S. 235.

***) Collard de Martigny: Recherches expérimentales sur les effets de l'abstinence complete etc. sur la quantité du sang et de la lymphe (Magendie, Journal de physiol. T. 8. p. 152—210).

	Eiweissstoffe und Blutkörperchen	Fibrin	Wasser u. Salze
bei dem normal gefütterten K.	10,2 Gr.	2,5	106,3
bei dem 2ten K. nach 5tägigem Hungern und Dursten	12,6 Gr.	1,9	104,5
bei dem 3ten K. nach 11tägigem Hungern und Dursten	13,79 Gr.	0,97	104,24

Bei einem Hunde fand er in 112 Gran Blut vorher 15,4 Eiweissstoffe und Blutkörperchen, 3,2 Fibrin und 93,4 Wasser und Salze, nach 36tägigem Hungern und Dursten bei demselben Thiere aber, ebenfalls in 112 Gr. Blut, 23,9 Eiweissstoffe und Blutkörperchen, 1,1 Fibrin und 87 Gr. Wasser und Salze. Bei einem anderen Hunde in 125 Gr. Blut vorher 17,4 Eiweissstoff und Blutkörperchen, 3,7 Fibrin und 103,8 Wasser und Salze, nach 10tägigem Hungern in derselben Blutmenge 21,3 Gr. Eiweiss und Blutkörperchen, 2,9 Fibrin und 100,8 Wasser und Salze. Arnold fand bei Versuchen über die Wirkung des Salmiaks, wobei die Thiere den Appetit so verloren, dass sie als hungernd betrachtet werden konnten, einmal vorher 46,56 pCt. Cruor, 53,48 pCt. Serum und 0,48 pCt. Fibrin, nach 10tägiger Appetitlosigkeit 56,65 pCt. Cruor, 43,35 pCt. Serum und 0,41 pCt. Fibrin. Ein anderes Mal vorher 53,44 Cruor, 46,56 Serum und 0,77 Fibrin; nach 13tägiger Appetitlosigkeit 46,03 Cruor, 53,97 Serum und 0,52 pCt. Fibrin. Die Menge der Lymphe, welche die Lymphgefässe erfüllt, soll während der 10—12 ersten Hungertage sehr stark zunehmen, und die Chylusgefässe werden dabei nicht leer. Nachher soll die Menge abnehmen. Auch soll die Lymphe concentrirter werden. Vorher betrug die Eiweiss-, Fett- und Farbstoffmenge 57 pro mille, die Menge des Fibrins 3 und die Menge des Wassers und der Salze 940 pro mille; nach 9tägigem Hungern fanden sich 62,8 pro mille Eiweiss, Fett und Farbstoff, 5,8 Fibrin und 931,4 pro mille Wasser und Salze; nach 21tägigem Hungern 60 pro mille Eiweiss, Fett und Farbstoff, 3,2 pro mille Fibrin und 936,8 pro mille Salze und Wasser. Chevreul fand, damit in Uebereinstimmung, nach mehrtägigem Hungern in der Lymphe 61 pro mille Eiweiss, Fett- und Farbstoff, 4,2 Fibrin und 934,8 pro mille Wasser und Salze.

Dieser Mangel an Uebereinstimmung der Resultate, welche bezüglich der Blutkörperchenmenge besonders in **Magendie's** Versuche hervortritt, würde allerdings auf leichte Weise dadurch beseitigt werden können, dass man die letztangeführten Versuche auf irgend einem Irrthum in den Analysen bezöge, ein solches Verfahren bleibt aber immer achtbaren Forschern gegenüber sehr misslich. Ueberdies bin ich von der Zuverlässigkeit der von **Leconte** angestellten Untersuchung und von der in diesem Falle vorhandenen Unmöglichkeit einer Verwechselung, nach den von ihm mir mündlich gemachten Mittheilungen, persönlich vollkommen überzeugt. Um so auffallender bleiben also die angeführten Widersprüche bezüglich des Einflusses der Inanition auf die Zusammensetzung des Blutes.

Nicht geringer sind aber die Widersprüche bezüglich des Einflusses der Inanition auf die Gesammtblutmenge. Dieses kann nun allerdings weniger befremden, da die Bestimmung der Blutmenge überhaupt, auch für den normalen Zustand, recht misslich erscheint.

Herbst *) bestimmte die Blutmenge, welche bei dem Verbluten aus der Carotis und Jugularis ausfliesst, fand dabei aber sehr grosse Verschiedenheiten, bei Hunden z. B. von $4\frac{1}{2}$ — 8 pCt. des Körpergewichts. Er fand die Menge auf diese Weise ungefähr am grössten beim Ochsen (c. $\frac{1}{12}$) und am kleinsten bei Hühnern ($\frac{1}{31}$ — $\frac{1}{83}$), sehr klein auch bei Kaninchen (c. $\frac{1}{24}$), was ziemlich mit den älteren Resultaten Anderer übereinstimmt. Er betrachtet diese Methode, obgleich er ihre Unvollkommenheiten anerkennt, doch noch als weit besser als diejenige, die Blutmenge durch die aufgenommene Injectionsmasse zu bestimmen u. dergl. **Falk** bediente sich 1854 noch derselben Methode und fand bei 8 jüngeren Teckelhunden die Blutmenge = 4,55—6,15 pCt. des Körpergewichts. **Heidenhain** **) fand, wie zu erwarten war, dass die Menge des auf diese Weise erlangten Blutes sehr viel grösser wird,

*) E. F. G. Herbst, Comment. historico-critica et anat.-physiol. in qua de sanguinis quantitate etc. demonstratio tentata est. Göttingen, 1822. 4te. 59 pp.

**) Disquisitiones criticae et experimentales de sanguinis quantitate in mammalium corpore exstantis. Halis, 1857. 4te. 36 pp.

wenn man nicht nur diejenige Menge sammelt, die frei aus den Gefässen ausfliesst, sondern auch durch Drücken, Kneten und Streichen das im Körper noch zurückgebliebene Blut zu gewinnen sucht, dass aber die durch diese letzteren Manipulationen gewonnene Menge sehr variabel ist. Bei Kaninchen erlangte er durch freies Ausfliessen des Blutes $\frac{1}{25}$ — $\frac{1}{36}$ des Körpergewichts, kam aber die durch Drücken und Kneten gewonnene Menge hinzu, so erhielt er $\frac{1}{15}$ — $\frac{1}{20}$ des Körpergewichts. Bei Hunden erlangte er durch freies Ausfliessen nur $\frac{1}{20}$ — $\frac{1}{39}$, im Mittel $\frac{1}{28}$, wenn aber die durch Drücken und Kneten gewonnene Menge hinzukam $\frac{1}{12}$—$\frac{1}{18}$, im Mittel $\frac{1}{13}$—$\frac{1}{14}$ des Körpergewichts. Die Menge des freiwillig ausgeflossenen zu der Gesammtmenge, in welche auch das durch jene nachträglichen Manipulationen gewonnene Quantum einbegriffen war, wechselte wie 1 : 1,5 und 1 : 2,5. Die Menge des freiwillig ausfliessenden Blutes steht offenbar in genauem Zusammenhange mit dem Zeitpunkte, wo das Herz seine Thätigkeit einstellt, und hiervon dürfte es grossentheils abhängen, dass die Vögel bei ihrer Verblutung so wenig Blut liefern. Die Methode leidet aber noch an anderen sehr wesentlichen Mängeln, obgleich man den grössten Theil des Blutes auf diese Weise sammeln kann und obgleich sehr grosse Unterschiede durch dieselbe jedenfalls erkennbar sein werden, wenn man gleichmässig verfährt. Diese Fehler aber liegen theils darin, dass immer eine gewisse Blutmenge im Körper zurückbleibt, deren Grösse man nicht bestimmt; hierdurch wird die Blutmenge natürlich kleiner gefunden, als sie wirklich ist. Theils aber sind sie auch darin begründet, dass während der Verblutung ein nicht unerhebliches Quantum seröser und wässriger Flüssigkeit resorbirt wird. Zimmermann fand z. B. bei demselben Aderlass in der zuerst ausgeflossenen Portion 110, in der zuletzt gewonnenen nur 106,7 pr. m. Blutkörperchen, und Vierordt fand mittelst der Zählungsmethode in dem bei der Verblutung eines Thieres zuletzt ausgeflossenen Blute nur 68—52 pCt. der anfangs vorhandenen Zahl der Blutkörperchen. Auch bei meiner Untersuchung über die Transfusion war diese Aufsaugung während des Bluttausches sehr deutlich. Durch diesen Umstand erscheint die ausgeflossene Blutmenge grösser, als sie es wirklich ist, und es kann, wie Vierordt sehr richtig bemerkt, bei sehr langsamer Verblutung selbst mehr Blut aus dem Körper ausfliessen, als ursprünglich in demselben vorhanden war. — Valentin's *) Methode, die Blutmenge dadurch zu bestimmen, dass man, nachdem man eine Blutprobe entzogen und untersucht hatte, ein bestimmtes Quantum destillirtes Wasser durch die Jugularvene injicirte, um dann nach Verlauf von ein Paar Minuten eine zweite Probe zu untersuchen und aus der gefundenen Veränderung des Wassergehalts die Blutmenge zu berechnen lieferte jedenfalls viel zu hohe Resultate — im Mittel $\frac{2}{9}$ oder c. 20 pCt. des Körpergewichts ($\frac{10}{62}$ — $\frac{10}{48}$). Sie ist für absolute Bestimmungen jedenfalls unbrauchbar, weil die Menge, in der das Wasser während der Paar Minuten, die zur gleichmässigen Mischung erforderlich sind, aus den Gefässen ausschwitzt, gar nicht zu berechnen ist. Immerhin ist es jedoch möglich, dass die ausschwitzenden Mengen einigermaassen proportional, dass mithin die Resultate doch einigermaassen vergleichbar sind, und in der That scheint die Uebereinstimmung seiner Resultate untereinander hierfür zu sprechen. Die von Lehmann und Weber angewandte Methode ist wohl eher bei Thieren anwendbar, als bei Hinrichtungen von Menschen. Denn wenn nach dem Köpfen Flüssigkeit durch den Oesophagus ausfliesst, die Blase sich entleert u. dergl., so müssen diese Flüssigkeiten bei der Rückwägungsmethode als Blut in Rechnung gebracht werden. Hierzu kommen aber noch ein Paar Umstände hinzu, welche die Anwendung dieser Methode auch bei Thieren, wo man das Blut direct sammeln und wägen kann, zweifelhaft machen. Das Wasser löst nämlich die Blutkörperchen auf, und transfundirt durch die Gefässwandungen in die Gewebe und in die Höhlen des Körpers mit einer solchen Leichtigkeit, dass der Körper sogleich ödematös wird und dass die blutig gefärbte Flüssigkeit aus allen Orificien, namentlich Mund und Nase ausfliesst. Ferner aber kann das injicirte Wasser noch andere feste Stoffe ausspülen, als die Blutbestandtheile. Man weiss also nicht, wie viel Blut mit dem Wasser in die Gewebe infiltrirt und daher für

*) Repertorium Bd. III. S. 285. Lehrbuch der Physiologie I. S. 490 u. flgde.

die Untersuchung verloren geht, und auch nicht, wie viel feste Stoffe man dem Blute irrthümlich zu Gute rechnet, wenn man die im Blutwasser enthaltene Blutmenge aus dem Verhältnisse des festen Rückstandes oder der Eiweissstoffe bei Vergleichung mit dem Blute bestimmt. Das von Lehmann-Weber bei einem Hingerichteten gefundene Verhältniss $\frac{1}{8}$ oder $12\frac{1}{2}$ pCt. und das durch Günther durch einfaches Rückwägen gefundene Verhältniss scheint namentlich wegen des oben zuerst genannten Umstandes zu hoch ausgefallen zu sein. Vierordt berechnete die Blutmenge aus den Kreislaufsverhältnissen zu etwa $\frac{1}{13}$ oder 7,5 pCt. des Körpergewichts. Angenommen, dass der Querschnitt der Aorta 4,39 Quadratcentimeter beträgt, dass das Blut in der Carotis mit einer Geschwindigkeit von 281 Mm. pr. Secunde, in der Aorta $\frac{1}{4}$ Mal schneller strömt, so ergibt sich 219 Gramm als die durch dieselbe in 1 Secunde durchströmende Blutmenge. Kommt nun $1\frac{1}{3}$ Systolen auf die Minute, so ergibt sich 180 Grm. oder 172 Cc. als die mit jeder Systole ausgetriebene Blutmenge. Da nun nach Hering's, von Vierordt verbesserter Methode der Kreislauf nach 23,7 — 31,6, im Mittel nach 27 Systolen beendigt ist, so ergibt sich die Blutmenge $= 27 \times 172$ Cc. $=$ 4760 Cc. oder 27×180 Grm. $=$ 5000 Grm. Nimmt man dann 65000 Grm. als das mittlere Körpergewicht an, so findet man jenes Verhältniss der Blutmenge. Es ist einleuchtend, dass diese Methode sich nur eignet, um eine allgemeine Vorstellung über die Blutmenge zu geben, nicht aber für Einzelversuche und Versuchsreihen geeignet ist. Der Gedanke, die Blutmenge aus dem Eisengehalt des eingeäscherten Körpers zu bestimmen, ist natürlich durchaus unbrauchbar, da das Blut nicht der einzige eisenhaltige Bestandtheil des Körpers ist, und da, abgesehen von der immensen Arbeit, kleine Fehler der Analyse, ganz enorme Fehler des Gesammtresultats ergeben müssen.

Einen sehr wesentlichen Fortschritt in der Bestimmung der Blutmenge machte Welcker *), indem er von der Beobachtung ausging, dass man schon sehr geringe Unterschiede der einem

*) Archiv des Vereins für gemeinsame Arbeiten etc. von Vogel, Nasse und Benecke. Bd. 1. Hft. 2. S. 195. — Prager Vierteljahrsschrift 1854. Bd. 4. S. 11.

bestimmten Wasserquantum (bei bestimmter Dicke der Flüssigkeitsschicht) zugesetzten Blutmengen durch die Verschiedenheit der Färbung des Wassers unterscheiden kann, und dass der Blutfarbstoff seine Fähigkeit in gleicher Menge ein gleiches Wasserquantum in gleicher Weise zu färben sehr lange bewahrt. Hierauf gründete er eine Methode der Bestimmung der Blutmenge, die, obwohl nicht ganz fehlerfrei, doch der Wahrheit jedenfalls nahe kommt. Er bestimmte hiernach die Blutmenge bei Mäusen und Sperlingen zu $\frac{10}{118}$ — $\frac{10}{132}$ oder 7,6 — 8,5 pCt. des Körpergewichts, bei einem neugebornen Kinde zu $\frac{1}{19}$ oder 5,2 pCt., in der Placenta dieses Kindes $\frac{10}{46}$ oder 21,9 pCt., für das Kind mit der Placenta zusammen $\frac{1}{14}$ oder 7 pCt., bei Eidechsen $\frac{10}{163}$ — $\frac{10}{178}$ oder 5,94 — 6,13 pCt., für Fische $\frac{10}{156}$ — $\frac{10}{258}$ oder 3,87 — 6,42 pCt., für Fische $\frac{1}{53}$ — $\frac{1}{93}$ oder 1,07 — 1,87 pCt. und für Kaninchen $\frac{1}{18}$ oder 5,5 pCt. In entsprechender Weise bestimmte Bischoff*) die Blutmenge in einem Hingerichteten zu $\frac{1}{13}$ — $\frac{1}{14}$ oder 7,5 pCt. Heidenhain**) fand bei Anwendung im Wesentlichen derselben Methode, die von ihm mit vieler Sorgfalt und kritischer Rücksicht auf die Fehlerquellen ausgeführt wurde, im Mittel für 6 gesunde, wohlgenährte Hunde $\frac{100}{1358}$ oder 7,42 pCt.

Obgleich man mit Rücksicht auf die schwankenden Angaben der normalen Blutmenge schon erwarten konnte, dass die Mittheilungen über die Veränderungen der Blutmenge durch die Inanition wesentlich auseinander gehen würden, muss man doch über den Grad der Meinungsverschiedenheiten erstaunen.

Chossat***) fand nämlich bei gesunden Tauben 12,74 Grm. Blut, bei solchen die der Inanition unterworfen gewesen waren nur 4,88 Grm.; es würden demnach während der Inanition von 1000 Theilen Blut 617 verschwunden sein. Mit Rücksichtnahme auf das Körpergewicht fand er die normale Blutmenge bei Tauben gleich 3,3 pCt., nach der bis zum Tode fortgesetzten Inanition aber nur gleich 1,3 pCt. des Körpergewichts. Da er aber das Blut zu-

*) Siebold und Kölliker's Zeitschrift für wissenschaftl. Zoologie. Bd. 7. 1855.

**) Disquisitiones criticae et experimentales etc. Halis, 1857. 4te.

***) Chossat, Recherches expérimentales sur l'inanition. 1843. 4te. p. 69. Tabl. 40 u. 41.

gleich seröser und durchsichtiger als im Normalzustande fand, hält er die procentische Abnahme für noch stärker und schlägt dieselbe auf 0,750 des ursprünglichen Gewichtes an, so dass von 1000 Theilen des ursprünglich vorhandenen Blutes bei dem Hungertode nur 250 Theile zurückgeblieben, 750 aber verschwunden sein sollten. Demnach sollte das Blut bei der Inanition viel stärker abnehmen, als alle übrigen Bestandtheile des Körpers, mit alleiniger Ausnahme des Fettes, und die grosse Blässe der Schleimhäute und noch mehr des Kammes der dem Verhungern nahe gebrachten Vögel bestärkte Chossat in dieser Meinung.

Dieses merkwürdige Resultat fand die vollkommenste Bestätigung in der zum Theil mit Recht berühmten Arbeit von Bidder und C. Schmidt: die Verdauungssäfte und der Stoffwechsel 1852, 8. p. 328—332. Tab. 16—18. Bei der Gewichtsbestimmung der Organe und Theile einer durch Inanition zu Grunde gegangenen Katze und bei Vergleichung derselben mit den Gewichtsbestimmungen der entsprechenden Organe und Theile einer gesunden, normal gefütterten Katze kamen sie nämlich zu dem Resultate, dass das Gesammtblut bei der Inanition 93,7 pCt., die festen Blutbestandtheile aber 90,4 pCt. verloren hätten. Von 1000 Theilen des ursprünglich vorhandenen Blutes sollten also bei dem Inanitionstode nur 63 Theile zurückgeblieben, 937 Theile aber verschwunden sein und von 1000 ursprünglich vorhandenen festen Blutbestandtheilen sollten nur 96 restiren. Es würde demnach der Verlust des Blutes nach Schmidt noch grösser sein, als nach Chossat und den des Fettes erreichen oder selbst übertreffen.

Es kann bei der leider zu gewöhnlichen Weise die Klassiker zu lesen nicht Wunder nehmen, dass diese „Resultate" zweier Arbeiten, die in der Physiologie Epoche gemacht haben wie wenige andere, in fast alle Handbücher der Physiologie und Pathologie übergegangen sind. Sie waren den Pathologen und Klinikern ganz vorzüglich willkommen, weil sie in sehr befriedigender Weise die Uebereinstimmung der Symptome, welche durch Blutverluste und derjenigen, welche durch Nahrungsentziehung beobachtet werden, erklärten.

Wenn man sich indessen bemüht hätte nachzusehen, wie

Chossat und C. Schmidt verfuhren, indem sie zu jenem merkwürdigen Resultate kamen, so würde man freilich bald zu der Ueberzeugung gelangt sein, dass ihre Resultate, bezüglich der Abnahme der Blutmenge bei der Inanition, vollkommen werthlos sind, und bei einigem Nachdenken würde man auch erkannt haben, dass die Uebereinstimmung der Symptome nach Blutverlüsten und nach Nahrungsentziehung in dieser Beziehung Nichts beweisen.

Chossat gelangte nämlich auf folgende Weise zu seinem Resultate. Er rupfte die Vögel, entfernte den Musculus pectoralis, unterband die Axillargefässe, drückte das Blut aus dem Muskel und sammelte es. Dann öffnete er die Axillargefässe und fing das Blut mit vorher gewogenen Schwämmen auf, entleerte die Stämme durch Druck und entfernte den Rest des Blutes aus den geöffneten Gefässen. Dieselbe Operation wurde dann an der anderen Seite vorgenommen und nachdem das mit den Schwämmen aufgefangene Blut möglichst gesammelt war, wurde so schnell als möglich gewogen (um den Verlust durch Verdunstung zu vermeiden) und endlich das bekannte Anfangsgewicht der Schwämme abgezogen. Dass bei einem solchen Verfahren durch Verdunstung ein Verlust entsteht, hat Chossat freilich eingesehen, er hält diesen Verlust indess für gering, da man die Operation möglichst beschleunigte und für irrelevant, da derselbe Fehler sich sowohl bei den normal gefütterten, als bei den verhungerten Thieren wiederholen müsste. Man sieht aber einerseits ein, dass der durch die Verdunstung erlittene Verlust bei der starken Ausbreitung der verdunstenden Oberfläche auf den Schwämmen sehr gross gewesen sein muss, dass die möglichste Beschleunigung ein sehr dehnbarer Begriff ist, und dass die Grösse der Verdunstung je nach der Trockenheit der Luft, der Temperatur u. s. w. sehr starken Schwankungen unterworfen sein musste. Andererseits ist es aber klar, dass es auch mit der Vergleichbarkeit der Resultate sehr schlecht bestellt ist. Denn die verschiedene Kraft, mit der die Herzthätigkeit während des Aufsammelns des Blutes geschieht, die verschiedene Schnelligkeit, mit der die Gewinnung erfolgt, die verschiedene Trockenheit und Imbibitionsfähigkeit der festen Theile und manche andere Umstände können dazu beitragen, dass bei einem solchen Verfahren in den durch Inanition geschwächten Thieren mehr Blut zurückbleibt (oder respective verdunstet), als in den normal ernährten. Wenn aber die Thiere durch Inanition schon gestorben waren, musste der Unterschied natürlich noch grösser erscheinen, wenn man die aus den todten Thieren gesammelte Blutmenge mit der aus einem noch lebenden gewonnenen verglich. Die Blässe des Kammes, der Schleimhäute u. s. w. ist hierbei natürlich ganz bedeutungslos, da sie von der Blutvertheilung abhängen könnte; ein Mensch kann ja oft blass werden, ohne dass darum seine Blutmenge abgenommen haben müsste! — Die von Chossat ferner von 617 auf 750 vorgenommene Veränderung der supponirten, bei der Inanition vermeintlich zu Grunde gegangenen Blutmenge stützt sich endlich nicht etwa auf bestimmte Blutanalysen, sondern nur darauf, dass das Blut seröser und wässriger aussah, als im Normalzustande!

Das von Bidder und Schmidt*) angewandte Verfahren war wo möglich noch unzulässiger. Sie sammelten bei der verhungerten Katze „die Blutcoagula im Herzen und den grossen Venen" und erhielten pro Kilo Katze 7,96 Grm. frische Coagula, welche 1,9 Grm. festen Rückstand lieferten. Bei einem gesunden wohlgenährten jungen Kater, der durch Aetherisation getödtet wurde, „floss bei der Section heraus" per Kilo 60,36 Grm. frisches Blut, welche 9,6 Grm. festen Rückstand lieferten. Hieraus leitete man nun den Verlust des Gesammtblutes bei der Inanition ab und berechnete denselben, wie gesagt, zu 93,7 pCt. und für den Verlust an festen Bestandtheilen zu 90,4 pCt. Dieses suchten Bidder und Schmidt zu rechtfertigen, indem eine Anmerkung hinzugefügt wurde, in der es heisst: „Im vorliegenden Falle durfte nicht die Gesammtblutmenge, sondern nur die bei der Section des ohne Blutverlust (durch Aether) getödteten Thieres ausfliessende Quantität in Anschlag gebracht werden. Erstere ist natürlich viel bedeutender, gestattet aber keinen Vergleich mit dem (der Inanition) gleichfalls ohne Blutentweichung erlegenen Thiere." — Demnach sollte also die Menge der „im Herzen und den grösseren

*) Die Verdauungssäfte und der Stoffwechsel. Von Dr. F. Bidder und Dr. C. Schmidt, Professoren in Dorpat. Mitau und Leipzig, 1852.

Venen gesammelten Blutcoagula“ vergleichbar sein „der bei der Section eines durch Aetherisation getödteten Thieres ausfliessenden Blutmenge“ *)!

Man wird jedenfalls zugeben müssen, dass die von Chossat und von Bidder-Schmidt angewandten Methoden zur Bestimmung der Blutmenge unter allen versuchten die schlechtesten sind, und dass die auf solche Weise gewonnenen Resultate durchaus nicht das ihnen gespendete Lob und Vertrauen verdienen.

Mit den durch so unvollkommene Methoden gewonnenen Resultaten von Chossat und Bidder-Schmidt stimmten übrigens die älteren Resultate von Collard de Martigny **) überein, dessen Versuche insofern mehr Beachtung zu verdienen scheinen, als die Thiere, die der Inanition unterworfen waren, durch Verblutung getödtet wurden, ohne den tödtlichen Ausgang der Nahrungsentziehung abzuwarten. Für die eine Versuchsreihe wurden 5 Kaninchen gleichen Alters, von derselben Mutter und von gleicher Grösse verwandt. Von zwei derselben, welche bis zum Tode normal gefüttert waren, lieferte eines 1 Unze 17 Gran Blut, das zweite 7 Drachmen 49 Gran. Ein drittes lieferte nach 3tägigem Hungern nur 5 Drachmen 21 Gran, ein viertes nach 7tägigem Hungern 3 Drachmen 37 Gran und das fünfte nach 11tägiger Nahrungsentziehung nur 1 Drachme 63 Gran. Hiermit stimmt die zweite Versuchsreihe, für welche 3 Kaninchen gleichen Alters und von derselben Mutter verwandt wurden, vollkommen überein. Das normal gefütterte Thier, das schwächer war als die anderen, lieferte 1 Unze 1 Drachme 21 Gran Blut, das zweite gab nach 5tägigem Hungern

*) Auf analoger Grundlage ruhen auch die „Resultate“, die unter Leitung Carl Schmidt's von Schröder und Grünewald bezüglich des Magensaftes gewonnen wurden. Einer mit einer engen Fistelöffnung in der Magengegend versehenen Kranken wurde ein elastischer Katheter durch dieselbe in den Magen hineingeschoben. Das ausfliessende Fluidum wurde als Magensaft betrachtet und untersucht und aus der während bestimmter Zeiten ausfliessenden Flüssigkeitsmenge trug man kein Bedenken, die Grösse dieser Secretion zu bestimmen, um dadurch die „Resultate“ zu controlliren, die von Bidder-Schmidt durch einfache Uebertragung und Berechnung der Secretionsgrössen des Hundes auf den Menschen gewonnen waren!

**) Magendie, Journal de physiologie. T. 8. p. 152—210.

5 Drachmen 41 Gran und das dritte nach 11tägigem Hungern nur 1 Drachme 57 Gran. Für die Bestimmung der Blutmenge wurde jedesmal das aus der geöffneten Cruralarterie ausfliessende Blut gesammelt und dann wurden noch die Blutgerinnsel, die im Herzen und in den grossen Gefässen gefunden wurden, hinzugefügt. Auch bei diesen Versuchen bleibt man indess darüber in Zweifel, ob nicht mehr Blut im Körper der durch Hungern sehr geschwächten Thiere zurückgeblieben ist, indem bei der verminderten Kraft der Herzaction weniger ausfloss.

Diesen Resultaten Chossat's, Bidder-Schmidt's und Collard de Martigny's gegenüber stehen nun diejenigen, zu welchen Valentin und Heidenhain gelangten.

Valentin *) fand nämlich bei Anwendung seiner oben besprochenen Methode, deren Resultate freilich absolut unrichtig, aber doch vielleicht unter einander vergleichbar waren, bei sehr geschwächten Thieren die Blutmenge nicht geringer, als bei den kräftigen. Er fand z. B. bei einem durch zu häufigen Coïtus sehr abgemagerten Widder die Blutmenge = $\frac{100}{802}$ und bei einem Hunde, der durch Hydrorhachis paralytisch war = $\frac{100}{431}$. Er schloss daher: „die Natur hat eine gewisse unveränderliche Blutmenge festgestellt und behauptet ihre Menge auch in den Zehrkrankheiten, wo fast keine Nahrung genommen wird, durch Aufnahme aus den Geweben.“

Hiermit stimmen nun diejenigen Resultate, zu welchen Heidenhain **) gelangte, vollkommen überein. Er verwandte für diese Untersuchung 3 Hunde. Der erste wog anfangs 1484 Grm., nach 6tägigem Hungern und Dursten 1207 Grm.; er hatte also 188 pro mille an Gewicht verloren. Seine Blutmenge betrug, nach Welcker's Methode untersucht, 85,59 Grm., also $\frac{100}{1339}$ oder 7,47 pCt. des Körpergewichts. — Der zweite wog anfangs 8090 Grm., nach 9tägigem Hungern und Dursten 6270 Grm.; er hatte also 227 pro mille an Gewicht abgenommen. Seine Blutmenge betrug 498,53 Grm., also $\frac{100}{1233}$ oder 8,11 pCt. des Körpergewichts. — Der dritte wog anfangs 3566 Grm., nach 14tägigem Hungern und

*) Repertorium Bd. III. 289.

**) Disq. criticae et experimentales etc. Halis, 1857.

Dursten 2418 Grm.; er hatte also 321 pro mille an Gewicht verloren. Seine Blutmenge betrug 184,39 Grm., also $\frac{100}{1278}$ oder 7,83 pCt. des Körpergewichts. Da nun Heidenhain nach derselben Methode als Mittel aus 6 an gesunden und bis zum Tode wohlgenährten Hunden, wie bereits oben bemerkt, die Blutmenge = $\frac{100}{1348}$ oder 7,42 pCt. fand, so schloss er, dass die Blutmenge bei der Inanition ihr Verhältniss zum Körpergewicht nicht verändere.

Sofern Heidenhain's Versuche mit grosser Sorgfalt nach einer Methode angestellt wurden, die jedenfalls bei Weitem besser ist, als die bis dahin angewandten und welche der Wahrheit jedenfalls nahe kommende Resultate lieferte, muss man ihnen das grösste Gewicht beilegen. Es fehlen indess bei denselben die Blutanalysen, und man erfährt daher nicht, ob auch die festen Blutbestandtheile, namentlich die Blutkörperchen in normaler Menge vorhanden gewesen sind. Wenn nun das Verhältniss der Blutbestandtheile, des Wassers, der festen Stoffe im Serum und der Blutkörperchen durch die Inanition in seinen Fällen wesentlich verändert worden wäre, so wäre eine starke Abnahme, z. B. der Blutkörperchen in ihrem Verhältniss zum Körpergewicht doch sehr wohl denkbar. Sowohl mit Rücksicht hierauf, als auf die ausserordentliche Tragweite dieser Fragen und auf die eingewurzelten Meinungen, die sich bei den Pathologen und Physiologen über dieselben gebildet haben, dürften meine Beobachtungen, die ich nun mittheilen werde, von Interesse sein.

Ich muss zunächst die Bemerkung vorausschicken, dass der Anfang dieser Untersuchungen schon im Winter 1854 bis 1855 gemacht wurde, also nicht nur vor Heidenhain's Arbeit, sondern auch bevor Welcker's Methode bekannt geworden war, und dass ich schon, auf die damals gewonnenen Resultate gestützt, in meinen Vorlesungen und anderen mündlichen Mittheilungen den von Chossat und Bidder-Schmidt veröffentlichten Resultaten und der gangbaren Vorstellung entgegentrat. Mit dieser Bemerkung bezwecke ich nicht eine Wahrung meiner Priorität, da es für die Wissenschaft gleichgültig sein kann, wer zuerst etwas festgestellt hat, sondern ich will damit nur erklären, warum die ersten Versuche nach einer anderen und unvollkommneren Methode angestellt wurden als die späteren, und zugleich den Gedankengang bezeichnen, durch den ich, ursprünglich von einer anderen Frage ausgehend, dazu kam, diese Untersuchung anzustellen.

Bei einer Vorlesung über allgemeine Pathologie drängte sich mir die Frage auf, ob es nicht möglich sein sollte, ein Thier z. B. einen Hund, ohne Nahrungsaufnahme in den Darm, einfach durch ab und zu wiederholte Transfusion des Blutes eines Hundes, der für ihn das Fressen besorgte, am Leben zu erhalten? Wenn nämlich Chossat's und Bidder-Schmidt's Angaben über die enorme Abnahme der Blutmenge bei der Inanition und die Angaben Chossat's, Andral und Vierordt's, dass das Blut überdies beim Verhungern sehr arm an Blutkörperchen werde, der Wahrheit entsprächen, woran ich damals eigentlich nicht zweifelte, und wofür mir auch die Uebereinstimmung der Symptome nach Blutentziehungen und bei Beschränkung der Nahrungsaufnahme zu sprechen schien, so wäre es einerseits doch sehr wahrscheinlich, dass eben der Mangel an Blut und besonders an Blutkörperchen die pathologischen Erscheinungen bei der Inanition und den Tod durch dieselbe bedingte und andererseits, dass es möglich sein würde, das Leben durch Zuführung dieses unentbehrlichen Factors auch dann zu erhalten, wenn er von einem anderen Individuum bereitet wäre.

Die von diesem Gesichtspunkte aus angestellten Versuche entsprachen nicht den Erwartungen, waren aber in mehrfacher Beziehung lehrreich, weshalb ich sie hier mittheilen will:

1. Einem jungen gesunden Hunde, der am 4. November 1854 5300 Grm., am 13. Nov. 5320 Grm. wog, wurde am letztgenannten Tage die feste Nahrung vollständig entzogen. Ein Gefäss mit reinem Wasser wurde ihm hingestellt, damit er nach Belieben trinken könnte, er genoss davon aber nur sehr wenig. Bis zum 19. Nov. veränderte sich sein Gewicht wie folgt: Am 14. Nov. 6 Uhr Nachmittags wog er 4910 Grm., am 15ten 6½ Uhr Nachm. 4670 Grm., am 16ten 6½ Uhr Nachm. 4490 Grm., am 17ten 8½ Uhr Abends 4350 Grm., am 18ten 5½ Uhr Nachm. 4220 Grm. und am 19ten 11½ Uhr Vorm. 4100 Grm. Während dieser 6 ersten Hungertage hatte er also 23 pCt. verloren. Am 13. Nov., 6 Stunden nach der letzten Mahlzeit, wurden ihm 60,62 Grm. Blut behufs der Analyse entzogen und am 19. Nov., zur Vergleichung der Menge der festen Theile und des Wassers im Blute, noch fernere 3,361 Grm.

Das am 13ten entzogene Blut ergab folgendes Verhältniss der Blutbestandtheile: In 37,07 Grm. Blut fand sich 0,107 Grm. Fibrin, in 2,227 Grm. defibrinirten Blutes 0,337 fester Rückstand, in 1,297 Grm. Serum 0,077 fester Rückstand, in 5,06 defibrinirtem Blute 0,687 Eiweissstoff (mit Blutkörperchen), in 6,283 Serum 0,284 Eiweissstoffe des Serums, also in 1000 Theilen Serum 59,367 feste Theile, darunter 45,196 Eiweiss; in 1000 Theilen gequirlten Blutes 151,329 feste Theile, darunter 135,710 Eiweiss und Blutkörperchen. Hiernach berechnet sich die Menge der trockenen Blutkörperchen nach Becquerel-Rodiers Methode zu 97,948 pro mille, nach Scherer's Methode zu 95,14 pro mille. Die einfache Differenz der Summe fester Stoffe im Serum und im gequirlten Blute beträgt aber 91,962, die der Eiweissstoffe des gequirlten Blutes und des Serums 90,574. Das specifische Gewicht des Serums betrug 1020, das des gequirlten Blutes 1044, die Differenz also 24. Die Fibrinmenge berechnet sich zu 2,886 pro mille.

Das am 19ten, nach 6tägigem Hungern demselben Hunde entzogene Blut enthielt dahingegen in 3,361 Grm. 0,574 feste Theile oder 170,7 pro mille. Die Menge der festen Blutbestandtheile dieses Thieres hatte also beträchtlich zugenommen, von 154,215 auf 170,7 pro mille, obgleich es nach Belieben Wasser saufen konnte. Es war mir indess schon aufgefallen, dass es von dieser Freiheit gar nicht oder fast gar nicht Gebrauch machte. Am 19. Nov. wurden ihm aus der Carotis eines anderen Hundes 160 Grm. Blut in das untere Ende der Jugularvene hinein transfundirt. Vorher war vergebens versucht worden, das Blut aus dem oberen Ende der Jugularvene des anderen Hundes in das untere Ende seiner Jugularvene überströmen zu lassen; es war dabei das Blut im Rohre geronnen, und es waren ohne Zweifel durch das Drücken und Streichen des Rohres Gerinnsel in den Kreislauf gebracht worden. Vor der Transfusion war der Hund sehr lebhaft gewesen. Jedesmal wenn ich in das abgesperrte Zimmer hineintrat, äusserte er grosse Freude und wollte Futter suchen, er war aber sehr abgemagert. Nach dieser ersten Transfusion wurde er viel ruhiger; anfangs liess er einen eigenthümlichen Ton hören, wie fette Mopse ihn auszustossen pflegen. Aber schon am folgenden Tage wollte er wieder mit hinaus, um Futter zu suchen und war fast so lebhaft wie früher. Puls und Respiration waren so unregelmässig, dass sie nicht mit Sicherheit gezählt werden konnten, was, obgleich es bei Hunden oft wenig zu bedeuten hat, doch vielleicht von einem durch die hineingebrachten Gerinnsel bedingten localen Prozesse in den Lungen herrührte.

Da das Gewicht am 20sten um 10½ Uhr Vorm. wieder auf 4100 Grm., am 21sten um 1½ Uhr Nachm. auf 3960 Grm. gesunken war, in 48 Stunden also um 300 Grm., wurde nun eine 2te Transfusion in derselben Weise gemacht. Diesmal wurden 260 Grm. transfundirt*). Danach befand sich unser nun offenbar sehr plethorisch gewordener Hund schlecht. Er stöhnte unablässig und hatte ganz seine Munterkeit eingebüsst. Der Puls war anfangs voller geworden, wurde aber im Laufe des Tages und noch mehr am folgenden Tage sehr schwach und ungemein langsam; er war dabei aber so unregelmässig, dass er nicht genau gezählt werden

*) Die Menge wurde beide Male durch Wägung und Rückwägung dieses Hundes bestimmt und durch Wägung und Rückwägung desjenigen Hundes, der das Blut hergab, controllirt.

konnte. Der Hund war Abends sehr traurig, lag still hin und erhob sich kaum beim Zurufen. Am 23sten war die Langsamkeit und Schwäche des Pulses ungemein gross; die Augen waren eher prominent als eingefallen; der erste Herzton war von einem blasenden Geräusche begleitet. Die Mattigkeit war so gross, dass er nicht mehr stehen konnte. Das Gewicht, das durch die Transfusion wieder auf 4220 Grm. gebracht war, war am 22sten 9½ Uhr Vormittags auf 4100 Grm. und am 23sten 9½ Uhr Vorm. auf 3800 Grm. gesunken; um 2 Uhr Nachm. desselben Tages hatte er, ohne Entleerungen gehabt und ohne Wasser getrunken zu haben, noch 40 Grm. verloren, wog also 3760 Grm. Die bedeutende und schnelle Gewichtsabnahme, die stöhnende, langsame und tiefe Respiration, sowie periodisch auftretende allgemeine Krämpfe deuteten in Verbindung mit den übrigen Symptomen an, dass sein Ende nahe sei. Ich beschloss nun, das Thier durch Verblutung zu tödten und sammelte das aus den Carotiden und den Jugularvenen ausfliessende Blut, 268,58 Grm. Darauf wurde noch durch Ausspritzen der Gefässe 418 Grm. blutig gefärbtes Wasser erlangt. 11,961 Grm. desselben hinterliessen 0,122 Grm. festen Rückstand, also 418 Grm. 4,26 Grm. Da nun 1000 Th. Blut 245,82 festen Rückstand hinterliessen, so entsprechen jene 4,26 Grm. 17,2 Grm. Blut. Es würde der Hund hiernach also 268,58 + 17,2 = 285,78 Grm. Blut enthalten haben. Das Endgewicht des Hundes betrug aber wie gesagt 3760 Grm.; davon geht dann noch der Darminhalt mit 107 Grm. und der in der Harnblase enthaltene Harn mit 60 Grm. ab. Das darmreine Thier wog also 3593 Grm.; das Verhältniss des Blutes zum Körpergewicht würde demnach $= \frac{10}{125}$ oder 7,9 pCt. sein. In Wirklichkeit war die Blutmenge jedoch jedenfalls noch grösser, da das Blut so schnell ausgeflossen war, dass die Aufsaugung oder der Lymphstrom seine Masse nicht wesentlich vermehrt haben konnte und da das Auswaschen nur unvollständig das restirende Blut aus dem Körper entfernen konnte. Das am 19. Nov. transfundirte Blut enthielt in 3,931 Grm. 0,765 Grm. feste Theile, also in 1000 Theilen 194,07 feste Theile und in den transfundirten 160 Grm. Blut 31,13 Grm. feste Theile. Das am 21. Nov. transfundirte Blut enthielt in 2,541 Grm. 0,525 Grm. feste Theile, also 206,611 pro mille und in den transfundirten 260 Grm. Blut 53,71 Grm. feste Theile. Zusammen waren also 460 Grm. Blut mit 84,84 Grm. festen Bestandtheilen transfundirt worden. — Das bei der Verblutung des Thieres am 23sten zuerst ausfliessende Blut wurde zur Analyse verwandt. 39,88 Grm. enthielten 0,163 trockenen Faserstoff oder 4,08 pro mille. 2,382 Serum enthielten 0,126 festen Rückstand, also in 1000 Serum 54,15 feste Theile. 2,188 Grm. Serum enthielten 0,087 Eiweiss, also 1000 Serum 39,76 Eiweiss. 5,721 Grm. defibrinirten Blutes lieferten 1,383 festen Rückstand, also 241,74 pro mille. 6,159 Grm. defibrinirten Blutes enthielten 1,408 Grm. Eiweissstoffe (mit den Blutkörperchen), also 229,25 pro mille. Hiernach berechnet sich die Menge der trockenen Blutkörperchen nach Becquerel-Rodiers Methode zu 198,34 pro mille, nach Scherer zu 196,86 pro mille des gequirlten Blutes. Der durch die einfache Differenz der festen Theile des Serums und des gequirlten Blutes gegebene Ausdruck würde 187,59, der durch die Differenz der Eiweissstoffe des Serums und des gequirlten Blutes 189,49 sein. Diesem ausserordentlichen Reichthume an Blutkörperchen entsprach das hohe specifische

Gewicht des gequirlten Blutes 1067,77. In den 285,78 Grm. Blut, welche am 23sten im Thiere gefunden waren, würden demnach 70,25 Grm. feste Blutbestandtheile enthalten sein. Es war also jedenfalls eine enorme Menge Blut ausgeschieden und zersetzt worden, da von den transfundirten 84,84 Grm. fester Blutbestandtheile plus dem ursprünglichen, eigenen Blute des Thieres nur 70,25 Grm. im Ganzen zurückgeblieben waren. Es musste aber dabei auffallen, dass die Eiweissstoffe des Serums in einem viel stärkeren Verhältnisse geschwunden waren, als die Blutkörperchen, da das restirende Blut so reich an Blutkörperchen war, wie man es normal kaum jemals findet, und dass die absolute Menge des Faserstoffs kaum geringer war, als in der Summe des ursprünglichen und des transfundirten Blutes. — Bei der Section des Thieres fand sich Folgendes: Hirn und Gehirnhäute waren ziemlich blutreich, besonders mit Rücksicht auf die Blässe und Blutleere des übrigen Körpers, welche in Folge der Verblutung entstanden war. Es fand sich eine geringe Menge Cerebrospinalflüssigkeit vor; das Gewebe des Gehirns schien nicht verändert zu sein. Am Rande der Lungen fanden sich mehrere lobuläre pneumonische Heerde von der Grösse einer grünen Erbse und einer von dem Umfange eines Sperlingseies. Der Durchschnitt dieser ganz luftleeren Stellen zeigte eine braunrothe, leicht granulirte Schnittfläche, das Gewebe war mürbe wie Lebersubstanz, die herausfliessende Flüssigkeit enthielt Eiterkörperchen und hatte einen Stich ins Weissliche. Die Lungenarterie enthielt vor dem grössten lobulären Prozesse ein der Wandung fest adhärentes, unregelmässig geformtes, geschrumpftes und gewundenes Blutgerinnsel, gerade an der Eintrittsstelle in die verdichtete Partie auf einer Bifurcation der Arterie reitend. Das Herz war gesund; es war ganz blutleer, da es, nachdem das Blut aufgehört hatte aus der Carotis zu fliessen, noch während es pulsirte, geöffnet wurde, um von da das Wasser in Arterien und Venen auszuspritzen, bis es farblos abfloss. Der Magen war mit einer ganz schwärzlichen, zum Theil schleimigen, hier und da die dunkelsten Blutfarbennüançen darbietenden Flüssigkeit einigermaassen gefüllt. Die Schleimhaut zeigte in der Gegend des Pylorus eine Menge schwarzer, von Bluterguss in das submucöse Gewebe herrührender Flecke von der Grösse einer Erbse und meist von runder Gestalt. An mehreren derselben war die Schleimhaut oberflächlich erodirt und der Anfang eines Ulcus ventriculi gesetzt. Der Dünndarm war oben ebenfalls mit schwärzlicher, zum Theil dunkelblutfarbiger, schleimiger Flüssigkeit ziemlich gefüllt und enthielt Tänien und Ascariden. Der mittlere Theil des Dünndarms enthielt gelblichen Schleim. Der untere Theil des Dünndarms und der Dickdarm enthielten viel pechschwarze Flüssigkeit, von der ein Theil beim Absterben aus dem After entleert worden war. Dieselbe rührte offenbar von zersetztem Blute her, das in den Darm ergossen war. Die Darmhäute waren sowohl auf der Schleimhaut als auf der Peritonealfläche lebhaft geröthet, und die feinen blutgefüllten Gefässe zeigten, dass diese Röthung von Injection, nicht von Imbibition herrührte. Nieren, Milz, Pancreas, Peritoneum, Pleura und Blase waren gesund. Die Blase enthielt klaren gelben Harn. Die Organe waren übrigens sehr blutleer, die Muskeln so blass wie bei Kaninchen, und von Fett war im Unterhautbindegewebe, im Netz und an den Nieren keine Spur zu entdecken.

2. Einem Hunde, der am 29. November 1854 Vormittags um 11 Uhr, nach dem Fressen, 3900 Grm. wog, wurde alle feste Nahrung entzogen; es wurde ihm ein Gefäss mit einer abgewogenen Menge destillirten Wassers hingestellt, damit er trinken könne, und damit man die Menge des Getrunkenen messen könnte. Ein anderes Gefäss von gleicher Grösse und Form mit einer ganz gleichen Menge destillirten Wassers wurde zur Controlle der Verdunstung an einen dem Hunde unzugänglichen Platz in demselben Zimmer hingestellt. Bis zum 6. December benutzte er gar nicht die ihm gebotene Gelegenheit zum Trinken; es war immer die Menge des Wassers in beiden Gefässen vollkommen gleich geblieben. Er wog am 30. Nov. um 12 Uhr Mittags 3660 Grm., am 1. Dec. Nachmittags 4 Uhr 3560 Grm., am 2. Dec. Mittags 12 Uhr 3500 Grm., am 3. Dec. Mittags 12¼ Uhr 3340 Grm., am 4. Dec. Vormittags 10½ Uhr 3230 Grm., am 5. Dec. Vormittags 10½ Uhr 3170 Grm. und am 6. Dec. um 10½ Uhr Vormittags 3080 Grm. Am 7. Dec. hatte er zum ersten Male getrunken und zwar 125 Ccm., daher er, als er um 1½ Uhr gewogen wurde, ein Wenig an Gewicht zugenommen hatte, indem er 3100 Grm. wog.

Am 29. Nov. waren ihm 53,5 Grm. Blut behufs der Analyse entzogen worden. In 27,3 Grm. Blut fanden sich 0,031 Grm. Fibrin, also in 1000 Theilen 1,135 Fibrin. In 2,331 Serum ergaben sich 0,177 fester Rückstand, also in 1000 Serum 75,933 feste Serumtheile; in 3,877 Serum 0,218 Eiweiss, also in 1000 Serum 56,229 Eiweiss. In 3,537 defibrinirtem Blute fand sich 0,751 fester Rückstand, also in 1000 Theilen 212,327. In 3,960 gequirltem Blute ergaben sich 0,800 Eiweissstoffe (mit den Blutkörperchen), also in 1000 gequirltem Blute 202,02 Eiweissstoffe mit den Blutkörperchen. Also fanden sich in 1000 Blut nach Becquerel-Rodiers Berechnungsweise 147,697, nach Scherer's Rechnungsart 154,03 pro mille trockne Blutkörperchen; bei Berücksichtigung der einfachen Differenz der festen Stoffe im Serum und im gequirlten Blute ergibt sich der Ausdruck 136,384, bei Berücksichtigung der einfachen Differenz der Eiweissstoffe im Serum und im gequirlten Blute 145,793. Das specifische Gewicht des gequirlten Blutes betrug 1060,7, das des Serums 1025,5, die Differenz also 35,2. — Bei dieser verhältnissmässig, für Hundeblut, concentrirten Beschaffenheit des Blutes war der Mangel des Durstes sehr auffallend, um so mehr als der Hund übrigens gesund war. — Am 7. Dec. wurden ihm zunächst 70,47 Grm. Blut behufs der Analyse entzogen. In 36,12 Grm. fand sich 0,063 Fibrin, also 1,74 pro mille. In 2,128 Serum 0,138 feste Theile, in 3,985 Serum 0,205 Eiweiss, also in 1000 Serum 64,849 feste Theile und darunter 51,442 Eiweissstoffe. In 3,681 gequirltem Blute 0,737 feste Theile, in 2,224 Grm. gequirlten Blutes 0,412 Eiweissstoffe mit Blutkörperchen, also in 1000 Theilen 200,217 feste Theile und darunter 185,251 Eiweissstoffe mit Blutkörperchen. Die Menge der Blutkörperchen berechnet sich demnach nach Becquerel-Rodiers Weise zu 144,857 pro mille, nach Scherer's Manier zu 141,36; der der blossen Differenz der festen Serumtheile und der Theile des gequirlten Blutes entnommene Ausdruck würde 135,368, der aus der einfachen Differenz der Eiweissstoffe des Serums und des gequirlten Blutes 133,809 sein. Das specifische Gewicht des Serums betrug 1022,2, das des gequirlten Blutes 1057,04, die Differenz also 34,84.

Es war also das Blut ein wenig ärmer an festen Bestandtheilen und entsprechend reicher an Wasser geworden; diese Veränderung betraf aber die Serumtheile, besonders das Eiweiss, in einem weit stärkeren Verhältnisse als die Blutkörperchen und findet ihre vollkommene Erklärung durch die Aufnahme des kurz vorher getrunkenen Wassers.

Demnächst wurde aus der Carotis eines anderen Hundes Blut in seine Jugularvene hineingeleitet. In 3 Minuten strömten 270 Grm. über, wie sich aus der Gewichtszunahme des Versuchshundes und aus der Gewichtsabnahme des anderen Hundes ergab. Das transfundirte Blut dieses anderen Hundes hatte folgende Zusammensetzung: In 2,740 Grm. Serum 0,204 Grm. festen Rückstandes, und 3,4405 Grm. desselben enthielten 0,212 Grm. Eiweissstoffe, also in 1000 Serum 74,45 festen Rückstandes, wovon 61,61 Eiweissstoffe. In 3,228 gequirltem Blute 0,707 fester Rückstand und in 2,852 desselben 0,584 Eiweissstoffe mit Blutkörperchen, also in 1000 gequirlten Blutes 219,02 fester Rückstand, worin 204,76 Eiweiss mit Blutkörperchen. Hiernach berechnet sich die Menge der trockenen Blutkörperchen nach Becquerel's Weise zu 156,35, nach Scherer's zu 152,90 pro mille. Die einfache Differenz der festen Rückstände des Serums und des gequirlten Blutes ergibt 144,57, die Differenz der Eiweissstoffe im Serum und im gequirlten Blute 143,15. Das specifische Gewicht des Serums betrug 1025,02, dasjenige des gequirlten Blutes 1063,86, die Differenz also 38,84. In 35,77 Grm. Blut fand sich 0,063 Grm. Fibrin oder 1,76 pro mille. Nach beendigter Transfusion wog der Hund 3300 Grm., vor derselben und vor der Blutentziehung 3100 Grm. Er hatte also 200 Grm. Blut mehr als vorher und überhaupt für 70 Grm. Blut 270 Grm. wieder bekommen. Er war nach der Transfusion etwas träge geworden, aber schien sich sonst im Ganzen recht wohl dabei zu befinden und zeigte keine auffallenden Symptome. Am 8. Dec. war er nicht gewogen worden, am 9ten um 10½ Uhr Vormittags wog er aber 3020 Grm., hatte also in 44—45 Stunden 280 Grm. verloren. Blutige Ausscheidungen hatten nicht stattgehabt, und er hatte keinen Tropfen Wasser zu sich genommen, obgleich er trinken konnte, wenn er wollte. Am 10. Dec. 11¾ Uhr Vorm. wog er 2900 Grm., am 11ten 10½ Uhr Vorm. 2830 Grm., am 12ten 10 Uhr Vorm. 2750 Grm. Seit der Transfusion hatte er Nichts getrunken. Er war sehr mager und ziemlich schwach, zeigte aber ausser den durch die Inanition und durch den Hunger hervorgebrachten Erscheinungen nichts Besonderes. Während der 13 Hungertage hatte er $\frac{1150}{3900}$ oder etwa 29 pCt. an Gewicht verloren.

Er wurde nun durch Oeffnen der Carotiden getödtet. Es wurden 164,49 Grm. Blut gesammelt und ausserdem durch Ausspritzen der Gefässe 1371,5 Grm. blutig gefärbtes Wasser gewonnen. Von diesem enthielten 14,555 Grm. 0,255 Grm. feste Theile, also 1371,5 Grm. 24,028 Grm. festen Rückstand, entsprechend 93,3 Grm. Blut. Also würden im Ganzen 257,79 Grm. vorhanden gewesen sein, das Verhältniss der Blutmenge zum Körpergewicht würde also $\frac{25779}{275000}$ oder $\frac{100}{1066}$ oder circa 9 pCt. betragen haben.

Die Analyse dieses Blutes ergab: In 47,67 Grm. Blut 0,077 Fibrin, also 1,615 pro mille. In 2,662 Grm. Serum 0,204 fester Rückstand, in 3,4835 Grm. Serum 0,203 Grm. Eiweiss, also in 1000 Serum 75,88 fester Rückstand, wovon

58,21 Eiweissstoffe des Serums. In 3,811 Grm. gequirlten Blutes 0,977 Grm. fester Rückstand, in 2,585 Grm. 0,637 Grm. Eiweissstoffe mit den Blutkörperchen, also in 1000 Theilen gequirlten Blutes 256,36 fester Rückstand, wovon 246,42 Eiweissstoff mit den Blutkörperchen. In 1000 Theilen Blut würden also nach Becquerel's Berechnungsweise 195,44, nach Scherer's 199,69 trockene Blutkörperchen sein. Die blosse Differenz des festen Rückstandes des Serums und des gequirlten Blutes gibt 180,48, die Differenz der Eiweissstoffe des Serums und des gequirlten Blutes 188,21, als relativen Ausdruck für die Blutkörperchenmenge. Das specifische Gewicht des Serums betrug 1026, das des gequirlten Blutes 1070,53, die als relativer Ausdruck für die Blutkörperchenmenge brauchbare Differenzzahl also 44,53.

Der Darm, wie sämmtliche Organe dieses Hundes, war normal beschaffen, abgesehen von der durch die Entziehung und durch das Ausspritzen mit Wasser entstandenen Blässe und Blutleere. Von jenen blutigen Ausscheidungen, die bei dem anderen Hunde bemerkt worden waren, fand sich hier keine Spur. Das Fett fehlte aber so vollständig, dass bei der Section weder im Unterhautbindegewebe, noch im Netz, noch anderswo eine Spur davon aufzufinden war.

Es ging aus diesen Versuchen zunächst hervor, dass man den Gedanken, die Ernährung eines hungernden Thieres (oder Menschen) durch Transfusion eine Zeitlang zu unterhalten, aufgeben muss. Der fortschreitenden Gewichtsabnahme und dem Schwunde des Fettes bis auf die letzten Spuren kann man durch die Transfusion offenbar nicht Einhalt thun, ja die Kräfte und das Gewicht sanken eher schneller als langsamer nach der Transfusion als vorhin, und zwar nicht nur im ersteren Falle, wo wahrscheinlich in Folge des gesteigerten Blutdruckes in Venen und Capillaren beträchtliche Blutungen in den Darmkanal hinein stattgehabt hatten, sondern auch im letzten Falle, wo diese Blutungen fehlten. Wenn man aber bedenkt, eine wie beträchtliche Stoffmasse nöthig ist, um allein den Kohlensäureverlust bei der Respiration zu decken, so wird dieses Resultat und namentlich der totale Schwund des Fettes sehr erklärlich, und man begreift leicht, dass die Transfusion für die Zufuhr der nöthigen Respirationsmittel durchaus unzulänglich sein muss. Das Blut enthält von Fett wie von Zucker ja nur eine Spur, aber durch die fortwährende Zufuhr wird die starke Consumption dieser Stoffe gedeckt, ebenso wie ja die Kohlensäure in grosser Masse ausgeschieden und Sauerstoff in noch grösserer Menge aufgenommen wird, obgleich die in einem jeden gegebenen Augenblicke von diesen Stoffen im Blute vorhandene Menge nur sehr gering ist.

Ein ähnlicher von Blundel früher angestellter Versuch hatte ein ganz entsprechendes Resultat gehabt. Er suchte einen 26 Pfd. schweren Hund, der nur Wasser, aber keine feste Nahrung erhielt, durch Transfusion am Leben zu erhalten. Im Laufe von 3 Wochen wurden ihm theils mittels einer Spritze, theils durch unmittelbare Transfusion, 83—84 Unzen Blut eines anderen Hundes in die Jugularvene injicirt. Er wurde dabei aber immer schwächer und starb höchst abgemagert, nach einem Gewichtsverluste von 7 Pfd. Wenn man *) hieraus geschlossen hat, dass es möglich sei, das Leben bloss durch Einspritzung in die Venen zu erhalten, so vergass man, dass in der Regel circa 4 Wochen vergehen, bevor ein Hund der completen Inanition erliegt.

Es schien aber ferner, bei Berücksichtigung früherer Versuche über die normale Blutmenge, dass das Blutquantum dieser Thiere keineswegs vermindert war, wenigstens nicht bedeutend und noch weniger war das Blut an festen Bestandtheilen arm geworden — im Gegentheil, es zeichnete sich durch einen ganz ausserordentlichen, sonst bei Hunden kaum jemals vorkommenden Reichthum an festen Theilen und namentlich an Blutkörperchen aus. Hieraus schien aber ferner zu folgen, dass die Uebereinstimmung der Symptome, welche bei Blutungen und bei der Inanition zum Vorschein kommen, nur eine äusserliche und scheinbare sein kann und von etwas ganz Anderem herrühren muss, als von Blutmangel und Armuth an rothen Blutkörperchen. Es bleibt immer bemerkenswerth, dass ein Hund verhungern kann, auch wenn seine Blutmenge wahrscheinlich grösser als normal oder doch jedenfalls nicht irgend erheblich gesunken ist, wenn dabei sein Blut überreich an festen Theilen, namentlich an Blutkörperchen ist, und wenn es dem Thiere dabei frei steht, sein concentrirtes Blut durch Wassertrinken beliebig zu verdünnen und dadurch das Volumen desselben zu vergrössern, während es zugleich die Mischung desselben dem normalen ähnlicher machen würde. Nicht weniger bemer-

*) Dieffenbach, Die Transfusion des Blutes. Berlin, 1828. S. 202.

kenswerth ist es dabei, dass der Hund unter solchen Verhältnissen nicht durch den Instinkt zum Wassertrinken getrieben wird, sondern das Getränk gänzlich verschmäht.

Noch ein Punkt, der bei diesen Versuchen geeignet ist, das Nachdenken anzuregen, ist die Anhäufung der rothen Blutkörperchen im Blute dieser Thiere. Obgleich nämlich offenbar ein sehr grosser Theil des ohne eine entsprechend starke vorhergegangene Blutentziehung transfundirten Blutes zu Grunde gegangen und ausgeschieden war, besonders im ersten Versuche, wo die Blutüberfüllung und die Uebertragung von Gerinnseln bedeutende Störungen hervorgerufen hatte, so war es doch klar, dass gerade die Blutkörperchen diejenigen Bestandtheile des transfundirten Blutes waren, die sich am längsten und am vollständigsten conservirt hatten. Da in beiden Fällen das Blut viel reicher an Blutkörperchen war, als vor dem Versuche und als es wohl überhaupt bei Hunden unter normalen Verhältnissen vorkommt, so war es offenbar, dass ein grosser Theil der fremden transfundirten Blutkörperchen dem Thieren bis zum Tode verblieben war, und dieser Umstand regte bei mir die in der vorhergehenden Arbeit erörterte Frage über die Transplantation der Blutkörperchen oder über ihre Functionsfähigkeit im Organismus eines anderen Thieres an.

Es waren nunmehr aber durchaus vergleichende Versuche nöthig, um darüber zu entscheiden, ob die Blutmenge bei diesen Thieren normal oder ob sie zu gross oder zu klein war, und ferner, ob die vorgefundene Blutmenge und die Concentration des Blutes ausschliesslich von der Transfusion herrührte, oder ob die von Chossat und Bidder-Schmidt zur Geltung gebrachte Lehre von der enormen Abnahme des Blutquantums und die allgemein angenommene Verdünnung und Verarmung des Blutes bei der Inanition auch wirklich in Wahrheit begründet sei?

3. Ein kleiner gesunder Hund mit kurzen Haaren und langen Beinen wurde durch Verblutung aus beiden Carotiden getödtet. Es flossen 153,53 Grm. Blut aus. Durch Ausspritzen der Gefässe mit Wasser wurden 579,15 Grm. blutig gefärbtes Wasser erlangt. 11,2915 Grm. dieser blutigen Flüssigkeit enthielten 0,1555 Grm. festen Rückstandes, also in 579,15 Grm. waren 7,975 Grm. fester Rückstand enthalten. Dieser, als fester Rückstand des Blutes berechnet, entspricht 43,9 Grm. gequirlten Blutes. Danach würde der Hund 197,2 Grm. Blut enthalten haben. Er

wog 2630 Grm.; der Darminhalt nebst dem Harn betrug 160 Grm.; das darmreine Thier wog also 2470 Grm. Dieses ergibt also als Verhältniss der Blutmenge zum Körpergewicht $\frac{1972}{24700}$ oder etwa $\frac{10}{125}$ oder circa 7,9 pCt. des Körpergewichts. — Die Analyse des Blutes ergab: In 36,23 Grm. Blut 0,082 Fibrin, also 2,26 pro mille Fibrin. In 2,402 Grm. Serum 0,171 Grm. fester Rückstand, in 3,7265 Grm. Serum 0,207 Grm. Eiweissstoffe, also in 1000 Serum 71,190 fester Rückstand mit 55,54 Eiweiss. In 3,832 Grm. gequirlten Blutes 0,695 Grm. fester Rückstand, in 2,7795 Grm. gequirlten Blutes 0,464 Eiweissstoffe mit Blutkörperchen, also in 1000 gequirltem Blute 181,367 fester Rückstand, worin 166,936 Eiweissstoffe mit den Blutkörperchen. Hiernach berechnet sich die Menge der trockenen Blutkörperchen nach Becquerel zu 118,66 pro mille, nach Scherer zu 118,036 pro mille. Der durch die einfache Differenz des festen Rückstandes des gequirlten Blutes und des Serums gegebene Ausdruck ist 110,170, der durch die entsprechenden Differenzen der Eiweissstoffe gegebene 111,396. Das specifische Gewicht des Serums betrug 1024,54, das des gequirlten Blutes 1052,65, die Differenz also 28,11.

4. Ein gesunder kräftiger Pudel, der am 18. December 1854 10170 Grm. wog, wurde der completen Inanition unterworfen (auch das Wasser wurde ihm entzogen). An demselben Tage wurden ihm circa 20 Grm. Blut entzogen und analysirt. Die Fibrinmenge desselben betrug 1,6 pro mille. In 3,425 Grm. Serum fand sich 0,294 Grm. fester Rückstand, in 2,217 Grm. Serum 0,145 Eiweiss, also in 1000 Serum 85,83 fester Rückstand mit 65,403 Eiweiss. In 2,715 Grm. gequirlten Blutes fand sich 0,581 Grm. fester Rückstand, in 1,870 Grm. desselben 0,367 Eiweiss mit Blutkörperchen, also in 1000 gequirltem Blute 213,99 fester Rückstand, worin 196,25 Eiweiss mit Blutkörperchen. Hiernach berechnet sich die Menge der trockenen Blutkörperchen nach Becquerel's Manier zu 140,19, nach Scherer's Berechnungsweise zu 140,25. Der durch die blosse Differenz des festen Rückstandes des gequirlten Blutes und des Serums gegebene Ausdruck ist 128,16, der von der Differenz der Eiweissstoffe beider Flüssigkeiten abgeleitete Ausdruck 130,847. Das Gewicht des Hundes nahm nun ab wie folgt:

Am 18. December wog er . .	10170 Grm.		
Am 20. Dec. 10 Uhr Vorm. wog er	9650 Grm.,	verlor also in 2 Tagen	520 Grm.
- 21. - - -	9300 -	- 24 Stund.	350 -
- 22. - - -	9050 -	- -	250 -
- 23. - - -	8880 -	- -	170 -
- 24. - - -	8740 -	- -	140 -
- 25. - - -	8580 -	- -	160 -
- 26. - - -	8380 -	- -	200 -
- 27. - - -	8260 -	- -	120 -
- 28. - - -	8125 -	- -	135 -
- 29. - - -	7998 -	- -	128 -
- 30. - - -	7870 -	- -	128 -
- 31. - - -	7705 -	- -	165 -

Er verlor also während der 13tägigen Inanition 2465 Grm. oder reichlich 24 pCt.

Dem Hunde wurden nun die Carotiden geöffnet, und es flossen 474,05 Grm. Blut aus. Durch Ausspritzen der Gefässe und des Herzens wurden 2498 Grm. blutig gefärbtes Wasser gesammelt, von dem 11,107 Grm. 0,185 Grm. festen Rückstand enthielten. In den 2498 Grm. waren also 41,607 Grm. fester Rückstand, entsprechend 211,76 Grm. Blut. Die Gesammtblutmenge würde danach 685,81 Grm. betragen haben. Vom Endgewicht des Körpers (7705 Grm.) gehen noch 35 Grm. Schleim ab, der im Magen und Darm enthalten war. Das Verhältniss der Blutmenge zum Gewicht des darmreinen Thieres wäre demnach $\frac{68581}{767000}$ oder circa $\frac{1}{11}$ oder 8,9 pCt. des Körpergewichts. Die Analyse des Blutes ergab folgendes Resultat: Der Gehalt an Fibrin betrug 1,48 pro mille. In 3,047 Grm. Serum fand sich 0,214 Grm. fester Rückstand, in 3,043 Grm. desselben 0,164 Grm. Eiweissstoff, also in 1000 Serum 70,233 fester Rückstand, worin 53,89 Eiweiss. In 2,733 gequirltem Blute 0,537 fester Rückstand, in 3,248 desselben 0,589 Eiweissstoffe nebst Blutkörperchen, also in 1000 gequirltem Blute 196,48 fester Rückstand, worin 181,34 Eiweissstoffe mit Blutkörperchen. Die Menge der trockenen Blutkörperchen würde dann nach Becquerel's Berechnungsweise 135,78, nach Scherer's 134,94 pro mille sein. Der durch die einfache Differenz der festen Stoffe des gequirlten Blutes und des Serums gegebene Ausdruck ist 126,247, der aus der Differenz der Eiweissstoffe beider Flüssigkeiten abgeleitete 127,45. Das specifische Gewicht des gequirlten Blutes betrug 1056,2, dasjenige des Serums 1024,3, die Differenz also 31,9.

Vergleicht man die Zusammensetzung des Blutes dieses Hundes am 18. und am 31. Decbr., so sieht man, dass die Fibrinmenge fast unverändert und normal geblieben ist, dass die Menge der festen Stoffe des Serums, wie in den beiden ersten Versuchen, während der Inanition ziemlich stark abgenommen hat, und dass diese Abnahme namentlich die Eiweissstoffe des Serums betroffen hat. Eine viel geringere Abnahme der Blutkörperchenmenge, die ebenfalls aus der Vergleichung der Analysen resultirt, kann mit grosser Wahrscheinlichkeit darauf zurückgeführt werden, dass das für die letzte Analyse benutzte gequirlte Blut nicht, wie bei den übrigen Analysen der zuerst entleerten Portion entnommen war, sondern erst nachdem 45,5 Grm. für die Serumanalyse und 51,05 Grm. für die Faserstoffbestimmung ausgeflossen waren.

Ueberblickt man nun die Resultate dieser ganzen Versuchsreihe in der anliegenden tabellarischen Uebersicht, so ergibt sich Folgendes:

Die Blutmenge des bis zum Tode normal gefütterten Hundes war im Verhältniss zum Gewichte des darmreinen Thieres nicht

Uebersicht über die Verhältnisse der Blutmenge und der Blutbestandt

	I. Hungern und Transfusion.			
	Am 13. Nov. nach normaler Fütterung bis dahin.	Am 19. Nov. nach 6tägiger Inanition.	Am 19. Nov. transfundirtes fremdes Blut.	Am 21. Nov. nach 8tägiger Inanition.
Gewicht des Thieres in Grammen.	5320	4100	—	3960
Gewicht des darmreinen Thieres in Grammen.	—	—	—	—
Blutmenge in Grammen.	—	—	160	—
Verhältniss der Blutmenge zum ursprünglichen Körpergewicht in pCt.	—	—	—	—
Verhältniss der Blutmenge zum Endgewicht des (darmreinen) Thieres in pCt.	—	—	—	—
Verhältniss der festen Blutbestandtheile zum Endgewicht des (darmreinen) Thieres in pCt.	—	—	—	—
Fibrin in 1000 Theilen Blut.	2,886	170,7	194,67	—
Fester Rückstand in 1000 Theilen gequirlten Blutes.	151,329			
Fester Rückstand in 1000 Theilen Serum.	59,367	—	—	—
Eiweissstoffe in 1000 Theilen gequirlten Blutes.	135,770	—	—	—
Eiweissstoffe in 1000 Theilen Serum.	45,196	—	—	—
Blutkörperchen in 1000 Theilen gequirltem Blute nach Becquerel.	97,948	—	—	—
Blutkörperchen in 1000 Theilen gequirltem Blute nach Scherer.	95,14	—	—	—
Ausdruck für die Blutkörperchenmenge nach der Differenz der festen Rückstände in 1000 Theilen gequirltem Blute und in 1000 Theilen Serum.	91,962	—	—	—
Ausdruck für die Blutkörperchenmenge nach der Differenz der Eiweissstoffmenge in 1000 Theilen gequirltem Blute und in 1000 Theilen Serum.	90,574	—	—	—
Specifisches Gewicht des gequirlten Blutes.	1044	—	—	—
Specifisches Gewicht des Serums.	1020	—	—	—
Ausdruck für die Blutkörperchenmenge nach der Differenz des specifischen Gewichts des gequirlten Blutes und des Serums.	24	—	—	—

*) Der Hund II. hatte am 7. December kurz vor der Blutentziehung 125 Ccm. destillirtes Wasser

**) Die geringe Abnahme der Blutkörperchenmenge, die in diesem Falle nach der Inanition vorhan dienende gequirlte Blut nicht, wie bei den anderen Analysen, das zuerst ausgeflossene Blut wa ausgeflossen waren.

grösser, sondern geringer, als die Blutmenge des Thieres, das einer 13tägigen completen Inanition unterworfen gewesen war. Vergleicht man das Verhältniss der Blutmenge zum Anfangsgewichte des Thieres am 18. Decbr., anstatt zum Endgewichte des darmreinen Thieres am 31. Decbr., so zeigt sich allerdings, dass Blut während der Inanition verschwunden ist, aber jedenfalls nicht in einem stärkeren, ja nicht einmal in einem so starken Verhältnisse als die Körpermasse in toto. Auch bei den Thieren, denen während der Inanition Blut transfundirt wurde, zeigte sich ungefähr dasselbe Verhältniss der Blutmenge zum Körpergewicht des darmreinen Thieres am Schluss des Versuchs, indem der Hund No. 1 genau dasselbe Verhältniss darbot, wie der bis zum Tode normal gefütterte Hund No. 3, während der Hund No. 2 nur ein klein wenig mehr Blut enthielt, als der Hund No. 4 nach 13tägiger einfacher Inanition (ohne Transfusion). Legt man das Anfangsgewicht der Thiere zu Grunde, so zeigt sich allerdings auch in diesen Fällen, dass Blut während der Inanitionsdauer verschwunden ist, ja dass die Abnahme trotz der beträchtlichen transfundirten Blutmengen beträchtlicher ist, als bei dem Hunde, welcher der einfachen Inanition, ohne Transfusion, unterworfen worden war. Dieser Schwund des Blutes war aber auch in diesen Fällen durchaus nicht grösser, als der Schwund des Körpers in toto. Hiernach scheint also das Verhältniss der Blutmenge zum Körpergewicht, wie Valentin es schon vermuthete, ein individuell ziemlich constantes zu sein und weder durch die Inanition noch durch Transfusion bedeutender Blutmengen in irgend erheblicher Weise bleibend alterirt zu werden, indem das überflüssig transfundirte Blut bald wieder auf das frühere Volumen zurückgebracht wird.

Auch bezüglich der Zusammensetzung wird aber das Blut ebensowenig durch die Inanition erheblich und constant verändert. Unter den 3 Versuchen, die uns hier bezüglich der Veränderungen des Blutes durch die Inanition allein, ohne Zwischenkunft der Transfusionen, vorliegen, nämlich für den Hund No. 1 vom 13. bis 19. Nov., für den Hund No. 2 vom 29. Nov. bis 7. Dec. und für den Hund No. 4 vom 18. bis 31. Dec. war die Menge der festen Bestandtheile in einem Falle vermehrt, in zweien etwas vermindert. Diese Verminderung war aber unerheblich und fand in einem Falle ihre Erklärung darin, dass das Thier kurz vorher 125 Ccm. Wasser geetrunken hatte, im anderen aber in dem Umstande, dass ausnahmsweise nicht das zuerst ausgeflossene Blut zur Darstellung des bei der Analyse benutzten gequirlten Blutes verwandt worden war, sondern eine später aufgefangene Portion. Am unerheblichsten, und kaum irgend in Anschlag zu bringen, war dabei die Abnahme der Blutkörperchenmenge, während der feste Rückstand des Serums, und besonders die Eiweissstoffe desselben, ziemlich stark und wie es schien constant abgenommen hatte. — Dasselbe Resultat ergibt die Vergleichung der Zusammensetzung des Blutes des bei normaler Fütterung getödteten Hundes mit dem der hungernden Hunde, dass nämlich die Menge der Blutkörperchen bei normaler Fütterung jedenfalls nicht grösser ist als bei Hungernden (hier ist sie viel geringer), dass aber das Serum wohlgenährter Thiere reicher an festen Bestandtheilen und besonders an Eiweissstoffen ist als bei den hungernden Thieren. — Die Fibrinmenge schien durch die Inanition gar nicht alterirt zu sein; sie war nur in dem einen Falle, wo in Folge der Transfusion lobuläre pneumonische Heerde in den Lungen und andere Störungen entstanden waren, wesentlich vermehrt. — Die Transfusion bedeutender Blutmengen in die Gefässe der hungernden Thiere hatte auf die Zusammensetzung des Blutes nur insofern einen bemerkenswerthen Einfluss gehabt, als das Mengenverhältniss der Blutkörperchen dadurch enorm gesteigert wurde, während die Menge der Eiweissstoffe des Serums, ebenso wie bei den Thieren, die nur einfach der Inanition unterworfen waren, abnahm.

Diese Resultate waren so auffallend und so sehr mit den gangbaren Vorstellungen in Widerspruch, dass ich wünschen musste, dieselben mittelst einer schärferen Methode für die Bestimmung der absoluten Blutmenge zu prüfen, bevor ich sie veröffentlichte. Trotz der Mängel der angewandten, früher von Lehmann und Weber benutzten Methode musste ich aber doch, da ich immer übereinstimmend verfuhr, erwarten, dass die Resultate untereinander vergleichbar sein würden, und es war mir durch dieselben die volle Ueberzeugung geworden, dass die von Chossat und Bidder-Schmidt gemachten Mittheilungen über die starke Abnahme der Blutmenge bei der Inanition grundfalsch seien. Bezüglich der Aufschlüsse aber, die mir durch diese Versuche über den Einfluss der Inanition und der Transfusion einer überflüssigen Blutmenge auf die Zusammensetzung des Blutes zu Theil geworden waren, konnte ich meiner Sache ganz sicher sein, da hier, bei der Sorgfalt, mit der ich die Analysen gemacht hatte, kein Irrthum möglich war.

Ich versuchte nun zunächst durch verschiedene Zusätze, von kohlensaurem Natron, verschiedenen neutralen Alkalisalzen, Leim u. s. w. zu der Flüssigkeit, die nachträglich, nachdem das Blut zu fliessen aufgehört hatte, in die Adern injicirt wurden, es möglich zu machen, das Blut vollständig auszutreiben oder auszuspülen. Alle Versuche, die ich in dieser Beziehung anstellte, strandeten aber daran, dass die Flüssigkeiten durch die Gefässwandungen durchschwitzten und Blutfarbstoff mitnahmen. Die Cadaver wurden meist ebenso ödematös, wie bei Anwendung von destillirtem Wasser, und blutige Flüssigkeit floss aus der Nase und dem Rachen und erfüllte das Unterhautbindegewebe. Durch blosses Ausfliessen des Blutes bei erwachsenen Hunden erhielt ich ganz ähnliche Blutmengen, wie Herbst, 6,3 — 7,5 pCt. des darmreinen Thieres.

Meine Arbeit wurde nun durch verschiedene Umstände unterbrochen und ruhte bis zum August 1861. Mittlerweile waren die Arbeiten von Welcker, Bischoff und Heidenhain erschienen. Letzterer hatte die Welcker'sche Methode einer kritischen Prüfung unterworfen und die Fehlergrenzen derselben zu bestimmen gesucht. Er fand dieselbe im Ganzen ihrem Zwecke durchaus entsprechend und in ihren Resultaten mit den nach Lehmann und Weber's Methode gewonnenen gut übereinstimmend.

Heidenhain besprach als die wichtigsten Fehlerquellen folgende:

1) Die Bestimmung der Blutmenge durch die Beurtheilung der Farbennuançen ist weniger genau als andere quantitative Bestimmungen, da Unübereinstimmungen von 2,5 — 4 pCt. auch bei dem Geübtesten vorkommen, während dieser Fehler bei Ungeübten

bis auf 10 pCt. steigen kann. Hiermit stimmen sowohl Welcker's als meine Erfahrungen ganz überein. Durch einige Uebung gelangt man dahin, die Unterschiede der Farben neben einander sicher zu unterscheiden, welche von etwa 5 pCt. betragenden Verschiedenheiten der Blutmenge herrühren, vorausgesetzt, dass man sich eines passenden Apparats bedient. Ich wende dazu zwei viereckige Glaskasten mit planen Wänden von gleicher Grösse an, deren sämmtliche Seiten 10 Centimeter lang sind. An jeder Ecke habe ich von der inneren Fläche des Bodens anfangend mit dem Diamanten eine Millimetertheilung angebracht. Hierdurch wird es möglich, dem Gefässe eine solche Stellung zu geben, dass die Dicke der Flüssigkeitsschicht in demselben Gefässe überall von oben nach unten ganz gleich ist. Indem ich ferner genaue Maassgefässe für das Abmessen der in die beiden Gefässe einzufüllenden Flüssigkeit anwende, kann ich nöthigenfalls durch Einsetzen von Glasstäben in das eine oder andere Gefäss eine ganz gleiche Dicke der Flüssigkeitsschicht in beiden Gefässen von oben nach unten herstellen. Ich stelle dann beide Gefässe auf einen Bogen weisses Papier so dem Fenster gegenüber auf, dass beide Gefässe gleich viel Licht bekommen und kann dann die Farbe theils von oben nach unten durch die Flüssigkeitsschichten hindurchsehend, theils bei reflectirtem Lichte, theils bei durchfallendem Lichte vergleichen. Auf diese Verhältnisse muss man sehr genau Rücksicht nehmen, da ein Unterschied in der Dicke der Flüssigkeitsschicht von einigen Procenten sonst dem Beurtheiler entgeht und entsprechende Fehler in der procentischen Bestimmung bedingt. — Wenn nun bei solchem Verfahren 5 pCt. als die äusserste Fehlergrenze für ein geübtes Auge bezeichnet werden darf, so kann man noch durch Doppelversuche diesen Fehler wesentlich verkleinern, indem man das eine Mal den Farbenton in eben kenntlicher Weise zu dunkel, das andere Mal in eben kenntlicher Weise zu hell macht und dann die Mittelzahl nimmt. Die hierdurch auf etwa 2,5 pCt. herabgebrachte äusserste Fehlergrenze wird dann aber noch sehr wesentlich dadurch reducirt, dass etwa 0,6 der Blutmasse direct gesammelt und gewogen werden können und nur etwa 0,4 derselben, die im Körper zurückbleiben, aus der Färbung des Waschwassers bestimmt werden. Eine auf diese Blutmasse beschränkte Fehlergrenze von 2,5 pCt. wird dadurch für die Gesammtblutmenge auf etwa 1 pCt. reducirt, eine Grösse, welche bei dergleichen Untersuchungen um so mehr irrelevant bleibt, als das Verhältniss zum Körpergewicht in Betracht gezogen wird.

2) Allerdings führt das genannte Verfahren, über die Hälfte des Blutes zu sammeln und direct zu wägen, wie Heidenhain ganz richtig bemerkt, einen anderen Fehler mit sich, indem das zuerst ausfliessende Blut concentrirter ist, als das zuletzt ausfliessende. Dieses rührt besonders davon her, dass der Lymphstrom während der Verblutung verstärkt wird und das Blut verdünnt; in jedenfalls viel geringerem Grade könnte dabei auch die Aufsaugung von Wasser aus dem Darm möglicher Weise in Anschlag kommen. Es wird also die Blutmenge durch diesen Umstand etwas grösser gefunden, als sie wirklich ist und als sie gefunden werden würde, wenn man das von Welcker vorgeschlagene, aber nur für sehr kleine Thiere gut ausführbare Verfahren, die ganze Blutmenge nach der Farbe zu bestimmen, in Anwendung bringen wollte und könnte. Dieser Fehler würde sich, wo es sich um die möglichst genaue Bestimmung der absoluten Blutmenge handelte, ziemlich controlliren und eliminiren lassen, indem man die Menge der festen Bestandtheile sowohl in der zuerst ausgeflossenen kleinen Blutportion, als auch in der übrigen Masse bestimmte. Aus der Menge der in der grössten Masse gefundenen festen Bestandtheile liesse sich dann die derselben entsprechende ursprüngliche Blutmasse unter Zugrundelegung des in der ersten kleinen Probe gefundenen Verhältnisses berechnen. Wo es sich aber weniger um die genaueste Bestimmung der absoluten Blutmenge, als um unter einander vergleichbare Resultate handelt, darf man von diesem Fehler, durch welchen die absolute Blutmenge in der Regel um etwa 2—3 pCt. höher erscheint, als sie wirklich ist, absehen. Denn wenn man bei Entziehung des Blutes immer möglichst gleichmässig verfährt und möglichst gleich lange Zeit darauf verwendet, so werden die gewonnenen Resultate jedenfalls unter einander vergleichbar sein.

3) Ein besonderes Gewicht hat Heidenhain auf die Fehler-

quelle gelegt, die dadurch entsteht, dass das venöse Blut stärker färbe, als das arterielle, durchschnittlich etwa in dem Verhältniss von 112 : 100. Er sucht nun diesen Fehler dadurch zu corrigiren, dass er eine Normallösung mit arteriellem und eine mit venösem Blut bereitet, mittelst beider den Gehalt des Blutwassers an Farbstoff untersucht und die Mittelzahl in Rechnung bringt. Hiergegen aber lassen sich mehrere Einwendungen machen. Zunächst ist es sehr zu tadeln, dass Heidenhain, bei seiner Vergleichung der färbenden Eigenschaften des arteriellen und des venösen Blutes ein Verfahren anwandte, durch welches der Unterschied, wenn überhaupt vorhanden, jedenfalls grösser erscheinen muss, als er wirklich ist. Er sagt nämlich p. 16: Sanguis ubique ita collectus est, ut primum duo vel quinque cubica cm. sanguinis ex vena jugulari externa detraherem, eaque subligata protinus carotidem aperirem, ut prima duo vel quinque cubica cm. effluentia exciperem. Da nun aber das Blut bekanntlich während desselben Aderlasses an Blutkörperchen ärmer wird, so musste das venöse Blut, schon weil es zuerst entzogen wurde, stärker färben, als das später entzogene arterielle. Bei kleineren Thieren, besonders Kaninchen, aber auch (besonders kleineren) Hunden ist in der That dieser Einfluss schon nach Entziehung von 2—5 Cubikcentimeter Blut kenntlich. Es ist also klar, dass der von Heidenhain gefundene Unterschied der Färbung durch arterielles und venöses Blut wenigstens übertrieben ist. Ueberdies ist er Heidenhain's eigenen Beobachtungen zufolge nicht constant, da er in ein Paar Fällen, trotz seines Verfahrens, das arterielle Blut ebenso stark färbend fand. Es dürfte sich denn hiermit wohl verhalten, wie mit der Verschiedenheit des Gehaltes des venösen und arteriellen Blutes an Blutkörperchen, an welchen das venöse Blut ebenfalls den meisten Analysen zufolge reicher, nach anderen aber ärmer gefunden wurde. Solche Schwankungen sind aber je nach der Verschiedenheit der Lebensfunctionen, namentlich je nachdem das Thier sich in der Verdauungsperiode befindet oder nüchtern ist, je nachdem es vorher ruhig war oder sich stark bewegte, sehr begreiflich. Es kann ferner kaum einem Zweifel unterliegen, dass das Venenblut, das aus den verschiedenen Organen zurückkehrt, und namentlich auch das Pfortaderblut mancherlei Verschiedenheiten des Gehaltes an Blutkörperchen wie an färbender Eigenschaft darbieten. Diese Verschiedenheiten sind aber wegen des mächtigen Einflusses der Blutentziehungen der Untersuchung so schwer zugänglich, dass wir bisher darüber, trotz der von Lehmann und Anderen auf diesen Punkt gerichteten Untersuchungen kaum irgend etwas Zuverlässiges wissen. Bei der Bestimmung der Blutmenge müssen wir daher von diesen Schwankungen und Verschiedenheiten um so mehr absehen, als wir das Mengenverhältniss des arteriellen, venösen und Pfortaderblutes zu einander nicht kennen. Indem wir also diesen Fehler bei der Bestimmung der absoluten Blutmenge, der von der Verschiedenheit des in den verschiedenen Abtheilungen des Gefässsystems befindlichen Blutes abhängt, als unvermeidlich ansehen müssen, können wir uns indess einerseits damit trösten, dass derselbe die Bestimmung der absoluten Blutmenge nicht wesentlich alteriren kann, andererseits aber damit, dass derselbe Fehler, bei gleichem Verfahren, sich immer in demselben oder sehr nahe zu demselben Verhältnisse wiederholen wird. Sofern es uns aber zunächst nur darauf ankommt, die Blutmengen unter einander vergleichen zu können, verdient dasjenige Verfahren den Vorzug, das in allen Versuchen am gleichmässigsten durchgeführt werden kann. Aus diesem Grunde habe ich es in allen folgenden Versuchen vorgezogen, immer das aus den Carotiden ausfliessende Blut zu sammeln und die erste Portion zur Darstellung des gequirlten Blutes und zur Farbenprüfung in der sogleich zu besprechenden Weise zu verwenden. Denn wenn man zuerst Venen- und dann Arterienblut sammelt, so wird dadurch die Operation bald mehr bald weniger verzögert und dadurch werden die Veränderungen, die das Blut während der Verblutung erfährt, bald (bei langsamer Verblutung) grösser, bald (bei schnellerer Verblutung) geringer.

4) Heidenhain hat ein bestimmtes Volum Blut, mit einem bestimmten 500—1000fachen Volumen Wasser verdünnt, als Probeflüssigkeit benutzt, um danach den Gehalt des blutigen, durch Auswaschen des Thieres erhaltenen Wassers an Blut zu bestimmen, und dann das Gewicht berechnet, indem er 1050 als die Mittel-

zahl für das specifische Gewicht des Blutes annahm. Die Schwankungen dieses specifischen Gewichts schlägt er so gering an, dass er die Grenzen des durch diese Uebersetzung von Volum in Gewicht entstandenen Fehlers nur auf etwa $\frac{1}{2}$ pCt. anschlägt. In der That sind aber die Schwankungen des specifischen Gewichtes, die hier in Betracht kommen, grösser. Wie die vorhergehende Tabelle zeigt, kam, allerdings nach vorhergehenden Transfusionen, ein specifisches Gewicht von 1070 vor, und wie aus dem Folgenden hervorgeht, kann dasselbe auf 1031 sinken. In solchen Fällen würde der Fehler, der aus Benutzung der Mittelzahl hervorgeht, auf 2 pCt. steigen können, und Fehler von 1 — $1\frac{1}{2}$ pCt. würden oft vorkommen. Die Herstellung einer solchen Mischung, die für die ganze Untersuchung als Normalflüssigkeit dient, hat aber noch andere Inconvenienzen. Es wird dadurch nämlich nöthig, die durch Auswaschen gewonnene Flüssigkeit zur variabeln Grösse zu machen, da sie aber schon sehr verdünnt ist, muss man bedeutende Flüssigkeitsmengen dem Wasser zusetzen, um den rechten Farbenton zu treffen; dabei verändert man aber auch wesentlich die Flüssigkeitsmenge. Diese Schwierigkeiten, den rechten Farbenton herzustellen, werden noch grösser, wenn es sich im Folgenden herausstellt, dass man das Auswaschen nicht mit einem Male vollständig bewerkstelligen kann, also wiederholte Proben machen muss. Es wird ferner gegen Schluss der Arbeit der Farbenton der letzten Portionen so schwach, dass man die Normallösung weiter verdünnen muss. Endlich erleiden die mit Wasser verdünnten Flüssigkeiten beim Stehen an der Luft oft bald Veränderungen des Farbentons, die die Bestimmung unsicher machen. — Alle diese Schwierigkeiten und Fehlerquellen habe ich auf folgende Weise möglichst zu beseitigen gesucht: Die zuerst und rasch ausfliessende Blutportion wird in einem gewogenen, mit gut eingeschliffenem Stöpsel versehenen Glase aufgefangen und nach Verschluss des Gefässes tüchtig und anhaltend geschüttelt. Hierdurch wird der Faserstoff abgeschieden und im Schaum suspendirt. Man filtrirt nun rasch durch ein Stück reine und dichte Leinwand oder durch ein Atlasfilter in einen kleinen trockenen Kolben und presst den auf dem Filter zurückgebliebenen Faserstoff im zusammengelegten

Filter über dem Trichter aus, so dass man ihn mit nur wenig Blut und Blutkörperchen durchsetzt auf dem Filter zurückbehält und zur Faserstoffbestimmung verwenden kann. Das so gewonnene gequirlte Blut wird nun sowohl zur Bestimmung des festen Rückstandes und des specifischen Gewichts, als zur Farbenbestimmung benutzt, indem es jedesmal wenn es gebraucht wird, vorher so geschüttelt wird, dass die Blutkörperchen gleichmässig vertheilt werden. Bei der Bestimmung der Blutmenge des Waschwassers wird ein genau gemessenes Quantum desselben in das eine, vorher mit einem genau gemessenen Quantum Wasser versehene viereckige Gefäss gethan, und zwar so viel, als eben nöthig ist, um die ersten deutlich rothen Farbentöne herzustellen. In das andere gleiche viereckige Gefäss wird dann genau eben so viel Wasser hineingethan, als die im anderen Gefässe befindliche Flüssigkeit ausmacht. Aus dem sehr gut verkorkten, genau gewogenen Kolben mit dem gequirlten Blute nimmt man mittelst eines in eine lange Capillare ausgezogenen, kleinen, pipettenartigen Röhrchens nach vorhergehendem Umschütteln Blut heraus und lässt es, unter fortwährendem Umrühren des Wassers mittelst eines Glasstäbchens, so lange tropfenweise in das Gefäss mit reinem Wasser hineinfliessen, bis der Farbenton beinahe ganz genau erlangt ist. Den Rest des Blutes lässt man dann in das Kölbchen zurückfliessen, spült die Capillarpipette noch in dem gefärbten Wasser aus und wägt das Kölbchen zurück. Die Gewichtsabnahme zeigt dann an, wie viel Blut in dem vorher abgemessenen Quantum des Waschwassers enthalten war. Das einzige Bedenken, das gegen dieses Verfahren erhoben werden könnte, wäre der Zweifel, ob die Menge der Blutkörperchen und also auch des Farbstoffs im gequirlten Blute der im ursprünglichen Blute vorhandenen einfach substituirt werden kann? Dieses würde bei vergleichenden Versuchsreihen nur dann bedenklich sein, wenn die Menge der Blutkörperchen durch die Abscheidung des Faserstoffs ungleichmässig, bald mehr, bald weniger, verändert würde. Dieses kann nun, wie ich früher *) gezeigt habe, in der That geschehen, wenn

*) Om Fibrinen i Almindelighed og om dens Coagulation i Särdeleshed. Inauguraldissertation af P. L. Panum. Kjöbenhavn, 1851.

die Abscheidung des Faserstoffs ungleichmässig erfolgt. Wenn man nämlich schnell quirlt, so wird das specifische Gewicht des geschlagenen Blutes ein wenig höher, wenn man langsam quirlt etwas niedriger, als das des ursprünglichen Blutes. Dieses beruht nicht, wie Polli und nach ihm Vogel meinten, auf einer Verschiedenheit des Faserstoffs (Parafibrin), sondern auf die Entfernung einer verschiedenen Menge der Blutkörperchen mit dem Faserstoff. Diese Unterschiede sind indess unter allen Umständen nicht grösser, als dass sie eine nicht sehr bedeutende Aenderung in den Tausendsteln des specifischen Gewichts veranlassen; bei dem angeführten gleichmässigen Verfahren sind die Differenzen aber so verschwindend klein, dass sie gar nicht in Betracht kommen können. Gewichtiger als die bisher besprochenen Bedenken könnten aber vielleicht folgende Zweifel erscheinen, die Heidenhain nicht näher berührt hat: a) Kann man in der That allen Blutfarbstoff des Körpers durch Auswaschen sammeln? b) Hat man nicht zu befürchten, dass die färbenden Eigenschaften des Blutfarbstoffs sich während des Auswaschens so verändern, dass dadurch die Bestimmung unsicher wird? c) Können nicht andere Farbstoffe des Körpers, der Gallenfarbstoff, Harnfarbstoff und der Farbstoff der Muskeln die Richtigkeit des Resultats beeinträchtigen?

Wenn man nur nach Welcker's und Heidenhain's Angabe verfährt und das Auswaschen möglichst schnell und fleissig betreibt, bis das Wasser nicht länger durch die zerhackten Theile des Thieres gefärbt wird, so erlangt man in der That dadurch nicht die ganze Masse des Blutfarbstoffs, denn wenn man die das Wasser nicht mehr kenntlich färbenden Theile mit Wasser übergossen 24 Stunden stehen lässt, so wird das Wasser wieder ganz roth und dieses wiederholt sich mehrere Tage lang, wenn man jedesmal die möglichst zerkleinerten Theile wieder und wieder mit Wasser so lange auswäscht, bis es nicht mehr im frischen Aufguss gefärbt erscheint, bis man endlich den Punkt erreicht, wo das Wasser auch nachdem es 48 Stunden mit den Theilen in Berührung blieb, ungefärbt bleibt. Dieser letzte, nur durch mehrere Tage lang fortgesetztes Maceriren ausziehbare Theil des Blutfarbstoffs, der besonders in den Knochen, auch wenn sie fein zerschnitten waren, beim schnellen Auswaschen zurückbleibt, ist von Welcker und Heidenhain vernachlässigt worden und seine Menge beläuft sich nach meinen Versuchen zu 8—11 pCt. der Gesammtblutmenge. Ich habe daher das Auswaschen allerdings, wie Heidenhain räth, möglichst schnell bis zu dem Punkte betrieben, wo das Wasser nicht mehr kenntlich gefärbt wurde, sondern ganz klar blieb, wenn es aus den Theilen ausgepresst war, und ich habe die in diesem zuerst gewonnenen Quantum enthaltene Blutmenge sogleich bestimmt. Dann habe ich aber auch noch den nur durch Maceriren gewinnbaren Rest Tag für Tag gesammelt und die daraus durch neues Auswaschen erhaltenen Blutmengen in gleicher Weise bestimmt und erst dann die Operation als beendigt angesehen, wenn das Wasser noch nach 48stündiger Maceration keinen röthlichen Farbenton annahm. Diesem Umstande ist es zuzuschreiben, dass meine Zahlen durchgehends etwas höher ausgefallen sind, als die meiner beiden Vorgänger.

Die Befürchtung, dass die färbenden Eigenschaften des Blutfarbstoffs sich während des Auswaschens so verändern könnten, dass die Bestimmung dadurch unsicher würde, trifft natürlich besonders denjenigen Theil des Blutfarbstoffs, der nur durch Maceriren zu gewinnen ist. In dieser Beziehung haben aber schon die Versuche Welcker's bezüglich der Aechtheit und Haltbarkeit des Blutfarbstoffs im gequirlten Blute sehr beruhigende Resultate gegeben. Er fand nämlich, dass Wochen und Monate lang in einer wohl verschlossenen Flasche aufgehobenes gequirltes Blut seine färbenden Eigenschaften so wenig geändert hatte, dass die zu verschiedenen Zeiten gewonnenen Resultate fast genau innerhalb der gewöhnlichen Fehlergrenzen übereinstimmten. Für den Zeitraum etwa einer Woche kann ich diese Angabe, auf die von mir angestellten Controlversuche gestützt, durchaus bestätigen. Es fragte sich also nur noch, ob nicht die verdünnte Flüssigkeit, welche durch Maceriren des zerhackten Thierkörpers gewonnen war, in ihrer färbenden Eigenschaft veränderlicher sein sollte, als das gequirlte Blut? Um dieses zu prüfen, liess ich die durch Maceration der Reste zweier Hunde nach vorhergehendem möglichst vollständigen Auswaschen gewonnenen, blutig gefärbten Flüssigkeiten vom 2. bis 9. November in verkorkten Flaschen, von den festen Theilen abgegossen, in einem warm gehaltenen Zimmer stehen, während die Kölbchen mit dem gequirlten Blute dieser Hunde an einem kalten Orte aufbewahrt wurden. Je 50 Ccm. dieser Flüssigkeiten wurden, schnell filtrirt und mit einer bestimmten Menge Wasser (etwa 600 Ccm.) verdünnt, in das eine viereckige Gefäss gethan, während das andere Gefäss eine der Summe dieses Wassers + den 50 Ccm. blutiger Flüssigkeit genau entsprechende Wassermenge enthielt. Es wurde diesem Wasser das gequirlte Blut bis zur möglichsten Farbengleichheit zugesetzt. Am 2. Novbr. waren für das Waschwasser des Hundes A 0,085 Grm., am 9. Novbr. aber 0,106 Grm. gequirltes Blut für die Herstellung der Farbe erforderlich, für das Waschwasser des Hundes B waren am 2. Novbr. 0,137 Grm., am 9. Novbr. 0,167 Grm. nöthig. Es war also jedenfalls nicht weniger Blut am 9. als am 2. Novbr. erforderlich, sondern etwa 20 pCt. mehr, es war also kein Farbstoff verloren gegangen, wohl aber schien er etwas dunkler geworden zu sein. Danach würde also der durch Maceration gewonnene Blutfarbstoff ein etwas zu grosses Blutquantum anzeigen. Da aber dieser Fehler nur einen kleinen Theil der Gesammtblutmenge betrifft, so fällt er nicht schwer ins Gewicht. Selbst ein Irrthum von 20 pCt. für $\frac{1}{10}$ der Gesammtblutmenge gibt für diese einen Fehler von 2 pCt. In Wirklichkeit kann er aber lange nicht so gross werden, weil die durch Maceration gewonnene Flüssigkeit niemals so lange stehen bleibt, sondern täglich nach dem Auswaschen bestimmt wird. Besonders wichtig ist es uns aber, dass das relative Verhältniss der färbenden Eigenschaften der von verschiedenen Thieren durch Maceration gewonnenen Flüssigkeiten fast ganz unverändert blieb. Das Färbungsvermögen des gequirlten Blutes des Hundes A verhielt sich nämlich früheren Versuchen zufolge wie 100 : 70 (Maximum) oder 100 : 63 (Minimum), im Mittel wie 100 : 66 und am 9. Novbr. wie 100 : 65,4; die blutige Macerationsflüssigkeit von A zu der von B verhielt sich bezüglich ihrer Färbung am 2. Novbr. wie 85 : 137 = 62 : 100, am 9. Novbr. aber wie 106 : 162 = 65 : 100. Man hat also keinen Grund, zu befürchten, dass die färbenden Eigenschaften des Blutfarbstoffes sich während des Auswaschens so wesentlich verändern möchten, dass die Bestimmung dadurch unsicher würde. Dieses gilt sowohl von dem im gequirlten Blute, als auch von dem durch möglichst schnelles Auswaschen und endlich auch von dem durch Maceriren erhaltenen Blutfarbstoff. Je schneller das Auswaschen vollständig erzielt werden kann, desto besser ist es natürlich, darum ist aber doch der nur durch Maceriren gewinnbare Antheil nicht zu vernachlässigen; frisch und schnell filtrirt hat auch er eine schöne Blutfarbe. Dahingegen ist es bemerkenswerth, dass die mit viel Wasser, wie es zur Herstellung einer Normallösung nöthig ist, versetzte blutige Flüssigkeit, sowie auch die durch reines Blut und vieles Wasser hergestellten Probeflüssigkeiten sich oft auffallend schnell entfärben; wie mir scheint trägt hierzu der Kohlensäuregehalt des Wassers wesentlich bei. Es ist auch aus diesem Grunde nicht rathsam, sogleich bereitete und für die ganze Untersuchung anzuwendende Normallösungen zu benutzen, selbst wenn man in einem Tage fertig werden könnte, was aber Vorstehendem zufolge unmöglich ist. Wenn man die nur durch Maceration gewinnbare Blutmenge mit bestimmen will, so ist man aber durchaus darauf angewiesen, das Titriren mit dem gequirlten, durch Rückwägung zu bestimmenden Blute auszuführen.

Das letzte Bedenken, das nun noch principiell gegen die ganze Methode erhoben werden könnte, dass nämlich andere Farbstoffe des Körpers die Bestimmung des Blutfarbstoffes trüben könnten, hat in der That bei der ausserordentlichen Intensität des letzteren keine Bedeutung. Um diesen Einwurf zu prüfen und zu beseitigen, habe ich die auszuwaschenden Theile sortirt. Die Gallenblase habe ich vor der Zerstückelung immer entfernt, nachdem ich mich überzeugt hatte, dass ihre Häute, nach Entfernung der Galle mit Wasser behandelt, das Wasser nicht merklich färbten. Die Leber, Milz und Nieren habe ich, als die Organe, die noch am ersten fremden Farbstoff liefern könnten, für sich behandelt und gefunden, dass sie nach der ersten Behandlung verhältnissmässig nur sehr wenig und dann doch blutig gefärbten Farbstoff an das Wasser abgeben. — Auch die Muskeln habe ich für sich behandelt und mich überzeugt, dass ihre Färbung wesentlich von dem in ihren Gefässen enthaltenen Blute herrührt, das sich ziemlich leicht auswaschen lässt, und dass sie danach auch bei der Maceration das Wasser nicht mehr merklich färben, obgleich sie einen sehr schwachen Farbenton dabei bewahren, den ich deshalb als den Muskelfasern eigenthümlich betrachte. — Ueberdies habe ich noch immer das Fell, das Gehirn und den Darmkanal jedes für sich behandelt. Das Fell habe ich nachdem es abgezogen war, mit der inneren Seite auf einen flachen mit Wasser gefüllten Teller ausgebreitet und durch Streichen und Drücken das wenige in den Gefässen enthaltene Blut entfernt, indem ich das Wasser möglichst vom Pelz abhielt, der immer ein wenig schmutzig ist; nur solche Stücke von Pelz, die mit Blut verunreinigt worden waren, wurden natürlich anders behandelt, wie die übrigen Theile. Das frische Gehirn habe ich, in mittelgrosse Stücke zerschnitten, mit Wasser ausgezogen, bis es nicht mehr gefärbt wurde, weil die zerquetschte Hirnmasse sonst die ganze Flüssigkeit sehr trübe macht. Den Darmkanal endlich habe ich, nachdem das Mesenterium dicht am Darm abgerissen und nachdem der Inhalt durch Fortschieben zwischen zwei Fingern entleert war, zuerst an beiden Enden unterbunden, ab- und ausgewaschen, indem ich zugleich das Blut aus den Gefässen durch Streichen mit dem Skalpelstiel entfernte. Darauf habe ich ihn aufgeschnitten und in Wasser gelegt, dabei aber kaum merkliche Spuren von Blutfarbstoff gewonnen. Dieses Behandeln des Darms für sich schien mir nöthig zu sein, weil sonst die Einwirkung des in den Häuten enthaltenen Magen- und Darmsaftes vielleicht störend einwirken könnte.

Mit Rücksicht auf die vorstehenden Erörterungen kann man wohl nicht bezweifeln, dass die in angeführter Weise gewonnenen Resultate der Wahrheit absolut sehr nahe kommen, und dass sie, was die Hauptsache ist, unter einander jedenfalls vergleichbar sind.

Ich habe nun eine nach dieser Methode angestellte Versuchsreihe mitzutheilen, in welcher der Einfluss der Inanition auf die Blutmenge und auf die Zusammensetzung des Blutes, namentlich aber auf das Mengenverhältniss des Blutfarbstoffes und der rothen Blutkörperchen dargelegt wird.

5 junge Hunde, welche am 25. August 1861 von derselben Mutter geboren und bisher nur mit Milch gefüttert waren, wurden zunächst bezüglich ihres Gewichts untersucht. Alle waren ganz munter, nur von Flöhen und kleinen Spulwürmern geplagt. Es wurde ihnen am 15., 16., 17. und 18. October so viel Milch gegeben, als sie trinken mochten, und täglich ihr Gewicht bestimmt. Sie nahmen insgesammt täglich an Gewicht zu und zwar um 1—2,7 pCt. Am 18. Oct. wurden die kleinen Hunde III, IV und V ohne feste und flüssige Nahrung in den Observationskasten gesetzt, II bei der Mutter gelassen und gefüttert und I durch Verblutung getödtet. Der Hund II wurde bis zum 25. Oct. normal ernährt und dann in gleicher Weise getödtet. Der Hund III wurde in gleicher Weise nach 48stündiger completer Inanition geopfert. Der Hund IV ertrug die complete Inanition bis zum 25. Oct., da er (nach 7 Tagen) so schwach war, dass ein weiterer Aufschub unthunlich schien; seine Respiration war auf 7, sein Puls auf 38 in der Minute gesunken; er wurde daher am letztgenannten Tage in gleicher Weise behandelt wie seine Vorgänger. Der Hund V, der kräftigste unter allen, wurde vom 18.—21. Oct. der completen Inanition unterworfen, am 21sten wurden ihm aber 80 Grm. Milch gereicht und am 22sten, 23sten und 24sten täglich 40 Grm., welche Mengen, wie die Tabelle zeigt, vollkommen unzulänglich waren, um seinen fortschreitenden Gewichtsverlust zu verhindern; am 25. Oct. wurde er ebenso wie seine Vorgänger zur Bestimmung seiner Blutmenge und der Zusammensetzung seines Blutes verwandt. Ich habe die Resultate dieser Versuchsreihe in der anliegenden Tabelle zusammengestellt:

Uebersicht über den Einfluss der Inanition auf die Blutmenge und auf das Verhältniss der Blutbestandtheile in der zweiten Versuchsreihe (im Herbst 1862).

		I. Normal gefüttert bis zum Tode am 18. Oct.	II. Normal gefüttert bis zum Tode am 25. Oct.	III. Complete Inanition vom 18. bis 20. Oct.	IV. Complete Inanition vom 18. bis 25. Oct.	V. Complete Inanition vom 18. bis 21., incomplete*) vom 21. bis 25. Oct.
Gewicht des Thieres in Grm. bei normaler Fütterung	am 15. Oct.	770	1220	1195	1275	1495
	- 16. -	790	1245	1200	1305	1515
	- 17. -	800	1305	1240	1330	1550
	- 18. -	825	1270	1228	1380	1560
Tägliche Gewichtszunahme des Thieres bei normaler Fütterung in pCt.		2,3	1,3	1,0	2,7	1,4
Gewicht des Thieres bei normaler Fütterung, bei completer und bei incompleter Inanition	am 19. Oct.	—	1350	1130	1210	1390
	- 20. -	—	—	1070	1140	1310
	- 21. -	—	—	—	1080	1240
	- 22. -	—	1420	—	1020	1200
	- 23. -	—	—	—	980	1160
	- 24. -	—	1470	—	930	1120
	- 25. -	—	1520	—	885	1090
Tägliche Gewichtsabnahme bei der Inanition in pCt.		—	—	6,4	5,14	4,3
Totalverlust in pCt.		—	—	12,8	35,8	30,1

Gewicht des darmreinen Thieres in Grm.	795	1459,8	1052,8	869,9	1077,75
Blutmenge, gewonnen bei der Verblutung und direct gewogen	57	73,1	65,3	47,2	67,4
Blutmenge, gewonnen durch Auswaschen vor und nach der Zerstückelung des Thieres, bis das Wasser nicht mehr gefärbt wurde.	14	34,20	23,67	16,53	20,37
Blutmenge, gewonnen durch Maceration des zerstückelten Thieres, bis das Wasser 48 Stunden lang ungefärbt blieb.		13,464		8,082	7,678
Gesammtblutmenge des Thieres.	71	120,764	88,97	71,812	95,448
Verhältniss der Gesammtblutmenge zum Körpergewicht des darmreinen Thieres.	0,088	0,082	0,084	0,082	0,088
Verhältniss der Gesammtblutmenge zum Körpergewicht des normal gefütterten Thieres (vor Anfang der Inanition), abgesehen vom Darminhalt.	0,087	0,080	0,064	0,052	0,061
Fester Rückstand in 1000 Gewichtstheilen gequirlten Blutes.	104,39	109,7	123,34	113,82	152,97
Fester Rückstand in 1000 Gewichtstheilen Serum.	71,49	63,06	57,78	48,26	55,39
Differenz der festen Rückstände des gequirlten Blutes und des Serums als Ausdruck für die Blutkörperchenmenge.	32,9	46,64	65,56	65,56	97,58
Specifisches Gewicht des gequirlten Blutes.	1031,1	1033,06	1036,5	1035,4	1045,0
Specifisches Gewicht des Serums.	—	1021,8	1020,8	1017,8	1020,08
Differenz der spec. Gew. des gequirlten Blutes und des Serums als Ausdruck für die Blutkörperchenmenge.	—	11,26	15,7	17,6	24,92
Faserstoff in 1000 Theilen Blut.	4,9	3,9	3,9	3,8	3,3

*) Er erhielt am 21sten 80 Grm. Milch, am 22., 23. und 24. Oct. täglich 40 Grm. Milch.

**) Das Thier hatte während der Verblutung 10 Grm. Harn entleert.

***) Es entleerte bei der Verblutung 10 Grm. Harn.

Ich habe die unmittelbar gefundenen Einzelzahlen, aus welchen sich die procentischen Verhältnisse einfach berechnen, hier nicht mit aufgeführt, weil ich durch dreimaliges Nachrechnen aller Data die Sicherheit gewonnen habe, dass keine Rechenfehler eingelaufen sind. Die Bestimmungen der Blutmenge, sofern sie durch die Herstellung einer bestimmten Färbung ausgeführt wurden, sind in der Tabelle als Mittelzahlen sämmtlicher Versuche aufgeführt. Um indess die ungefähre Grösse der Fehlergrenzen zu übersehen, die bei dieser Methode vorkommen können, will ich hier noch anführen, wie die Resultate sich stellen, wenn einerseits sämmtliche Maxima, andererseits sämmtliche Minima in Rechnung gezogen und so sämmtliche Fehler addirt werden. Für den Hund I. ergab sich bei Benutzung und Addiren sämmtlicher Maxima 14,793, bei Benutzung sämmtlicher Minima 13,200 Grm., als die im Körper zurückgebliebene Blutmenge. Da 57 Grm. direct gesammelt wurden, ergibt sich demnach als Maximum der Gesammtblutmenge 71,793, als Minimum derselben aber 70,2 und da das darmreine Thier 795 Grm. wog, beträgt das Verhältniss der Blutmenge zum Körpergewicht im Maximum 90, im Minimum 88 pro mille.

Für den Hund II. ergab sich für die durch die Farbe bestimmte, im Körper bei der Verblutung zurückgebliebene Blutmenge bei Benutzung und Addiren sämmtlicher Maxima 50,417, bei Benutzung sämmtlicher Minima 44,875. Da 73,1 Grm. direct gesammelt wurden, so ergibt sich als Maximum der Gesammtblutmenge 123,517, als Minimum 117,975 Grm. Da das Gewicht des darmreinen Thieres 1459,8 Grm. betrug, so ergibt sich das Verhältniss der Blutmenge zum Körpergewicht im Maximum gleich 84, im Minimum gleich 80 pro mille des Körpergewichts.

Für den Hund III. berechnet sich die durch die Farbenbestimmung ermittelte Blutmenge bei Benutzung und Addiren sämmtlicher Maxima zu 24,68, bei Benutzung und Addiren sämmtlicher Minima zu 22,87. Da 65,3 Grm. direct gesammelt wurden, ergibt sich als Maximum der Gesammtblutmenge dieses Thiers 89,98, als Minimum 88,17. Da das darmreine Thier dabei 1052,8 Grm. wog, so ergibt sich als Verhältniss der Blutmenge zum Körpergewicht im Maximum 85, im Minimum 83 pro mille.

Für den Hund IV. ergaben sich 24,917 Grm. durch Benutzung und Addition sämmtlicher Maxima, 24,307 Grm. durch Benutzung und Addiren sämmtlicher Minima, als die im Körper zurückgebliebene und durch die Farbe bestimmte Blutmenge. Da 47,2 Grm. direct gesammelt wurden, so ergibt sich als Maximum der Gesammtblutmenge 72,117, als Minimum 71,507 Grm. und da das darmreine Thier 869,9 Grm. wog, ergibt sich als Verhältniss der Blutmenge zum Körpergewicht im Maximum 83 und im Minimum 81 pro mille.

Für den Hund V. wurde bei Berücksichtigung sämmtlicher Maxima 28,878, bei Berücksichtigung sämmtlicher Minima 27,098 Blut als im Körper bei der Verblutung zurückgeblieben durch die Färbung ermittelt. Da 67,4 Grm. direct ausgeflossen waren, so ergibt sich als Maximum der Gesammtblutmenge 96,278 Grm., als Minimum 94,498 Grm., und da das darmreine Thier 1077,75 Grm. wog, würde das Verhältniss der Gesammtblutmenge zum Körpergewicht 89 im Maximum, 87 im Minimum sein.

Zur Bezeichnung der relativen Blutkörperchenmenge habe ich mich in der Tabelle mit den Angaben einmal der einfachen Differenz des festen Rückstandes im gequirlten Blute und im Serum, und dann auch der einfachen Differenz des specifischen Gewichts des gequirlten Blutes und des Serums bedient. Ich habe nämlich schon in meinen Untersuchungen über die Transfusion etc. *) bemerkt, dass diese Ausdrücke für die Bezeichnung der Unterschiede der Blutkörperchenmenge vollkommen genügen. Es erscheinen nur die Unterschiede im ersteren dieser Ausdrücke kleiner, als wenn man sie, wie Dumas, Andral-Gavaret und Becquerel-Rodier es thaten, berechnet, indem man die Menge fester Serumtheile, welche auf das Wasser des gequirlten Blutes kommt, ausrechnet und diese Zahl von dem festen Rückstande subtrahirt. Aber auch diese Berechnung führt bekanntlich nicht zur wahren Zahl der trockenen Blutkörperchen, da man irrthümlich feste Serumtheile auch für das den Blutkörperchen eigenthümliche Wasser in Abzug bringt. Auch bei dieser Berechnung

*) Virchow's Archiv Bd. XXVII. Hft. 3 u. 4. S. 273—275.

fallen die Grössen und ihre Differenzen somit wesentlich kleiner aus, als sie wirklich sind. Auch die Multiplication der so berechneten trockenen Blutkörperchen mit dem Schmidt'schen Coëfficienten 4, zur Angabe der Menge der feuchten Blutkörperchen, führt hier natürlich nicht zum absolut richtigen Resultat, weil das multiplicirte Quantum der trockenen Blutkörperchen ja viel kleiner ist, als das wirkliche. Es versteht sich von selbst, dass die von Scherer angewendete Methode, die trockenen Blutkörperchen aus der Differenz der trockenen Eiweissstoffe des Serums und des gequirlten Blutes zu bestimmen, ebenso wenig zu einem absolut richtigen Resultate führen kann, und die nach dieser Methode gewonnenen Resultate haben für vergleichende Untersuchungen noch den Nachtheil, dass sie weniger zuverlässig sind, als die nach jener Methode erhaltenen, weil die Menge der Eiweissstoffe sich, auch bei Anwendung aller Cautelen, nicht mit derselben Schärfe bestimmen lässt, wie die der einfachen festen Rückstände. Bei Benutzung der Differenzen der specifischen Gewichte für die Blutkörperchenbestimmung hat Nasse *) vorgeschlagen, die Differenz mit einem nach der Höhe des specifischen Gewichts des Serums und nach der Höhe der in Rede stehenden Differenz variablen Coëfficienten zu multipliciren, um die so gewonnenen Resultate mit den nach der Andral-Gavaret'schen Methode gewonnenen vergleichen zu können. Hierbei aber fallen die Resultate bei Anwendung der Nasse'schen Coëfficienten durchschnittlich viel zu hoch aus. — Die einzige Methode, die absolute Blutkörperchenmenge festzustellen, ist die von Vierordt zuerst angegebene Zählungsmethode, diese ist aber für vergleichende Untersuchungsreihen wegen ihrer Weitläuftigkeit nicht geeignet. Dass aber für die Vergleichung der Blutkörperchenmengen in verschiedenen Blutproben derselben Thierart die in dieser und der vorhergehenden Tabelle angegebenen Differenzen vollkommen ausreichen, das wird durch die Uebereinstimmung der nach den verschiedenen Methoden gewonnenen Resultate vollkommen

*) Archiv für wissenschaftliche Heilkunde von Vogel, Nasse und Beneke. 1. Bd. 3. Hft. 1853.

ausser Zweifel gestellt. Wie weit die Uebereinstimmung reicht, ersieht man freilich erst, wenn man die Differenzen der festen Rückstände und die Differenzen der specifischen Gewichte des gequirlten Blutes und des Serums, nach dem procentischen Verhältniss berechnet, einander gegenüberstellt. Alsdann findet man, dass die auf die eine oder andere Weise ermittelten Differenzen allerdings bald auf der einen, bald auf der anderen Seite etwas grösser ausfallen, woraus folgt, dass (was ja zu erwarten war) das specifische Gewicht der Blutkörperchen etwas variirt; aber die Unterschiede, welche nur einige wenige Procente betragen, sind so gering, dass sie für vergleichende Zwecke nicht in Betracht kommen.

Welcker hat bekanntlich vorgeschlagen, das Färbungsvermögen verschiedener Blutarten zu benutzen, um ihr verschiedenes Verhältniss an rothen Blutkörperchen zu ermitteln, indem man eine constante Farbenscala zu Grunde legte. Dieses letztere Erforderniss, dessen Herstellung nicht geringe Schwierigkeiten darbietet, fällt natürlich hinweg, wenn man die zu vergleichenden Blutarten neben einander hat und gleichzeitig bezüglich ihres Färbungsvermögens prüfen kann. Aber es bleibt dabei noch ein anderes Bedenken, indem man, wie Berlin es gethan, mit Recht die Frage aufwerfen kann, ob die Menge des Farbstoffs, die man ja nur bestimmt, in den Blutkörperchen denn immer dieselbe ist? Diese Frage muss man a priori und im Allgemeinen entschieden verneinen, da z. B. in der Leucocythämie das Verhältniss des Blutfarbstoffs in den Blutkörperchen ganz gewiss hinter der Norm zurückstehen wird. Es ist aber diese an sich interessante Frage über das Verhältniss der Menge des Farbstoffs zur Menge der Blutkörperchen offenbar der Untersuchung zugänglich, indem man vergleichende Versuchsreihen durchführt, in welchen man die verschiedenen, durch verschiedene Methoden zu erlangenden Ausdrücke für die Blutkörperchenmenge, mit den durch Vergleichung des Färbungsvermögens gewonnenen Verhältnissen zusammenstellt. Dieses habe ich beispielsweise für das Blut der Hunde II., IV. und V. durchgeführt. Durch Vergleichung der Differenzen der specifischen Gewichte des gequirlten Blutes und des Serums ergibt sich als Ausdrücke für ihre Blutkörperchenmenge das Verhältniss:

11,26 : 17,6 : 24,92
oder 46,9 : 73,3 : 100.

Durch Vergleichung der Differenzen der festen Rückstände des gequirlten Blutes und des Serums ergibt sich als zweiter vergleichbarer Ausdruck für ihre Blutkörperchenmenge das Verhältniss:

46,9 : 65,56 : 97,58
oder 47,8 : 67,2 : 100.

Die zur Herstellung derselben Farbennüance nöthigen Blutmengen verhielten sich

in der ersten Versuchsreihe wie	0,381 : 0,247 : 0,182
in der zweiten wie	0,324 : 0,227 : 0,143
im Mittel wie	0,705 : 0,474 : 0,325.

Demnach verhielt sich die Menge des Blutfarbstoffs in diesen drei Blutarten wie 47,7 : 73,9 : 100.

Aus der grossen Uebereinstimmung dieser Resultate bei Bestimmung der relativen Blutkörperchenmenge und der relativen Menge des Farbstoffs folgt, dass das Verhältniss des Farbstoffes in den Blutkörperchen sich durch die Inanition nicht wesentlich verändert.

Nach diesen, die in der Tabelle enthaltenen Data erläuternden Bemerkungen haben wir nunmehr die Resultate unserer Untersuchung bezüglich des Verhaltens der Blutmenge und der Blutbestandtheile bei der Inanition etwas näher ins Auge zu fassen. Die in dieser Versuchsreihe gewonnenen Resultate stimmen nun aber so vollkommen mit denjenigen überein, welche wir in der ersten, nach einer anderen Methode angestellten Versuchsreihe erhielten, dass wir kein Bedenken tragen können, es zunächst als erwiesen hinzustellen:

> dass weder das Verhältniss der Blutmenge zum Körpergewicht, noch das relative Verhältniss der wesentlichen Blutbestandtheile, namentlich aber der Blutkörperchen und des Faserstoffs, sich bei der completen Inanition in auffallender Weise verändert.

Die absolute Menge des Blutes nimmt allerdings während der Inanitionsdauer ab, aber nicht in einem stärkeren Verhältnisse, als die Gesammtmasse des Körpers. In dieser Beziehung finden also die Resultate Valentin's und Heidenhain's ihre volle Bestätigung, während die entgegengesetzten Angaben von Chossat und Bidder-Schmidt sich als durchaus irrthümlich herausstellen und nur darauf beruhen, dass die von ihnen angewandten Methoden durchaus ungeeignet waren, diese Verhältnisse aufzuklären.

Diese relative Unveränderlichkeit der Blutmasse in ihrem Verhältnisse zum Körpergewicht bei der Inanition erhält aber erst ihre volle Bedeutung durch den hier geführten supplementären Nachweis, dass auch das relative Verhältniss der wesentlichen Blutbestandtheile bei der completen Inanition, selbst wenn das Wassertrinken den Hunden freigestellt ist, sich nicht in auffallender Weise verändert.

Dieses mit den gangbaren physiologischen und pathologischen Vorstellungen zum Theil in starkem Widerspruch stehende, wichtige Ergebniss ist von einer Tragweite, die sich bisher noch gar nicht absehen lässt.

Es folgt zunächst aus demselben, dass sich keinesweges die ganze Masse der festen Blutbestandtheile in einer solchen solidarischen Weise am Stoffwechsel betheiligt, wie man es sich oft vorstellt, und wie man es nach Chossat's und Bidder-Schmidt's Darstellungen meinen sollte. Die zur Gewebsernährung dienenden, vom Darm aufgenommenen Stoffe (das eigentliche Ernährungsmaterial), weilen hiernach vielmehr nur vorübergehend und in geringer Menge zur Zeit im Blute, ebenso wie der Sauerstoff, die Kohlensäure und der Harnstoff. Bei mangelnder Zufuhr muss die Anbildung der Gewebe, die sogenannte progressive Metamorphose, sehr bald stille stehen, da die Masse der festen Bestandtheile nicht in auffallender Weise verändert wird, also nicht direct das nöthige Material hergeben kann. Das Blut in toto ist mithin nicht das Ernährungsmaterial selbst, sondern wesentlich nur das Transportmittel für dasselbe, oder ein Vermittelungsorgan für die Ernährung durch die vom Darm her aufgenommenen Stoffe.

Von der so angebahnten Auffassungsweise aus eröffnen sich

nun ferner neue Gesichtspunkte für manche höchst wichtige Fragen bezüglich des Stoffwechsels.

Wenn man nämlich, bei dieser Auffassungsweise, die oft, aber ohne Resultat ventilirte Frage über das eigentliche Ernährungsmaterial der Gewebe aufwirft, so scheint aus den vorliegenden Resultaten mit Sicherheit die Schlussfolgerung abgeleitet werden zu können,

dass weder die Blutkörperchen, noch der Faserstoff das eigentliche Ernährungsmaterial sind,

denn ihre Menge nimmt im Verhältnisse zum Körpergewicht nicht in einer solchen Weise ab, wie sie es müsste, wenn sie bei der Gewebsernährung als Material verbraucht würden.

Dahingegen macht die constant wahrgenommene, aber nicht sehr bedeutende Abnahme der Menge der festen Serumtheile und besonders der Summe der Eiweissstoffe des Serums es sehr wahrscheinlich,

dass ein gewisser Theil der im Serum enthaltenen Eiweissstoffe als das eigentliche Ernährungsmaterial zu betrachten ist.

In dieser Beziehung erlaube ich mir hier daran zu erinnern, dass im Serum mehrere verschiedene Modificationen der Eiweissstoffe vorkommen, über die ich früher mehrfache Mittheilungen gemacht habe *). Ein nicht ganz constant vorkommender Theil derselben wird nur durch die Salze in Lösung gehalten und wird durch einfache starke Verdünnung des Blutes gefällt. Er ist dadurch charakterisirt, dass er in reinem Wasser unlöslich ist, sich aber in sehr verdünnten Lösungen neutraler Alkalisalze, so wie in sehr verdünnten Lösungen von Säuren und Alkalien sehr leicht löst. Beim Eintrocknen wird er zuerst sehr klebrig, oft grünlich und trocknet zuletzt zu einer glänzenden, firnissartigen Masse ein. Ein zweiter Theil der Eiweissstoffe des Serums wird durch Alkali in Lösung gehalten und daher, nach starker Verdünnung des Serums und nach Abscheidung jenes ersten Theils, durch

*) Archiv für pathologische Anatomie etc. von Virchow und Reinhardt. III. Bd. 2. Hft., IV. Bd. 1. Hft. und IV. Bd. 3. Hft. — Bibliothek for Läger, Januar — April — Juni 1850.

Neutralisation mittelst einer Säure, selbst durch Kohlensäure, gefällt. Der so gefällte Eiweissstoff stimmt bezüglich seiner Leichtlöslichkeit in sehr verdünnten Lösungen von neutralen Alkalisalzen, Säuren und Alkalien, so wie in seinen Eigenschaften beim Eintrocknen mit jenem ersten Bestandtheil überein. Der dritte Theil der Eiweissstoffe des Serums, der die Hauptmasse derselben ausmacht, zeichnet sich dahingegen dadurch aus, dass er in destillirtem Wasser löslich, weder durch Verdünnung noch durch Neutralisation fällbar ist, dass er aber durch Kochen, nach Abscheidung der erstgenannten Eiweissstoffe vollständig gefällt wird. Er unterscheidet sich ferner von jenen dadurch, dass er beim Eintrocknen nicht klebrig und schliesslich nicht glänzend wird. Endlich unterscheidet sich derselbe von dem durch Verdünnung und Neutralisation gefällten Eiweissstoffe durch die Verschiedenheit der Asche, die beim Verbrennen zurückbleibt *). Ich habe bei meinen früheren Mittheilungen über diese Stoffe die Vermuthung ausgesprochen, dass eben nur die erstgenannten Bestandtheile des Serums (das Serumcaseïn) das eigentliche Ernährungsmaterial abgeben, nicht aber der letztgenannte, durch Kochen fällbare, die Hauptmasse der Eiweissstoffe des Serums ausmachende Stoff (das Serumalbumin). Die constante, aber nicht sehr erhebliche Abnahme der Eiweissstoffe des Serums in den angeführten Versuchen fordert zu speciell auf diesen Punkt gerichteten Untersuchungen auf, und ich behalte mir nähere Mittheilungen über diese Frage vor. Es ist übrigens nicht unwahrscheinlich, dass das gleichzeitig in geringer Menge im Serum enthaltene Fett auch eine nicht unwesentliche Rolle bei der Ernährung spielt.

Ferner aber enthält das hier gewonnene Resultat der relativen Unwandelbarkeit des Blutes und seiner Bestandtheile, mit Ausnahme eines Theils der Eiweissstoffe des Serums, ein neues gewichtiges Argument für Bischoff's Auffassung bezüglich der nicht directen Betheiligung der Blutbestandtheile an der Harnstoffbildung.

Aber auch nach einer ganz anderen Richtung hin ist die Tragweite des oben angeführten Hauptergebnisses sehr gross. Es ist nämlich hiermit der erste Schritt gethan, um die absoluten

*) Virchow's Archiv Bd. IV. Hft. 3. S. 426.

Veränderungen der Mengenverhältnisse der Blutbestandtheile festzustellen. Die quantitativen Blutanalysen können nämlich, wie schon oben erörtert wurde, hierüber nur alsdann Aufschluss geben und nur alsdann zu rationellen Indicationen benutzt werden, wenn man zugleich die Mengenverhältnisse der Gesammtblutmasse kennt. Die Unveränderlichkeit der Blutmenge in ihrem Verhältnisse zum Körpergewicht bei der completen Inanition, sowie die schnelle Wiederherstellung der normalen Blutmenge bei der künstlich, durch Transfusion bewirkten Ueberfüllung des Gefässsystems lässt freilich nicht den Schluss zu, dass die Blutmenge bei verschiedenen Individuen derselben Art und bei demselben Individuum unter verschiedenen Lebenszuständen, im Verhältnisse zum Körpergewicht ganz oder nahezu constant sei. Gewisse individuelle und temporäre Schwankungen kommen ganz gewiss vor, und es sind noch viele specielle Untersuchungen nöthig, um die Grenzen dieser Schwankungen, z. B. vor und nach der Mahlzeit näher festzustellen, Untersuchungen, die insofern schwierig sind, als die individuellen Verschiedenheiten die temporären leicht verdecken werden, indem man die Blutmenge eines Thieres ja nur einmal bestimmen kann. In der überwiegenden Mehrzahl der Fälle ist es indess nach den vorliegenden Erfahrungen gewiss sehr wahrscheinlich, dass die Grenzen innerhalb deren die Blutmenge temporär schwankt ziemlich eng sind, indem Aufnahme und Ausscheidung, namentlich des Wassers, einander meist ziemlich das Gleichgewicht halten wird. Ganz ausnahmsweise z. B. während eines heftigen Choleraanfalls kann allerdings eine sehr erhebliche, dann aber eben durch die quantitative Blutanalyse kenntliche Abnahme der Blutmenge eintreten. Insofern stellen die vorliegenden Untersuchungen der künftigen Bedeutung der quantitativen Blutanalysen ein viel günstigeres Horoskop, als man in neuester Zeit meist ihnen zu stellen geneigt war.

Indem wir somit dahin gelangt sind, den quantitativen Blutanalysen eine nicht geringe Bedeutung beizulegen, wenn nicht ganz besondere und ausnahmsweise, von der Inanition jedenfalls unabhängige Gründe vorliegen, eine Veränderung der Blutmenge zu vermuthen, so drängt sich uns der merkwürdige scheinbare Widerspruch auf, der darin liegt, dass die Blutkörperchenmenge bei der completen Inanition nicht vermindert ist, während sonst zahlreiche Erfahrungen dafür sprechen, dass schlecht ernährte Individuen doch ein an rothen Blutkörperchen armes Blut haben. In vielen Fällen, wo man der schlechten Ernährung die Armuth des Blutes an rothen Blutkörperchen zuzuschreiben pflegt, haben nun freilich gewiss abnorme oder ungewöhnliche Ausscheidungen, namentlich Eiterungen, Lactation u. dergl. wesentlichen Antheil an der Verarmung des Blutes gehabt und in anderen Fällen haben wohl neben der unvollständigen Nahrungszufuhr auch andere Entbehrungen, an frischer Luft, Wärme, Bewegung u. s. w. zur Abnahme der rothen Blutkörperchen beitragen können. Aber auch ohne solche Complicationen erklärt sich die Verarmung des Blutes bei oft wiederholter unvollkommener Nahrungszufuhr leicht, ohne mit den uns hier vorliegenden Erfahrungen im Geringsten in Widerspruch zu gerathen. Denn man muss wohl erwägen, dass auch bei der completen und acuten Inanition die absolute Blutkörperchenmenge doch wirklich und sehr bedeutend abgenommen hat, nämlich in etwa demselben Verhältnisse als das Gesammtkörpergewicht. Wenn nun die übrigen Gewebe oder einige stark ins Gewicht fallende Theile derselben, nachdem die zeitweilige Inanition aufgehört hat, sich schneller wieder anbilden und reproduciren, als die Blutkörperchen, so muss nach der Inanition, wenn wieder Nahrung in reichlicherer Menge zugeführt wird, ein Zustand eintreten, wo das Gesammtgewicht des Körpers einigermaassen wieder hergestellt ist und wo die mit dem Gesammtgewicht des Körpers ziemlich gleichen Schritt haltende Gesammtblutmasse ebenfalls einigermaassen ihr früheres Volumen wieder erlangt hat, wo aber das Blut an Blutkörperchen ärmer geworden ist, weil ihre Neubildung langsamer erfolgt, als die Wiederherstellung der Gesammtmasse des Körpers und des Blutes. Bei wiederholter Inanition wiederholt sich nun dieses Spiel oftmals und lange Zeit hindurch, und so erklärt sich die auf den ersten Blick so paradoxe Erscheinung, dass lange fortgesetzte incomplete Inanition auf die Blutkörperchen stark destruirend zu wirken scheint, während die Blutkörperchenmenge bei der einmaligen completen Inaniton in ihrem relativen

Verhältnisse zu den übrigen Blutbestandtheilen, sowohl als zum Körpergewichte ziemlich unverändert bleibt oder sogar steigen kann.

Wenn also, was wohl nicht zu bezweifeln ist, die öfter wiederholte und incomplete Inanition schliesslich doch den Gehalt des Blutes an rothen Blutkörperchen wesentlich herabsetzt, so ist Dieses doch jedenfalls nur eine secundäre Erscheinung, und die wesentlichen Symptome der Inanition sind weder vom Mangel an Blut, noch von einer Verdünnung des Blutes und einer Verarmung desselben an rothen Blutkörperchen abhängig, sondern wesentlich von der Schwächung der Kräfte des Nerven und Muskelsystems und des Kreislaufs, welche eintritt, weil der sonst vom Darmkanal aus durch das Blut gleichsam hindurchgehende Strom des Ernährungsmaterials für diese Gewebe ausbleibt.

Es versteht sich hiernach von selbst, dass einem Verhungernden durch Transfusionen nicht zu helfen ist, sondern dass man durch dieselbe seinem Organismus nur neue Schwierigkeiten bereitet, indem man bewirkt, dass er zuerst wirklich plethorisch wird, während späterhin ein an Blutkörperchen zu reiches Blut durch seine Adern fliesst. Man versetzt ihn also durch die Transfusion in einen kranken Zustand, den man nur durch einen Aderlass vielleicht wieder verbessern könnte.

IV.

Die Blutmenge neugeborner Hunde und das Verhältniss ihrer Blutbestandtheile, verglichen mit denen der Mutter und ihrer älteren Geschwister.

Als sich mir neulich die Gelegenheit darbot, die Hündin, welche die in der letzten Versuchsreihe der vorigen Abhandlung (Virchow's Archiv Bd. XXIX. Hft. 3 u. 4.) besprochenen jungen Hunde vor etwa einem Jahre geboren hatte, während der Geburt einer neuen Abkommenschaft zu beobachten, benutzte ich diese Gelegenheit, um die Mengenverhältnisse und die Zusammensetzung des Blutes der Neugebornen zu untersuchen und um gleichzeitig eine Analyse des Blutes der Mutter während der Geburt vorzunehmen.

Die Geburt begann Vormittags den 25. Juni 1862, da die Mutter während mehrerer Stunden weder feste noch flüssige Nahrung zu sich genommen hatte. Nachdem sie bereits 3 Jungen geboren hatte, wartete ich den Augenblick ab, wo die folgende Frucht ausgestossen wurde. Es ging dabei das ganze Ei, von den unverletzten Häuten umgeben und mit dem Fruchtwasser prall gefüllt, auf einmal ab und sobald es herausgekommen war, öffnete die Mutter die Häute mit den Pfoten, so dass das Fruchtwasser abfloss und das Junge zum Vorschein kam. Dann biss sie die Nabelschnur ab, wobei kein Tropfen Blut ausfloss und verschlang die Häute mit sammt der Placenta. Das Alles erfolgte mit einer ganz erstaunlichen Geschwindigkeit. Das noch nasse Junge wurde dann sogleich abgetrocknet, gewogen und zur Bestimmung der Blutmenge und der Zusammensetzung des Blutes genau so behandelt, wie in der letzten Versuchsreihe meiner vorigen Abhandlung angeführt ist. Es wog 252,5 Grm. Ein zweites Junge wurde ebenso behandelt. Es wog 236,5 Grm. Ich war also sicher, dass die Jungen nach ihrer Geburt Nichts empfangen oder verloren hatten. Dann wurde der Mutter, der mittlerweile nicht gestattet worden war zu trinken, aus der Jugularvene Blut entzogen, um das mütterliche Blut mit dem Blute der Neugebornen vergleichen zu können. Ausser den beiden Jungen, welche für diese Untersuchung verwandt wurden, gebar die Hündin noch 7 Junge. Diese zahlreiche Brut wuchs kräftig heran. Es wurde dafür gesorgt, dass die Mutter reichlich gefüttert wurde und dass die Jungen, sobald sie im Stande waren, andere Nahrung als die Muttermilch zu sich zu nehmen, immer so viel abgerahmte Kuhmilch, in die Brod hineingebrockt wurde, zu sich nehmen konnten, als sie wollten. Am 8. Juli wogen die 7 jungen Hunde bereits: 1) 586, 2) 529,5, 3) 744, 4) 741, 5) 699, 6) 757, 7) 615 Grm.; am 11. Juli wogen sie 1) 698, 2) 604, 3) 826, 4) 839, 5) 791, 6) 867, 7) 740 Grm. Unter diesen 7 Hunden waren die 5 zuletzt in dieser Reihe verzeichneten einander fast ganz gleich und genau denjenigen entsprechend, die gleich nach der Geburt zum Versuche verwandt waren. Sie ähnelten durchaus einem grossen männlichen Hunde, der sehr oft mit der viel kleineren Hündin den Coitus vollzogen hatte. Die beiden in der Reihe zuerst verzeichneten unter den am Leben gebliebenen Hunden waren dahingegen bedeutend kleiner, einer schwarz und einer bunt, zweien männlichen Nachbarhunden ganz ähnlich, mit denen die Hündin ebenfalls gelaufen hatte. Der in der Reihe zuletzt verzeichnete junge Hund, der also mit den beiden sogleich nach der Geburt getödteten ohne Zweifel sowohl Vater als Mutter gemein hatte und der am 8. Juli 615 und am 11ten 740 Grm. gewogen hatte, wog am 14. August 2600 Grm. Er war also etwa 10mal schwerer als bei seiner Geburt am 25. Juni. Er war dabei sehr munter, gesund und fett. Diesem kleinen Hunde wurde demnächst in derselben Weise das Blut entzogen und untersucht wie den vorhergehenden. Die einzelnen Data, welche die Untersuchung lieferte, überblickt man am besten in der nebenstehenden Tabelle:

Da die Blutmenge der jungen Hunde zu gering war, um das zur Bestimmung der Blutkörperchenmenge nöthige Serumquantum zu gewinnen, wurde das Verhältniss des Blutfarbstoffes bestimmt und mit dem der Mutter verglichen. Die gleiche Farbe des Blutwassers wurde erzielt durch 0,415 Grm. Blut vom neugebornen Hunde No. I, durch 0,400 Grm. Blut vom neugebornen Hunde No. II und durch 0,795 bis 0,794 Grm. Blut der Mutter. Hiernach ergibt sich als Verhältniss der Menge des Blutfarbstoffes in diesen 3 Blutarten wie:

96 für No. I : 100 für No. II : 53 für das Blut der Mutter.

Die Fehlergrenzen der Bestimmung der Blutmenge ergaben sich beim Addiren aller Maxima und aller Minima bei den Einzelbestimmungen der Blutmenge in den verschiedenen Portionen des Waschwassers aus der Farbe wie folgt:

Für den neugebornen Hund I ergaben sich beim Addiren der Maxima der durch die Farbenbestimmung festgestellten, im Körper zurückgebliebenen Blutquanta 8,893, beim Addiren der Minima 7,502 Grm. Da 10,045 Grm. ausflossen und direct gewogen wurden, so ergibt sich 18,938 Grm. als Maximum, 17,547 Grm. als Minimum seiner Gesammtblutmenge. Bei seinem Körpergewicht von 252,5 Grm. ergibt sich demnach als Maximum 7,5 und als Minimum 6,9 pCt. des Körpergewichts.

Für den neugebornen Hund II ergibt sich beim Addiren sämmtlicher Maxima der durch die Färbung bestimmten, im Körper zurückgebliebenen Blutmengen 8,1458, beim Addiren sämmtlicher entsprechender Minima 7,0898 Grm. Da 6,9695 Grm. direct ausflossen und gewogen wurden, so ergibt sich 15,1153 Grm. als Maximum, 14,0593 Grm. als Minimum der Gesammtblutmenge. Bei seinem Körpergewichte von 236,5 Grm. ergibt sich demnach als Maximum 6,3 und als Minimum 5,9 pCt. des Körpergewichts.

	I Neugeborner Hund.	II Neugeborner Hund.	Blut der Mutter während d. Geburt.	III 7 Wochen 2 Tage alter Hund.
Bruttogewicht des Thieres in Grm. am 25. Juni.	252,5	236,5	—	—
am 8. Juli.	—	—	—	615
am 11. Juli.	—	—	—	740
am 15. August.	—	—	—	2600
Darminhat in Grm.	—	—	—	141
Gewicht d. darmreinen Thieres in Grm.	252,5	236,5	—	2459
Blutmenge, gewonnen bei der Verblutung und direct gewogen in Grm.	10,045	6,9695	—	83,10
Blutmenge, gewonnen durch sofortiges Auswaschen vor und nach der Zerstückelung des Thieres in Grm.	7,757	7,152	—	79,04
Blutmenge, gewonnen durch Maceration des zerstückelten Thieres, bis das Wasser 48 Stunden lang ungefärbt blieb.	0,44	0,4658	—	15,5155
Gesammtblutmenge des Thieres. .	18,242	14,5873	—	177,6555
Mittleres Verhältniss der Gesammtblutmenge zum Körpergewicht des darmreinen Thieres.	0,072	0,061	—	0,072
Verhältniss der Menge des festen Blutrückstandes zum Körpergewicht des darmreinen Thieres in pCt.	1,391	1,394*)	—	0,956
Fester Rückstand in 1000 Gewichtstheilen gequirlten Blutes. . .	192,6	228 **) 223,3 Mittel 225,6	138,3	132,3
Fester Rückstand in 1000 Gewichtstheilen Serum.	—	—	73,2	60,2
Differenz der festen Rückstände des gequirlten Blutes und des Serums als Ausdruck für die Blutkörperchenmenge.	—	—	65,1	72,1
Spec. Gewicht des gequirlten Blutes.	1053,69	1060,4	1039,6	1038,9
Specifisches Gewicht des Serums.	—	—	—	1019,6
Differenz der spec. Gew. des gequirlten Blutes und des Serums als Ausdruck für d. Blutkörperchenmenge.	—	—	—	19,3
Faserstoff in 1000 Theilen Blut.	1,49	1,17	—	2,07

*) Aus der Mittelzahl des festen Rückstandes in 1000 Th. geq. Blutes berechnet.

**) In der zuerst ausgeflossenen Portion fanden sich 228, in der später ausgeflossenen 223,3 pro mille feste Theile, im Mittel 225,6 pro mille.

Für den 7 Wochen und 2 Tage alten Hund III ergibt sich als Summe sämmtlicher Maxima bei Bestimmung des ausgewaschenen Blutes 96,854, als Summe sämmtlicher entsprechender Minima 92,096 Grm. Da 83,1 Grm. Blut ausflossen und direct gewogen wurden, so ergibt sich hiernach als Maximum der Gesammtblutmenge des Thieres 179,954, als Minimum 175,196 Grm. Bei dem Gewichte des darmreinen Thieres von 2459 Grm. würde danach die Gesammtblutmenge höchstens 7,3 und wenigstens 7,1 pCt. des Körpergewichts betragen.

Vergleichen wir nun zunächst das Blut der neugebornen Hunde mit dem Blute der Mutter, so ergibt sich in sehr ausgesprochener Weise das Resultat:

> dass das Blut der neugebornen jungen Hunde sehr viel reicher an festen Blutbestandtheilen ist, als das Blut der Mutter. Die Vergleichung der festen Rückstände, der specifischen Gewichte des gequirlten Blutes und der färbenden Eigenschaften desselben ergibt ferner, dass es der ausserordentliche Reichthum an rothen Blutkörperchen ist, der das Blut der Neugebornen von dem der Mutter unterscheidet.

Dieses Resultat stimmt mit demjenigen vollkommen überein, zu welchem Denis und Poggiale schon viel früher gelangt sind. Denis *) fand nämlich bei Vergleichung des Venenblutes der Mutter mit dem Blute der Nabelarterie, im mütterlichen Blute 219 pro mille festen Rückstand mit 139,9 pro mille Blutkörperchen, im fötalen Blute der Nabelarterie dahingegen 298,5 pro mille festen Rückstand mit 222 pro mille Blutkörperchen. Er fand ferner bei erwachsenen Hunden 170 pro mille feste Theile mit 97 pro mille Blutkörperchen, bei neugebornen, nur einen Tag alten Hunden 220 pro mille feste Theile mit 165 pro mille Blutkörperchen. Poggiale **) fand ebenfalls das Blut der Nabelgefässe sehr concentrirt; das aus dem dem Fötus zugewandten Ende der Nabelschnur ausgeflossene Blut enthielt bei einer Untersuchung 252, das aus dem der Placenta zugewandten Ende ausgeflossene 255 pro mille feste Theile. Er bemerkt auch ferner, dass das Blut der Neugebornen

*) Rech. expérim. sur le sang humain considérée à l'état sain. I Vol. 8. Paris, 1830.

**) Rech. chim. sur le sang. Comptes rendus de l'Acad. des sciences. 1847. T. 25. p. 112 und Compos. du sang des animaux nouveau-nés. l. c. p. 200.

an Blutkörperchen sehr reich, aber arm an Fibrin sei. Im Placentarblute fand er 256 pro mille feste Theile mit 172 pro mille Blutkörperchen. Bei einem erwachsenen Hunde fand er 202 pro mille feste Theile mit 126 pro mille Blutkörperchen, bei einem 1 Stunde alten Hündchen 232 pro mille feste Theile mit 165 pr. mille Blutkörperchen. — Wir fanden den Unterschied nur noch grösser, als unsere Vorgänger, vielleicht und wahrscheinlich weil wir das Blut der jungen Thiere unmittelbar nach ihrer Geburt untersuchten. Wir fanden nämlich im gequirlten Blute der Mutter 138,3 pro mille feste Theile, im Blute der Neugebornen 192,6 und 223,3—228 pro mille feste Theile; das specifische Gewicht des gequirlten Blutes der Mutter betrug 1039,6, das der neugebornen Hunde 1053,69 und 1060,4; wenn die Menge des Farbstoffes (der Blutkörperchen) im Blute der Mutter zu 53 gesetzt wird, so betrug dieselbe für das Blut der Neugebornen 100—96. Dieses Resultat dürfte somit eine allgemeinere Geltung haben, seine volle Bedeutung wird aber erst durch Berücksichtigung der Blutmenge und des Verhältnisses zu etwas älteren Thieren derselben Art aufgefasst werden können.

Vergleichen wir dann ferner die Zusammensetzung des Blutes der neugebornen Hunde mit dem ihrer einige Wochen alten Geschwister, so wird die grosse Concentration ihres Blutes und der Reichthum desselben an Blutkörperchen noch auffallender. Das mit ihnen gleichzeitig geborne Hündchen derselben Raçe zeigte nämlich, als sein Blut in einem Alter von 7 Wochen und 2 Tagen untersucht wurde in 1000 Theilen gequirlten Blutes nur 132,3 feste Theile und das specifische Gewicht desselben betrug 1038,9. Die in der letzten Versuchsreihe (S. 283) der vorhergehenden Abhandlung untersuchten, bis zum Tode normal gefütterten Geschwister derselben Hündchen No. I. und II. jener Tabelle hatten ein noch weit dünneres Blut, indem das gequirlte Blut des 7 Wochen und 1 Tag alten Hündchens No. I. nur 104,39 pro mille festen Rückstand hinterliess, bei einem specifischen Gewichte von 1031,1, während das gequirlte Blut des 8 Wochen und 1 Tag alten Hündchens No. II. 109,7 pro mille festen Rückstand hinterliess und ein specifisches Gewicht von 1033,06 zeigte. Der Fibringehalt dahingegen war geringer bei den Neugebornen, nämlich 1,49—1,17 pro mille gegen 2,07 pro mille bei dem gleichzeitig gebornen 7 Wochen 2 Tage alten Thier und 4,9—3,9 pro mille bei den jungen Hunden der früheren Versuchsreihe. Hieraus scheint zu folgen:

dass das concentrirte Blut der Neugebornen bald an festen Bestandtheilen und namentlich an Blutkörperchen ärmer, dahingegen an Wasser und Fibrin reicher wird, dass aber späterhin, nach beendigtem Wachsthum, der Gehalt des Blutes an festen Theilen und an Blutkörperchen wieder grösser wird, ohne jedoch das starke Verhältniss bei den Neugebornen zu erreichen.

Bei den starken Schwankungen in der Zusammensetzung des Blutes der 7—8 Wochen alten, sowie der erwachsenen Hunde erscheint dieser Satz jedoch nur im Allgemeinen und nicht in jedem einzelnen Falle ausnahmslos gültig zu sein. Auch dieses Resultat ist übrigens schon früher von Denis und von Poggiale gewonnen und ausgesprochen worden.

Diese quantitativen Veränderungen des Blutes sind allerdings schon an und für sich merkwürdig und interessant. Denn sie weisen einerseits darauf hin:

dass die Zusammensetzung des fötalen Blutes bezüglich seines Gehalts an Blutkörperchen von der Zusammensetzung des Blutes der Mutter wesentlich unabhängig ist und als eine Function der fötalen Zellenbildung erscheint.

Andererseits aber lehrt die Vergleichung dieser Resultate mit den von Bezold *) durch Untersuchung des Wassergehaltes vieler Thiere im fötalen Zustande, gleich nach der Geburt, während des Heranwachsens und bei älteren Thieren gewonnenen Ergebnissen:

dass der Wassergehalt des Blutes keinesweges in den verschiedenen Altersperioden dem Wassergehalte der übrigen Gewebe parallel läuft.

*) Siebold u. Kölliker's Zeitschrift für wissenschaftliche Zoologie. Bd. VIII. 4.

Denn nach Bezold's Untersuchungen ist der Wassergehalt des Gesammtorganismus während des Fötallebens und bei Neugebornen am grössten und nimmt dann mit dem Alter ab.

Für eine umfassendere physiologische Verwerthung dieser Resultate ist aber die gleichzeitige Berücksichtigung der Blutmenge erforderlich. Vergleichen wir nun die bei den neugebornen Hunden gefundenen Blutmengen mit den bei älteren Hunden gefundenen, so scheint es:

> dass die Blutmenge bei den Neugebornen meistens etwas geringer ist, dass dieser Unterschied aber bisweilen nur sehr unbedeutend oder gar verschwindend ist.

Vergleichen wir nämlich das Verhältniss der Blutmenge zum Körpergewicht bei den neugebornen Hunden dieser Tabelle mit dem entsprechenden Verhältnisse bei den 7—8 Wochen alten Hündchen der letzten Versuchsreihe meiner vorhergehenden Abhandlung, so stellt sich allerdings ein ziemlich erheblicher Unterschied heraus. Bei den Neugebornen fanden wir nämlich im Mittel einmal 0,061, ein anderes Mal 0,072, während wir in der früheren Tabelle für ihre 7—8 Wochen alten Geschwister vom vorigen Jahre 0,088, 0,082, 0,084, 0,082 und 0,088 gefunden hatten. Dieses stimmt damit überein, dass Welcker bei einem neugebornen Kinde (ohne Placenta) das Verhältniss zu 0,052, während Bischoff bei einem hingerichteten erwachsenen Menschen dasselbe zu 0,075 fand. Aber bei Vergleichung mit der Blutmenge des 7 Wochen und 2 Tage alten Hündchens, das mit jenen neugebornen Hunden gleichzeitig geboren war und das in der gegenwärtigen Tabelle verzeichnet ist, erscheint der Unterschied der Blutmenge nur gering oder verschwindend, indem das Verhältniss hier im Mittel nur 0,072 ausmachte.

Wenn man aber, anstatt die Masse des Blutes in Rechnung zu ziehen, das Verhältniss des festen Rückstandes im gequirlten Blute zum Körpergewichte berechnet, so ergibt sich eine Beziehung, die viel constanter zu sein scheint. Denn während bei den neugebornen Hunden dieses Verhältniss einmal gleich 1,391 pCt., ein anderes Mal gleich 1,394 pCt. gefunden wurde, ergibt es sich für den gleichzeitig gebornen 7 Wochen und 2 Tagen alten Hund derselben Tabelle zu 0,956 pCt.; für die beiden bis zum Tode normal gefütterten Hunde der letzten Versuchsreihe in meiner vorigen Untersuchung ergaben sich für No. I. 0,932 pCt. und für No. II. 0,907 pCt. Für die hungernden Hunde war das Verhältniss freilich variabel, indem es sich für No. III. nach 2tägiger completer Inanition = 1,074, für IV. nach 7tägiger completer Inanition = 0,907 und für V. nach 7tägiger incompleter Inanition = 1,38 pCt. stellte. Sehen wir von den der Inanition unterworfenen und während derselben getödteten Thieren ab, so scheint sich also herauszustellen:

> dass die neugebornen Thiere im Verhältniss zu ihrem Körpergewichte an festem Blutrückstande (Blutkörperchen) sehr reich sind, dass aber, bei ihrem starken Wachsthum die Vermehrung der Blutkörperchen nicht mit der Massenzunahme der übrigen Gewebe Schritt hält.

Diese Ergebnisse enthalten eine ernstliche Warnung für Diejenigen, welche geneigt sind, in der Einwirkung des Sauerstoffs das wesentlichste oder gar einzige Moment für die Entwickelung der rothen Blutkörperchen zu erblicken. Denn vor der Geburt war der Athmungsprozess doch gewiss weniger intensiv, als nach derselben, und dennoch ist das Blut der Neugebornen nicht nur relativ, sondern auch absolut reicher an Blutkörperchen als später, wenn die Thiere wochenlang atmosphärische Luft geathmet haben.

Der auffallende Unterschied der Blutmenge sowohl als der Zusammensetzung des Blutes des in der hier vorliegenden Versuchsreihe angeführten 7 Wochen 2 Tage alten Hündchens und der beiden respective 7 Wochen 1 Tag und 8 Wochen 1 Tag alten Hündchen No. I. und II. der letzten Versuchsreihe meiner vorhergehenden Arbeit verdient endlich, noch etwas näher besprochen zu werden. Die Blutmenge des am 25. Juni 1862 gebornen jungen Hundes betrug nämlich nur 0,072 seines Körpergewichts; 1000 Theile seines gequirlten Blutes enthielten 132,3 feste Theile und die durch die Differenz des festen Rückstandes des gequirlten Blutes und des Serums ausgedrückte Blutkörperchenmenge betrug 72,1, der durch die Differenz der specifischen Gewichte des gequirlten Blutes und des Serums gegebene Ausdruck war 19,3. Dahingegen betrug die Blutmenge der am 25. August 1861 gebornen jungen Hunde No. I. und II., die in den letzten Tagen vor ihrem Tode normal gefüttert waren, respective 0,088 und 0,082 ihres Körpergewichts; 1000 Theile ihres gequirlten Blutes enthielten respective 104,39 und 109,7 festen Rückstand und die durch die Differenz des festen Rückstandes des gequirlten Blutes und des Serums ausgedrückte Blutkörperchenmenge betrug nur resp. 32,9 und 46,64, der durch die Differenz der specifischen Gewichte des gequirlten Blutes und des Serums gegebene Ausdruck war in einem Falle nur 11,26, im anderen Falle wurde er wegen Mangels an Serum nicht bestimmt. Es drängt sich nun die Frage auf, worin diese Unterschiede der Blutmenge und der Zusammensetzung des Blutes bei diesen gleich alten, von derselben Mutter abstammenden Hündchen begründet waren?

Der am 25. Juni 1862 geborne junge Hund war von seiner Geburt an unter meinen Augen immer sehr reichlich gefüttert worden und hatte während seines ganzen Lebens niemals gedarbt. Er hatte dem entsprechend bereits in einem Alter von 7 Wochen 2 Tagen ein Gewicht von 2600 Grm. erlangt und war, als er getödtet wurde, sehr fett. Die am 24. August 1861 gebornen Hunde dahingegen mussten vom 30. August bis zum 7. October der Fürsorge des nicht im Hause wohnenden Dieners überlassen werden, da ich während dieser Zeit verreist war. Als ich zurückkam, waren mehrere ihrer Geschwister, wahrscheinlich wegen mangelnder Pflege und Nahrung gestorben und die zurückgebliebenen wurden sehr mager, wenn auch übrigens gesund vorgefunden. Vom 11. bis 18. October sorgte ich selbst für ihre reichliche Fütterung, und sie nahmen während dieser Zeit sehr sichtlich zu. Dass sie in ihrer Entwickelung gegen die am 25. Juli gebornen Hündchen sehr zurückgeblieben waren, ergibt sich auch bei Vergleichung ihrer Gewichte, indem No. I. 7 Wochen 1 Tag alt nur 825 Grm., No. II. 7 Wochen 1 Tag alt 1220 Grm., ein drittes 8 Wochen 1 Tag alt 1510 Grm. wog, während der am 25. Juni geborne Hund, als er 7 Wochen 2 Tage alt war, bereits 2600 Grm. wog. Wenn nun gleich dieser gewaltige Gewichtsunterschied zum Theil auf Rechnung der verschiedenen Raçen ihrer Väter kommen mag, so bleibt es doch keinem Zweifel unterworfen, dass der letztgenannte Hund während seines ganzen Lebens reichlich gefüttert und beim Tode fett war, während die vorhingenannten ganz gewiss während der Periode vom 30. August bis zum 7. October nur kümmerlich und nur zu Anfang ihres Lebens und am Ende desselben, vom 7. bis zum 18. October reichlich ernährt wurden und beim Tode mager waren. Aus diesem Umstande erklärt sich dann aber leicht der vorgefundene Unterschied in der in meiner vorhergehenden Arbeit angedeuteten Weise, und es scheint sich bezüglich der Blutmenge noch schliesslich das freilich noch nicht ganz definitiv festgestellte Resultat zu ergeben:

> dass reichlich gefütterte und dadurch fett gewordene junge Thiere eine geringere Blutmenge im Verhältniss zu ihrem Körpergewichte enthalten, als kümmerlich ernährte und dadurch mager gewordene junge Thiere unter sonst gleichen Verhältnissen.

MIX
Papier | Fördert gute Waldnutzung
FSC® C083411

Zeitfracht Medien GmbH
Ferdinand-Jühlke-Straße 7
99095 Erfurt, Deutschland
produktsicherheit@kolibri360.de